TRATADO PARA LA ESPECIALIDAD DE TERAPIA INTENSIVA PEDIÁTRICA.

VM - 2

TOMO I

Conjunto 1

Autores:

- Dr. Vicente M. Martínez Cárdenas. Especialista de 1er Grado en Pediatría y Neurología Pediátrica. ARNP, MSN, PPCNP-BC.

-Doctora en Ciencias Médicas Vivían Rosario Mena Miranda. Especialista de 1er y 2do grado en Pediatría. Especialista de 2do grado en Terapia Intensiva y Emergencias. Profesora Titular. Investigadora Titular. Hospital Universitario Pediátrico Centro Haba

DEDICATORIA

A nuestras queridas madres, cuyo amor y ejemplo nos han inspirado desde siempre; a nuestros invaluables esposa y esposo, que con su apoyo y comprensión incondicional nos impulsaron cada día; a nuestros hijos, luz de nuestro presente y motor de nuestras ilusiones; y a nuestros nietos, esperanza y promesa de un futuro lleno de aprendizajes y nuevas alegrías. A todos ustedes dedicamos con profundo cariño este esfuerzo compartido.

Prólogo

La Terapia Intensiva Pediátrica es una especialidad que exige conocimientos avanzados, tecnología de punta y un profundo compromiso humano para atender a los pacientes más vulnerables: los niños en estado crítico. Este "Tratado para la Especialidad de Terapia Intensiva Pediátrica" nace con la intención de servir como una referencia integral y actualizada para todos los profesionales dedicados a esta área vital de la medicina.

El contenido de este tratado ha sido meticulosamente elaborado para proporcionar una comprensión detallada de los múltiples aspectos de la atención intensiva pediátrica. Desde la organización y las generalidades de los cuidados intensivos pediátricos hasta los procedimientos diagnósticos y terapéuticos específicos para una amplia gama de emergencias y afecciones, cada capítulo ha sido escrito con una combinación de conocimiento teórico y valiosa experiencia práctica.

Este libro se estructura en capítulos que abordan la atención inicial y los procedimientos diagnósticos y terapéuticos en afecciones del sistema respiratorio, cardiovascular, digestivo, nervioso y hematológico, así como del aparato renal, medio interno y sistema endocrino. También se incluyen secciones sobre el manejo de afecciones graves de la piel, tratamiento paliativo, inflamación, sepsis y shock séptico.

Es fundamental destacar que, aunque la información contenida en este tratado ; actualizada al momento de su redacción, el conocimiento en ciencias médicas avanza a pasos agigantados. Por lo tanto, es imperativo que los profesionales revisen constantemente los últimos avances de la literatura médica para mantenerse actualizados. Este tratado es la base para la preparación en la especialidad de Terapia Intensiva Pediátrica, pero la búsqueda continua de nuevos conocimientos y la adaptación a los avances científicos son esenciales para ofrecer la mejor atención posible.

El propósito de este libro es servir como una herramienta valiosa para médicos, enfermeras, terapeutas respiratorios y todos aquellos involucrados en la atención de pacientes pediátricos en estado crítico. Esperamos que este tratado se convierta en una referencia fundamental, contribuyendo a la formación de profesionales altamente capacitados y comprometidos con la excelencia en el cuidado de los niños.

Con este prólogo, les invitamos a explorar y utilizar este tratado como una guía esencial en su práctica diaria. Esperamos que este libro sirva no solo como una fuente de aprendizaje, sino también como una inspiración para continuar avanzando en el noble y desafiante camino de la Terapia Intensiva Pediátrica

Prefacio

La Terapia Intensiva Pediátrica es una disciplina que requiere un profundo conocimiento, habilidades clínicas avanzadas y una capacidad inquebrantable para tomar decisiones rápidas y precisas en situaciones críticas. Este "Tratado para la Especialidad de Terapia Intensiva Pediátrica" ha sido concebido para satisfacer la necesidad de un recurso integral que aborde las complejidades y desafíos de esta especialidad.

La idea de crear este tratado surgió de la observación de una creciente demanda por un compendio que integrara de manera clara y exhaustiva los conocimientos y procedimientos más actuales en la terapia intensiva pediátrica. Su organización y estructura está basada en el programa nacional cubano de residencia para la especialidad de Terapia Intensiva Pediátrica. A lo largo de nuestra carrera, hemos sido testigos de la evolución constante de las prácticas y tecnologías médicas, y de la necesidad de contar con una base sólida de conocimientos que permita a los profesionales mantenerse al día con estos cambios.

El contenido de este libro está organizado en capítulos que cubren una amplia gama de temas esenciales. Desde las generalidades y la organización en los cuidados intensivos pediátricos, hasta los procedimientos diagnósticos y terapéuticos en diversas afecciones y emergencias de los sistemas respiratorio, cardiovascular, digestivo, nervioso y hematológico, este tratado ofrece una guía completa y detallada. Además, se abordan las emergencias relacionadas con el aparato renal, el medio interno y el sistema endocrino, así como las afecciones graves de la piel y el tratamiento paliativo. La inflamación, la sepsis y el shock séptico, condiciones que representan una amenaza inmediata para la vida, reciben una atención especial, con protocolos de tratamiento basados en las últimas evidencias científicas.

Es importante subrayar que, aunque este tratado proporciona una base sólida y actualizada de conocimientos, el campo de la medicina está en constante evolución. Por lo tanto, es fundamental que los profesionales de la salud revisen periódicamente la literatura médica más reciente y se mantengan al tanto de los avances y desarrollos en su campo. Este tratado es una herramienta invaluable para la preparación en la especialidad de Terapia Intensiva Pediátrica, pero la búsqueda continua de nuevos conocimientos es imprescindible para ofrecer la mejor atención posible.

Con este prefacio, invitamos a todos los lectores a explorar y utilizar este tratado como una guía esencial en su práctica diaria. Espero que este libro sirva no solo como una fuente de aprendizaje, sino también como una inspiración para continuar avanzando en el noble y desafiante camino de la Terapia Intensiva Pediátrica.

Los Autores

Índice

Introducción

El "Tratado para la especialidad de Terapia Intensiva Pediátrica" ha sido concebido como una obra de referencia integral para profesionales de la salud dedicados al cuidado intensivo de pacientes pediátricos. Este tratado abarca una amplia gama de temas esenciales y procedimientos críticos, organizados de manera meticulosa para proporcionar una guía práctica y actualizada. La creciente complejidad de la medicina intensiva pediátrica exige una constante actualización de conocimientos y habilidades, y este libro se presenta como una herramienta indispensable para cumplir con esos desafíos.

Generalidades y Organización en los Cuidados Intensivos Pediátricos

En la primera sección, se detallan las generalidades y la organización de las unidades de cuidados intensivos pediátricos (UCIP). Aquí, se aborda la estructura y el funcionamiento de estas unidades, el rol del equipo multidisciplinario, y las estrategias para garantizar una atención de calidad y seguridad. La planificación eficiente y el manejo organizacional son fundamentales para la operación exitosa de una UCIP, y esta sección proporciona las bases necesarias para establecer y mantener un entorno de cuidados críticos pediátricos óptimo.

Atención Inicial, Procedimientos Diagnósticos y Terapéuticos en Afecciones y Emergencias del Sistema Respiratorio, del Sistema Cardiovascular y del Sistema Digestivo

Las siguientes secciones están dedicadas a la atención inicial y los procedimientos diagnósticos y terapéuticos específicos para las principales emergencias que afectan a diversos sistemas del cuerpo. El tratamiento de afecciones y emergencias del sistema respiratorio, cardiovascular y digestivo requiere una respuesta rápida y eficaz. Esta parte del tratado ofrece una guía detallada sobre cómo manejar estas situaciones críticas, incluyendo el uso de tecnologías avanzadas y técnicas de intervención de vanguardia.

Atención Inicial, Procedimientos Diagnósticos y Terapéuticos en Afecciones y Emergencias del Sistema Nervioso y Afecciones Hematológicas

El manejo de las emergencias neurológicas y hematológicas en pacientes pediátricos es igualmente crucial. Aquí, se exploran las estrategias para la identificación temprana y el tratamiento efectivo de estas condiciones, con un enfoque en minimizar el daño neurológico y estabilizar al paciente.

Atención Inicial, Procedimientos Diagnósticos y Terapéuticos en Afecciones y Emergencias del Aparato Renal, Medio Interno y Sistema Endocrino

Esta sección se centra en las emergencias relacionadas con el aparato renal, el medio interno y el sistema endocrino. Las alteraciones metabólicas y endocrinas pueden tener consecuencias graves en los pacientes pediátricos, y es esencial abordarlas con precisión y rapidez.

Atención Inicial, Procedimientos Diagnósticos y Terapéuticos en Afecciones Graves de la Piel y Tratamiento Paliativo

El tratado también abarca las afecciones graves de la piel y el tratamiento paliativo, subrayando la importancia de un enfoque holístico que no solo se centre en la curación física, sino también en el alivio del dolor y el bienestar general del paciente.

Atención Inicial, Procedimientos Diagnósticos y Terapéuticos en Inflamación, Sepsis y Shock Séptico

Se dedica una sección extensa al manejo de la inflamación, la sepsis y el shock séptico, condiciones que representan una amenaza inmediata para la vida y requieren intervenciones rápidas y coordinadas. Aquí se describen los protocolos de tratamiento más recientes y efectivos para manejar estas situaciones críticas.

Atención Inicial y Emergencias del Paciente Quirúrgico Complicado

La atención a pacientes quirúrgicos complicados en la UCIP es otro tema esencial. Esta parte del tratado ofrece directrices sobre cómo manejar las complicaciones postquirúrgicas y cómo proporcionar el soporte vital necesario para estos pacientes críticos.

Atención Inicial y Emergencias Provocadas por Afecciones de Bioseguridad

Finalmente, se abordan las emergencias provocadas por afecciones de bioseguridad. En un mundo cada vez más interconectado y vulnerable a nuevas amenazas biológicas, es crucial que los profesionales de la salud estén preparados para responder a estos desafíos con eficacia.

En conjunto, el "Tratado para la especialidad de Terapia Intensiva Pediátrica" es una obra exhaustiva que proporciona las herramientas necesarias para la formación y el perfeccionamiento de los profesionales en esta área vital de la medicina. Está dividido en 3 tomos por su extensión y los módulos del programa de formación de los especialistas de Terapia Intensiva. A través de sus capítulos, el lector encontrará información detallada y práctica que servirá de guía en la toma de decisiones clínicas, asegurando así la mejor atención posible para los pacientes pediátricos en estado crítico.

CAPÍTULO I: Generalidades y Organización en los Cuidados Intensivos Pediátricos. Diseño, Configuración, y Sistema Organizativo de la Unidad de Terapia Intensiva Pediátrica. Organización y Manejo del Paciente Pediátrico Crítico durante el Transporte Intra e Interhospitalario.

Los servicios de cuidados intensivos pediátricos atienden a niños y adolescentes con afecciones clínicas que son potencialmente mortales o tienen el potencial de convertirse en tales. Estos niños necesitan monitorización constante, vigilante y cercana, así como apoyo de personal capacitado, equipos y medicamentos para restaurar o mantener funciones orgánicas normales o casi normales. Este nivel de atención es altamente sofisticado y preciso y solo es posible en áreas especializadas como las unidades de cuidados intensivos pediátricos (UTIP) o unidades de alta dependencia (UAD) que están equipadas con instalaciones de monitorización las 24 horas del día, personal capacitado y entrenado, y equipos de tratamiento. A diferencia de los adultos, los niños enfermos necesitan la presencia de sus padres dentro de la UTIP o UAD para disminuir la ansiedad y la agitación y facilitar los procesos de cuidado. Este aspecto importante debe tenerse en cuenta al diseñar estas unidades especializadas para niños.[1]

Las unidades de cuidados intensivos pediátricos (UTIP) han recorrido un largo camino en las últimas cuatro décadas. Siguen siendo áreas clínicas que requieren muchos recursos. Las UTIP requieren un equipo de profesionales altamente comprometidos y bien capacitados que trabajen juntos para cambiar la trayectoria de la enfermedad crítica. En consecuencia, se necesita un liderazgo médico y de enfermería sólido para guiar al equipo de individuos dedicados para que funcionen al más alto nivel. Un díada formado por un Director Médico (o Jefe) de la UTIP y un Director (o Jefe) de Enfermería de la UTIP es un buen modelo para el liderazgo administrativo. Existen varias opciones de modelos: abierto versus cerrado o un modelo híbrido.[1,2] Una cobertura de 24 horas al día, 7 días a la semana de la UTIP con personal capacitado es importante para proporcionar atención oportuna, pero no siempre es posible debido a limitaciones de personal. Las políticas y los procedimientos operativos estándar (POE) rigen la atención que se brinda y pueden necesitar actualizarse regularmente. Una estructura de comité multidisciplinario para revisar aspectos de la función y los resultados de la UTIP de manera regular es vital. Ciertos principios rectores deberían determinar la filosofía de la UTIP, y los líderes en la UTIP necesitan modelar comportamientos de acuerdo con estos principios. Los resultados de la UTIP deben medirse y rastrearse; se debe realizar un análisis de causa raíz cuando sea apropiado; y las intervenciones deben realizarse utilizando el ciclo de mejora de procesos PDSA (planificar-hacer-estudiar-actuar) cuando los resultados no cumplan con las expectativas. Idealmente, los eventos adversos deberían divulgarse, pero esto representa un desafío en el entorno actual.[3]

1.1.Diseño de la Unidad de Cuidados Intensivos Pediátricos (UTIP).

El diseño de la UTIP debe ser un área separada dedicada a niños y bebés enfermos, adyacente a las salas de pediatría para facilitar la transferencia rápida de los niños en caso de cualquier eventualidad repentina.[1] La unidad debe preferiblemente tener un ascensor cercano para garantizar la fácil transferencia de pacientes enfermos desde la sala de emergencias, el quirófano u otras áreas. También se prefiere que las instalaciones de laboratorio estén en las proximidades. Además del área de atención al paciente, la unidad debe contar con una estación de lavado, un área de cambio de personal con instalaciones de casilleros, al menos una sala de guardia para el médico, una oficina para el intensivista, una instalación de almacenamiento para medicamentos, ropa de cama, artículos de papelería y otros elementos esenciales, un área de preparación de medicamentos y una sala de asesoramiento preferiblemente dentro de la unidad principal. Se recomienda contar con una sala de espera para familias justo fuera de la unidad y un mostrador de recepción para consultas generales y control de visitas para un funcionamiento fluido. La unidad debe estar supervisada por personal de seguridad y preferiblemente estar bajo vigilancia electrónica en todo momento.[1,2,3,4,5,6]

1.1.1. Configuración y diseño de la unidad de Terapia Intensiva Pediátrica (UTIP).

Se considera deseable que una UTIP tenga un promedio de 12 camas. Las unidades con una capacidad de menos de 4 camas corren el riesgo de ser ineficientes, mientras que aquellas con más de 16 camas se vuelven demasiado difíciles de manejar. Para cada 4 pacientes ingresados en una sala de pediatría, debería estar disponible una cama de UTIP (4:1) y 8 camas de UTIP intermedias dentro de la misma unidad sería ideal, con la posibilidad de convertirse en una UTIP de 12 camas durante pandemias y desastres. Para las UTIP en Centros de Excelencia, se consideran deseables 12 camas de UCI (Unidades de Cuidados Intensivos). Es posible que se necesiten camas adicionales para emergencias oncológicas, trauma y cuidados postoperatorios. Cada cama de UTIP debe estar equipada con un ventilador mecánico para su posible utilización. Se pueden mantener ventiladores adicionales en reserva en la UCI intermedia para pandemias o desastres. Se prefiere tanto el aire acondicionado central como la calefacción. Se recomienda un intercambio de aire de al menos 15 veces por hora, preferiblemente con filtros de aire de partículas de alta eficiencia. Es esencial contar con un suministro eléctrico ininterrumpido con fuentes de energía de respaldo como inversores y generadores. Es posible que se necesiten calentadores suspendidos para bebés pequeños.[3,5,7,8,9]

El diseño de la habitación debe permitir la visualización real de todos los pacientes desde una estación central. Esto se puede lograr organizando las camas en un diseño en forma de U alrededor de la estación central. La asignación de espacio ideal para cada cama de UTIP en un área abierta oscila entre 100 y 150 pies cuadrados.[7] Esto permite suficiente espacio alrededor de cada cama para realizar procedimientos como la intubación, colocación de líneas centrales y tubos de tórax, y para maniobrar máquinas portátiles de rayos X, ultrasonido y ecocardiografía. Un espacio adecuado también garantizará el ordenado colocado de cables y cables provenientes de monitores, ventiladores y bombas de infusión. Además, el 10% de las camas deben ser salas/cubículos de aislamiento con puertas corredizas de vidrio para el cuidado de pacientes con enfermedades infecciosas, quemaduras en más del 10% de la superficie corporal e inmunodeficiencia. Los cubículos de aislamiento requieren un área más grande (200-250 pies cuadrados) y instalaciones para ventilación con presión negativa.[11,12,13]

Las camas deben tener cabeceras removibles para facilitar el acceso durante el manejo de la vía respiratoria, cabeceras y pies maniobrables, y barandas para evitar caídas accidentales. Las cortinas de privacidad alrededor de cada cama deben limpiarse cada 3-4 días, ya que pueden ser fuentes potenciales de infecciones asociadas a la atención médica. Las provisiones de gases médicos y los circuitos eléctricos ubicados cerca de la cabecera deben estar idealmente a dos pies de distancia. Se recomiendan dos salidas de oxígeno empotradas en la pared, aspiración de aire y al menos diez salidas eléctricas por cama. Se requieren carros de emergencia, preferiblemente dos, ubicados en dos extremos de la UCIP, equipados con todos los medicamentos de emergencia y esenciales, y un monitor/ desfibrilador portátil de fácil acceso. Se deben establecer zonas para la preparación estéril de medicamentos y fluidos intravenosos y armarios, incluyendo un refrigerador, para almacenar medicamentos y suministros.[13]

Un armario con cajones para almacenar medicamentos específicos del paciente con un bolsillo lateral para guardar películas de radiología, registros del paciente y gráficos de tratamiento y una superficie amplia, lisa y fácil de limpiar y no porosa para mantener el gráfico de monitoreo debe colocarse al pie de cada cama.[14] Esta ubicación ayuda al médico tratante a tener una revisión completa de los signos vitales del paciente y abordar todas las preocupaciones agudas durante cada turno. Para el personal de enfermería, el acceso a los medicamentos se organiza y facilita. El acceso a ventanas y luz natural es deseable para evitar una sensación de aislamiento para los pacientes y para ahorrar energía durante el día. Las paredes y techos de colores brillantes con temas infantiles también ayudan a calmar a un paciente pediátrico.[15]

1.1.2. Sistema organizativo de la Unidad de Terapia Intensiva Pediátrica (UTIP).

El sistema aquí se refiere a las reglas y políticas que rigen el flujo de trabajo en la UTIP. Es recomendable crear una carpeta con todos los documentos del sistema en un solo lugar. Es obligatorio tener un organigrama escrito, tanto para la orientación del sistema como para los requisitos de acreditación nacionales e internacionales.[16] Debe delinear la línea de autoridad, comenzando desde el personal individual de la UTIP hasta la cadena de mando superior en un diagrama de flujo. El tipo de UCIP (sistema abierto vs. cerrado) y el alcance del servicio son documentos esenciales que deben estar escritos. La mayoría de las UTIP modernas son UTIP de sistema cerrado (cubiertas por intensivistas calificados las 24 horas del día, los 7 días de la semana); sin embargo, algunas pequeñas UTIP comunitarias aún están parcialmente cubiertas por intensivistas, por lo tanto, se llaman UTIP de sistema abierto.[16,17] En el alcance del servicio, debemos aclarar el tipo de paciente que planeamos atender, incluido el límite de edad; además, nuestro alcance de servicio debe alinearse con la visión y misión general de nuestro hospital. Necesitamos escribir criterios claros de admisión y alta basados en parámetros clínicos o fisiológicos preespecificados.[17] Una descripción del trabajo escrita con la delimitación de responsabilidades dentro de la UTIP es un documento vital que debe estar claramente escrito para acomodar los diferentes niveles y competencias entre el personal de la UTIP, es decir, el consultor de la UCIP, el especialista de la UCIP o el residente de la UCIP. Es preferible crear un protocolo para cualquier proceso común en la UTIP para estandarizar el trabajo, es decir, protocolo de sedación, protocolo de retirada de ventilación mecánica y protocolo de alimentación. La presencia de la familia en la UTIP se sabe que contribuye a importantes resultados del paciente mediante la interacción social que es esencial para un ambiente curativo en cuidados críticos, por lo tanto, las pautas de visitas deben ser acordadas y escritas para incluir el tiempo de visita en la UTIP (preferiblemente las 24 horas del día, los

7 días de la semana para los padres). Cabe destacar que la estancia de los padres (pernoctación) en una cama designada dentro de la UTIP reduce el estrés de los padres en la UTIP y mejora la experiencia del paciente/los padres.[18]

1.1.3. Personal. Mano de obra en la Unidad de Terapia Intensiva Pediátrica (UTIP).

Además del personal docente o consultor a cargo de la UTIP, se requiere personal médico, de enfermería, de laboratorio y auxiliar con responsabilidades definidas para que sea una unidad funcional. Se proporciona una lista de personal esencial y el alcance de la colaboración con otros departamentos existentes en la Tabla 1. Todos los médicos y enfermeras que trabajan en las UTIP deben tener capacitación y exposición a corto o largo plazo en una UTIP similar para comprender el funcionamiento y el nivel de atención proporcionado en una UTIP. La enfermera jefe supervisa el funcionamiento general, garantiza controles regulares del carro de emergencia, y la reposición inmediata y continua de medicamentos y consumibles.

El personal aquí se refiere a la mano de obra necesaria para operar la UTIP y cumplir con los estándares requeridos. El número de personal necesario en la UTIP es un objetivo móvil que depende del nivel de la UTIP (nivel I vs. nivel II), el número de camas, la actividad del personal de la UTIP fuera de la UTIP (como el equipo de respuesta rápida (ERR), el transporte o la cobertura de sedación procedimental). Como mínimo, necesitamos un director médico designado para la UTIP, así como una enfermera jefe asignada con oficinas asignadas y apoyo secretarial.[2,5] El director médico (o Jefe de la Terapia) debe ser un intensivista certificado con deberes clínicos y administrativos mixtos y debe estar disponible para la UTIP las 24 horas del día, los 7 días de la semana.[5] Otro personal médico debe estar disponible en números que mantengan el flujo de trabajo y satisfagan las regulaciones de horas de trabajo por semana según la composición del equipo médico y el nivel de la UTIP (médico de la UTIP, compañero de la UTIP, consultor asistente de la UTIP, practicante de enfermería).[16] El monitoreo y la observación directa de pacientes críticamente enfermos son el servicio principal en la UTIP y, a pesar de la tecnología avanzada en monitoreo invasivo y no invasivo en cuidados críticos, el monitoreo humano directo (por parte de enfermeras) no puede ser reemplazado por ninguna tecnología. Por lo tanto, las enfermeras son la piedra angular de una UTIP dinámica; por lo tanto, la proporción enfermera: paciente también es dinámica y debe cubrir un rango de 2:1 (para pacientes complejos en ECMO) a 1:2 (para pacientes crónicamente estables antes del alta de la UTIP) con una enfermera jefe (no asignada a ningún paciente) para supervisar la atención en la cabecera y apoyar al personal junior.[5.16] El terapeuta respiratorio (TR) es otro pilar de la UTIP, y el plan de personal de la UTIP debe incluirlos con una proporción de 1 TR por cada cuatro pacientes ventilados. En las UTIP modernas, los dietistas, los farmacéuticos clínicos y los fisioterapeutas son miembros del personal esenciales de la UTIP con responsabilidades específicas, como una ronda diaria en la UTIP al menos en la UTIP de nivel I, donde su presencia está vinculada a resultados positivos como la disminución de la duración de la estancia, las infecciones asociadas a la atención médica y la prevención de los síndromes posteriores a la UTIP.[16,19]

1.1.4. Artículos generales requeridos en la Unidad de Terapia Intensiva Pediátrica (UTIP).

La unidad debe estar equipada con al menos dos computadoras para acceder en línea a los informes de laboratorio de los pacientes, preparar resúmenes de alta y buscar literatura basada en evidencia. Aunque no es esencial, es deseable contar con un monitor central que muestre parámetros vitales continuos y registro de electrocardiograma. Un teléfono móvil o inalámbrico para contactar al equipo de la UTIP de turno, y un número adicional de línea de ayuda de la UTIP facilitan la comunicación. Es importante contar con una caja iluminada para visualizar radiografías. Los contenedores cubiertos y codificados por colores para la eliminación de desechos contaminados, agujas y objetos punzantes según las pautas de control de la contaminación central son obligatorios, idealmente un juego para dos camas. Se recomienda disponer de uniformes limpios en el punto de entrada y un lugar definido para desechar los uniformes usados.[8,20,22]

Todo cuidado crítico debe contar con gases medicinales (gases comprimidos), que incluyan un mínimo de dos salidas de O2, dos salidas de aire médico y dos salidas de vacío por cama.[1,2,12,20] La electricidad es un tema delicado en cuidados críticos donde cada cama debe tener un mínimo de 10-12 puntos, incluyendo un 50% de ellos como fuente de alimentación ininterrumpida (UPS) conectada directamente al generador de respaldo de emergencia; además, el nivel de estos puntos preferiblemente debe ser al menos un metro por encima del suelo para un fácil acceso. Necesitamos una estación central para cada unidad (o módulo) con un sistema de alarma de retroalimentación audiovisual con capacidad de grabación y recuperación de servicios. El tamaño y las características de las camas son importantes para adaptarse a la población de la UTIP, donde normalmente alrededor del 25% son cunas (con barandas laterales), y el resto son camas regulares (de tamaño adulto) con capacidad de pesaje.[18,20] En UTIP que admite neonatos y ex-prematuros de menos de 2 kg, se necesitan incubadoras adicionales con capacidad para regular la temperatura y partes móviles para procedimientos y propósitos de reanimación. Los dispositivos y pantallas de monitoreo cardiopulmonar son esenciales para cada cama con capacidad para proyectar lecturas continuas de signos vitales en diferentes colores. El carro de paro es un requisito obligatorio para cada unidad (o módulo) donde debe estar ubicado dentro de la unidad en un lugar designado y contener todo el equipo, suministros y medicamentos de reanimación esenciales etiquetados y priorizados.[5,6] Los contenedores de desechos médicos, contenedores para objetos punzantes y botes de basura deben estar disponibles y distribuidos en la unidad según las recomendaciones de control de infecciones. Las computadoras (PC fijos) y las computadoras móviles (COWS) son parte integral de los hospitales modernos sin papel y deben estar disponibles en cantidad suficiente para todo el personal de la UTIP para facilitar su trabajo diario, incluidas las rondas y la documentación.[19] Las máquinas de gasometría son ahora un servicio estándar en la cabecera de cada cama (punto de atención) en cada unidad de cuidados críticos, donde las muestras de gas en sangre pueden analizarse en un corto período, así como proporcionar valores de laboratorio adicionales útiles como co-oximetría, electrolitos esenciales y lactato.[8,9,16] Es preferible tener una máquina de rayos X portátil dedicada para la UTIP cerca de la UTIP para facilitar el acceso y los propósitos de control de infecciones. La presencia de una máquina dispensadora de medicamentos controlada por computadora en la UTIP creará un acceso fácil para los medicamentos comunes utilizados en la UTIP y facilitará la entrega de medicamentos durante una crisis, además de la farmacia satelital.[7.13.16]

1.1.5. Equipamiento específico en la Unidad de Terapia Intensiva Pediátrica (UTIP).

Algunos equipos son obligatorios para el monitoreo esencial y el cuidado de un niño enfermo en la UTIP. Otros dependen del análisis costo-beneficio, facilidad de uso y habilidad del cuidador, demografía del paciente, requisitos de resolución de problemas, requisitos de mantenimiento y soporte biomédico disponible. Se debe abstener de comprar dispositivos costosos y de alta gama que pueden permanecer sin usar debido a la falta de experiencia o que son difíciles de mantener ante el limitado soporte biomédico a nivel de distrito. La lista de equipos para una UTIP debe modificarse, si es necesario, en función de la disponibilidad de recursos y las necesidades locales.[1]

Los requisitos del sistema respiratorio son una prioridad dado que es el sistema más frecuentemente afectado y comprometido en la UTIP con la necesidad de equipos y suministros extensos. Los ventiladores convencionales (invasivos y no invasivos) son el equipo central para el soporte respiratorio, donde la mayoría de los pacientes necesitan ventiladores invasivos o no invasivos con especificaciones pediátricas. Las especificaciones pediátricas, el tipo de modos disponibles, el volumen tidal mínimo (Vt), los circuitos y los humidificadores deben discutirse previamente con un terapeuta respiratorio senior con experiencia pediátrica. Los ventiladores no convencionales como la ventilación oscilatoria de alta frecuencia (HFOV) son intervenciones de rescate importantes.[14] Idealmente, deberían estar disponibles para una amplia gama de edades y pesos pediátricos, es decir, HFOV 3100-A para pediatría con menos de 30 kg y 3100-B para un paciente pediátrico que pese más de 30 kg.[9] El sistema de administración de óxido nítrico es otra máquina de rescate crítica para iNO que debe estar disponible en la UTIP junto con su suministro de gas. Los ventiladores adicionales diseñados para el transporte son esenciales en la UTIP y preferiblemente también deben ser compatibles con resonancia magnética.[10] El equipo y los suministros para la vía aérea suelen ser revisados con el terapeuta respiratorio en términos de cantidad y calidad para adaptarse a la complejidad y población de los pacientes, que incluyen: tubos endotraqueales, dispositivos de capnografía, dispositivos de vía aérea oral/nasal y laringoscopios, así como un conjunto para vía aérea difícil (AMC, videolaringoscopio, broncoscopio, conjunto de cricotirotomía).[11] Las líneas venosas centrales y las líneas arteriales se utilizan con frecuencia en la UTIP y deben estar disponibles en todos los tamaños diferentes para adaptarse a diferentes edades y tamaños en la UTIP; además, a veces utilizamos estas líneas también para monitoreo invasivo, es decir, P.A., PVC que requiere un dispositivo especial (transductor) para lograr este objetivo, sin embargo, necesita estar calibrado y ser compatible con otro sistema de monitoreo.[12] Actualmente, la mayoría de las líneas centrales se insertan bajo la guía de ultrasonido (U.S.), lo que conduce a una inserción menos traumática, menos infecciones y menos tiempo; sin embargo, el U.S. debe ir acompañado de sondas de tamaño pediátrico con diferentes funciones.[13] Los sistemas de entrega de fluidos y medicamentos son una parte integral del cuidado diario en la UTIP. Deben estar disponibles en cantidades suficientes para apoyar a los pacientes críticamente enfermos en forma de bombas de infusión, bombas de jeringa y bombas de alimentación; sin embargo, también están disponibles nuevas bombas inteligentes con acciones duales.[14,20,21,22]

1.2. Transporte Intrahospitalario del paciente grave admitido en la Unidad de Terapia Intensiva Pediátrica (UTIP).

Los fundamentos que originan el traslado de enfermos en estado grave dentro del propio hospital son variados y todos entrañan un riesgo para la estabilidad del paciente y una responsabilidad para los profesionales que lo acompañan. El cuidado que supone la debida atención al enfermo y la necesidad de coordinación entre las partes exigen una homogeneización de los criterios de traslado y de las maniobras previas necesarias.

Aumento en la Demanda y Capacidad de las UTIP.

En las últimas décadas, se ha observado un incremento significativo tanto en el número de Unidades de Cuidados Intensivos Pediátricos (UTIP) como en la cantidad de camas disponibles. Sin embargo, la demanda de cuidados intensivos ha crecido aún más rápidamente. Esto ha llevado a un aumento en el número de pacientes críticamente enfermos que requieren ser trasladados entre unidades de cuidado crítico.

Riesgos de los Traslados Inter-Unidades de pacientes admitidos en UTIP.

El traslado entre unidades representa riesgos significativos para los pacientes críticamente enfermos, especialmente aquellos que requieren soporte de múltiples órganos. Aunque la seguridad y la calidad de estos traslados parecen haber mejorado a lo largo de los años, la efectividad de medidas específicas para mejorar la seguridad no ha sido confirmada por ensayos controlados aleatorios.

Equipos de Recuperación Especializados para el transporte de pacientes pediátricos admitidos en UTIP.

Generalmente se acepta que los pacientes críticamente enfermos deben ser trasladados por equipos de recuperación especializados. Sin embargo, la composición, formación y evaluación de estos equipos aún es motivo de debate. Estos equipos están diseñados para manejar las complejidades y urgencias que surgen durante el traslado de pacientes en condiciones críticas.[23]

Direcciones Futuras y Necesidad de Investigación sobre el transporte de pacientes pediátricos admitidos en UTIP.

Ante la previsible continuación del aumento en el número y complejidad de estos traslados, se necesitan más estudios. Es crucial investigar más a fondo para afinar la composición y formación de los equipos de recuperación, desarrollar nuevas tecnologías para el traslado seguro y establecer directrices claras basadas en evidencia empírica para estandarizar las prácticas en los sistemas de salud.

A pesar de que el desarrollo tecnológico actual ha permitido cierta autonomía de trabajo en las unidades de cuidados intensivos (UCI), donde las funciones cardiovasculares, respiratorias y neurológicas del paciente crítico permanecen constantemente monitorizadas por sofisticados dispositivos, aún hay un gran número de procedimientos, sean diagnósticos o terapéuticos, imposibles de realizar dentro de la propia unidad, lo que trae implícita la salida de estos pacientes fuera del límite físico de la UCI. El transporte intrahospitalario de pacientes críticos, definido como el movimiento de pacientes en situación crítica dentro del propio hospital, puede originarse desde distintas áreas de este.[23] Así, debemos considerar no sólo el transporte del paciente ingresado en la UTIP, sino también el que se origina desde el servicio de urgencias y el quirófano hasta la propia UTIP. Las razones para movilizar a un paciente en estado crítico fuera de una UTIP pueden ser variadas, pero fundamentalmente suelen ser el traslado al quirófano y la realización de pruebas radiodiagnósticas, tales como tomografía computarizada (TC), angiografías o resonancia magnética (RM), entre otros, que debido a los beneficios que de estas se derivan, se integran como una práctica habitual en la dinámica de trabajo de las UCI.

Este proceder involucra directamente a los profesionales de la enfermería pues son, en gran medida, los encargados de ejecutar esta práctica, haciéndolo además de manera fiable y segura. Para lograr que así sea, el objetivo de este trabajo es proponer un esquema de actuación para el transporte intrahospitalario del paciente grave que permita reducir la incidencia de eventos adversos durante la realización de esta maniobra.

1.2.1. Trayectos Intrahospitalarios en el Manejo del Paciente Grave admitido en la Unidad de Terapia Intensiva Pediátrica (UTIP).

1. Traslado desde áreas críticas hacia la UTIP El traslado de pacientes desde el área de urgencias, el quirófano o una sala convencional de hospitalización hacia la Unidad de Cuidados Intensivos Ped (UTIP) generalmente se realiza en respuesta a la necesidad de cuidados intensivos. Estos movimientos se caracterizan por ser unidireccionales y directamente relacionados con la admisión del paciente en la UTIP.[24,25]

2. Movilizaciones bidireccionales hacia el bloque quirúrgico Los pacientes en la UTIP pueden requerir traslados bidireccionales al bloque quirúrgico para recibir intervenciones quirúrgicas esenciales. Esta modalidad de traslado implica una coordinación continua y compartida entre el personal de la UTIP y el quirúrgico, enfatizando la corresponsabilidad en el manejo del paciente.[24,25]

3. Desplazamientos para procedimientos diagnósticos Cuando los pacientes en la UTIP necesitan evaluaciones diagnósticas en áreas no críticas como radiología, se organizan traslados ida y vuelta. Estas operaciones son gestionadas y supervisadas por el personal de la UTIP, garantizando el retorno seguro del paciente a la unidad.[24,25]

4. Transferencias a unidades de menor dependencia El traslado de pacientes desde la UTIP hacia salas convencionales o unidades de cuidados intermedios usualmente ocurre en un solo sentido. Estas movilizaciones se asocian con la mejoría clínica del paciente y requieren un nivel de asistencia reducido.[24,25]

1.2.2. Gestión de Riesgos durante los traslados de pacientes pediátricos admitidos en la Unidad de Terapia Intensiva Pediátrica (UTIP).

La salida de un paciente grave de la UTIP conlleva riesgos inherentes que pueden ser menores, iguales o mayores que los procedimientos que motivan el transporte. Considerando la distancia, los obstáculos arquitectónicos y la duración del traslado, es crucial mantener un ambiente similar al de la UTIP para mitigar posibles eventos adversos5-7. Dado que el riesgo de morbimortalidad aumenta significativamente durante estos traslados8, la ejecución de estos debe ser meticulosamente planificada, evaluando los riesgos y beneficios para asegurar la estabilidad del paciente y la seguridad operacional.[24,25,26]

Recomendaciones de las Asociaciones Profesionales Organizaciones como la Emergency Nurses Association y la American Association of Critical Care Nurses instan a que el transporte de pacientes críticos dentro de las instituciones sea realizado por personal especialmente capacitado para estos procedimientos.[25,26,27] A pesar de estas recomendaciones, la práctica común muchas veces implica que el traslado lo realice personal de la propia unidad, una situación que podría comprometer la calidad del transporte y la seguridad del paciente.

1.2.3. Alteraciones Fisiológicas Durante el Transporte de Pacientes Críticos Admitidos en la Unidad de Terapia Intensiva Pediátrica (UTIP).

El transporte de pacientes en estado crítico puede conllevar una serie de riesgos fisiológicos significativos, tal como lo han demostrado diversos estudios. Las incidencias de eventos adversos durante estos traslados varían ampliamente, registrando tasas que oscilan entre el 0% y el 70% de los casos examinados[27-37]. Las complicaciones más comunes incluyen:

- **Hipotensión arterial**: frecuentemente observada en pacientes sometidos a movilizaciones.

- **Arritmias cardiacas**: una preocupación constante en pacientes con condiciones cardíacas preexistentes o aquellos sometidos a estrés fisiológico.

- **Hipoventilación**: común en pacientes que requieren soporte ventilatorio durante el transporte.

- **Reducción de la saturación arterial de oxígeno**: casi siempre presente en pacientes que reciben ventilación mecánica, subrayando la necesidad de un monitoreo continuo.

Incidentes de mayor gravedad también han sido documentados, incluyendo extubaciones accidentales y paradas cardiorrespiratorias. Aunque menos frecuentes, otros eventos adversos que se han identificado incluyen:[32-37]

- **Hipotermia**: que puede surgir debido a la exposición prolongada a ambientes no regulados térmicamente.

- **Dolor**: exacerbado por el movimiento y la manipulación durante el traslado.

- **Hemorragia**: un riesgo particular en pacientes con estados hemodinámicos inestables.

- **Broncoaspiración**: una complicación potencial en pacientes con reflejos de protección de las vías respiratorias comprometidos.

También se han reportado eventos de menor impacto clínico, pero que comprometen la seguridad y la eficacia del transporte, tales como:[33-36]

1.2.4. Fases del Transporte de Pacientes Pediátricos en Estado Grave admitidos en la Unidad de Terapia Intensiva Pediátrica (UTIP).

El traslado de pacientes críticamente enfermos dentro de un hospital es un procedimiento complejo que debe estar meticulosamente planificado y ejecutado en tres fases clave para minimizar los riesgos y garantizar la continuidad de los cuidados. A continuación, se describen las fases del transporte intrahospitalario:[23,24,25]

Fase de Preparación del Transporte de Pacientes Pediátricos en Estado Grave.

Antes de iniciar el traslado, es crucial realizar una evaluación exhaustiva del estado del paciente y considerar el balance riesgo/beneficio del transporte. Se deben preparar los medios para abordar posibles complicaciones que puedan surgir durante el traslado. En esta fase, se seleccionan el personal adecuado y el material necesario, asegurando su funcionamiento óptimo. Esto incluye la provisión de oxígeno, monitorización de funciones vitales, bombas para medicación vasoactiva, y un carro de parada con equipamiento para emergencias. La coordinación con el destino también es vital para asegurar que estén listos para recibir al paciente. El equipo de traslado suele estar compuesto por un enfermero y un médico intensivista que han revisado las constantes vitales del paciente y han asegurado todas las vías y equipos necesarios.[37-41]

Fase de Transporte de Pacientes Pediátricos en Estado Grave admitidos en UTIP.

Durante el transporte, se debe mantener un nivel de monitorización continua similar al de la UCI para asegurar la estabilidad fisiológica del paciente y prevenir complicaciones. Esto incluye el monitoreo constante del electrocardiograma, frecuencia cardíaca y respiratoria, oximetría de pulso y la medición de la presión arterial al menos cada 15 minutos. Esta fase es crítica debido a la dificultad de manejar emergencias fuera del entorno controlado de la UCI.

Fase de Regreso y Estabilización de Pacientes Pediátricos en Estado Grave transportados de regreso a la Unidad de Terapia Intensiva Pediátrica.

Una vez completado el traslado, el paciente retorna al servicio de cuidados intensivos donde se reintegran las terapias y equipos utilizados previamente. Es esencial monitorizar los parámetros de ventilación mecánica si el paciente la recibe, y realizar una gasometría arterial para evaluar su estado.[38] Se debe revisar todo el equipo, incluyendo tubo endotraqueal, accesos venosos, y sondas, asegurando que el paciente quede correctamente instalado en su unidad. Finalmente, cualquier incidencia durante el transporte debe ser documentada en la historia clínica del paciente.[39]

Este procedimiento detallado es fundamental para manejar de manera segura y eficaz el transporte de pacientes en condiciones críticas dentro de un hospital, minimizando los riesgos y asegurando la mejor atención continua posible.

1.2.5. Sistema de Clasificación de Riesgo de Transporte Intrahospitalario de pacientes pediátricos admitidos en UTIP.

El desarrollo de una escala de clasificación de riesgo de transporte para pacientes graves intrahospitalariamente ha sido una adaptación crucial basada en un modelo preexistente de transporte interhospitalario.[39] A continuación, se detalla cómo funciona esta escala:

Propósito de la Escala del Sistema de Clasificación de Riesgo de Transporte Intrahospitalario de pacientes pediátricos en la Unidad de Terapia Intensiva Pediátrica (UTIP).

La escala no pretende sustituir la clasificación de los pacientes según su estado clínico, sino que utiliza las necesidades de monitorización y soporte terapéutico del paciente para determinar el nivel de riesgo asociado al transporte.[40,41] El objetivo es proporcionar una herramienta que permita estimar y preparar adecuadamente los recursos necesarios para manejar el traslado de manera segura, anticipando las necesidades de cuidados específicos que cada paciente puede requerir durante el proceso.[41]

Método de Clasificación de Riesgo de Transporte Intrahospitalario de pacientes pediátricos admitidos en la Unidad de Terapia Intensiva Pediátrica (UTIP).

La clasificación se realiza sumando puntos basados en varios criterios relacionados con las condiciones clínicas del paciente y las intervenciones terapéuticas que recibe. Los puntos asignados reflejan la complejidad y la gravedad de la situación del paciente, así como la intensidad del soporte terapéutico requerido. A continuación, se describe cómo se categoriza el riesgo de transporte:[42]

- **Bajo Riesgo:** El paciente está clínicamente estable con mínimas intervenciones terapéuticas necesarias durante el traslado.

- **Riesgo Intermedio:** El paciente requiere una monitorización más intensiva o intervenciones moderadas que podrían complicarse durante el transporte.

- **Alto Riesgo:** El paciente está en una condición crítica que requiere una monitorización constante y soporte terapéutico intensivo, presentando un alto potencial de complicaciones durante el traslado.

Formulario de Clasificación para el transporte de pacientes pediátricos admitidos en la Unidad de Terapia Intensiva Pediátrica (UTIP).

Los detalles específicos del riesgo se registran en un formulario que se muestra en el diagrama de flujo para el traslado de pacientes. (Ver figura 1.1) Este formulario lista los diversos criterios y las asignaciones de puntos correspondientes. Incluye aspectos como la estabilidad hemodinámica, la dependencia de ventilación mecánica, el uso de fármacos vasoactivos, entre otros.[44]

Figura 1.1. **Esquema de actuación durante el transporte intrahospitalario.**

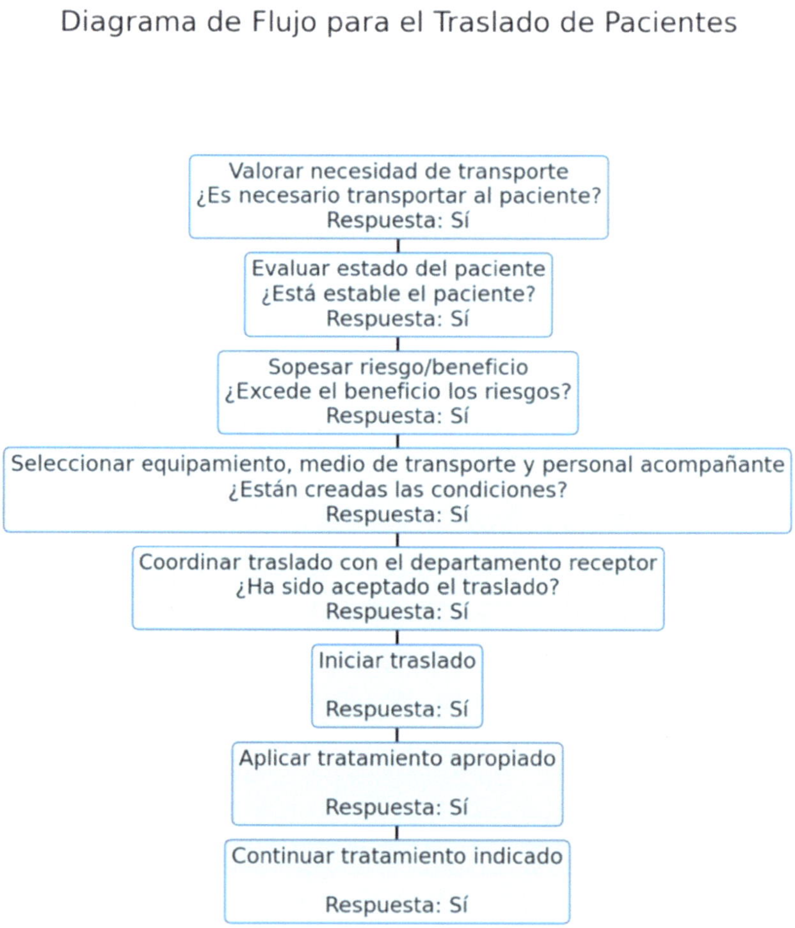

La seguridad del enfermo debe ser el centro de atención durante el traslado del paciente, por lo que es importante crear un esquema de actuación que permita su realización de forma segura. Fuente: Modificado de DOI: 10.1016/j.enfi.2010.08.002

Importancia de la Escala para el transporte de los pacientes pediátricos admitidos en la la Unidad de Terapia Intensiva Pediátrica (UTIP).

Esta escala es fundamental para la planificación segura del transporte de pacientes críticos dentro del hospital, permitiendo una mejor gestión de los recursos y la preparación adecuada del equipo de salud. Además, ayuda a comunicar de manera efectiva el nivel de riesgo a todos los miembros del equipo involucrado, garantizando una mayor cohesión y comprensión durante el proceso de traslado.[46]

El uso de este sistema de clasificación no solo mejora la seguridad del paciente sino que también optimiza la eficiencia del manejo de pacientes en condiciones críticas, proporcionando una base sólida para la toma de decisiones durante situaciones complejas y urgentes.[47] (Ver tabla 1.1).

Tabla 1.1 Escala de clasificación de riesgo para el transporte intrahospitalario del paciente grave.

Categoría	Descripción	Puntaje
Vía aérea	No aislada	0
	TET o traqueostomía	2
Soporte ventilatorio	No	0
	Oxígeno suplementario	1
	Ventilación mecánica	2
Monitorización electrocardiográfica	No	0
	Necesaria	1
	Imprescindible	2
Arritmias	No	0
	Aisladas	1
	Frecuentes	2
Glasgow	15 puntos	0
	8-14 puntos	1
	< 8 puntos	2

Soporte farmacológico	No	0
	Antiarrítmicos	1
	Aminas	2

Lecture: 0-3 Transporte de bajo riesgo. 4-7 Transporte de riesgo intermedio. > o igual 8 Transporte de alto riesgo.

Fuente: Noa Hernández JE, Carrera González E, Cuba Romero JM, Cárdenas de Baños L. Intrahospital transportation of the seriously ill patient. The need for an action guideline. Enfermería Intensiva. 2011 Apr-Jun;22(2):74-77. Disponible en: https://www.elsevier.es/es-revista-enfermeria-intensiva-142

Conclusiones sobre el Transporte Intrahospitalario de Pacientes Pediátricos Graves en UTIP.

El traslado de pacientes graves dentro de un hospital requiere adherirse a normas específicas que garanticen su seguridad y permitan anticipar y gestionar posibles riesgos. Basándonos en las prácticas observadas y recomendaciones actuales, se proponen los siguientes principios básicos para el transporte seguro de estos pacientes:

1.2.6. Principios para un Traslado Seguro de pacientes pediátricos admitidos en una Unidad de Terapia Intensiva Pediátrica (UTIP).[43-45]

- **Evaluación de Beneficios vs. Riesgos:** Si los riesgos asociados con el traslado superan los beneficios potenciales, se debe considerar postergar el procedimiento hasta que sea más seguro o hasta que los beneficios justifiquen los riesgos.

- **Continuidad del Cuidado Intensivo:** Un paciente que esté ingresado en una UCI debe recibir el mismo nivel de cuidados y atención, incluso cuando se encuentre fuera de la unidad durante un traslado.

- **Preparación Completa Antes del Traslado:** Antes de dejar la UCI, es esencial realizar una evaluación exhaustiva del estado del paciente. Además, se debe asegurar la preparación adecuada de todos los equipos y medios necesarios, y confirmar la preparación del departamento receptor.

- **Personal Adecuado:** El transporte de un paciente grave debe ser realizado por suficiente personal calificado, asegurando que se mantienen todos los estándares de cuidado requeridos durante el traslado.

- **Continuidad del Tratamiento:** Es crucial evitar cualquier interrupción en el tratamiento del paciente durante el traslado, ya que esto podría comprometer su estado clínico.

Implementación de Protocolos

La adherencia a estos principios no solo ayuda a minimizar la incidencia de eventos adversos durante el transporte de pacientes graves, sino que también facilita la rápida resolución de cualquier complicación que pueda surgir. Cada unidad de cuidados intensivos debe establecer y seguir protocolos de actuación adaptados a sus condiciones específicas para mejorar la seguridad y eficacia de los traslados intrahospitalarios.[48]

Estos protocolos deben ser revisados y actualizados regularmente para reflejar las mejores prácticas y los avances tecnológicos en el cuidado de pacientes críticos. La implementación de estas directrices contribuye a la mejora continua de la calidad del servicio de medicina intensiva y la seguridad del paciente.[48]

1.2.7. Transportación Interhospitalaria de Pacientes Pediátricos desde una UTIP a otra UTIP.

La transportación de pacientes pediátricos entre Unidades de Terapia Intensiva Pediátrica (UTIP) es un proceso crítico que requiere una planificación meticulosa y una ejecución cuidadosa para garantizar la seguridad y el bienestar del paciente.[49,50] A continuación, se detallan los aspectos clave a considerar en este proceso:

1. Preparación para el Transporte

- Evaluación del Paciente:

- Realizar una evaluación clínica completa del estado del paciente, incluyendo signos vitales, nivel de conciencia y estabilidad hemodinámica.[51]

- Identificar y documentar cualquier condición médica crítica que pueda requerir atención especial durante el transporte.[52]

- Estabilización del Paciente:

- Asegurarse de que el paciente esté estabilizado antes del transporte, incluyendo la optimización de la ventilación, el control del dolor y el manejo de fluidos y electrolitos.[53]

- Documentación:

- Preparar toda la documentación médica necesaria, incluyendo historia clínica, resultados de laboratorio, informes de imagen y plan de tratamiento.[54]

2. Equipamiento y Recursos Necesarios

- Equipo de Monitoreo:

- Utilizar equipos de monitoreo continuo (monitores cardíacos, oximetría de pulso, etc.) para evaluar constantemente la condición del paciente durante el transporte.[55]

- Equipo de Soporte Vital:

- Contar con un carro de paro pediátrico y otros dispositivos de soporte vital, como ventiladores mecánicos y bombas de infusión, para garantizar la continuidad del tratamiento.[56]

- Medicamentos y Suministros:

- Llevar medicamentos esenciales y suministros médicos, asegurando que se mantenga la cadena de frío para aquellos que lo requieran.[57]

3. Proceso de Transporte

- Transporte en Ambulancia:

- Utilizar ambulancias equipadas para el transporte de pacientes pediátricos críticos, asegurando que el vehículo cuente con el equipo necesario y personal capacitado.[58]

- Personal de Transporte:

- Incluir un equipo de transporte que consista en al menos un médico y una enfermera especializada en cuidados intensivos pediátricos, quienes estén entrenados en el manejo de situaciones de emergencia.[59]

- Monitoreo Durante el Transporte:

- Realizar un monitoreo constante del paciente durante el transporte y estar preparado para manejar cualquier complicación que pueda surgir.[60]

4. Comunicación y Coordinación

- Coordinación con el Hospital Receptor:

- Establecer comunicación previa con el equipo de la UTIP receptora para informar sobre el estado del paciente, la naturaleza de la transferencia y cualquier requerimiento especial.[61]

- Notificación de Llegada:

- Notificar a la UTIP receptora sobre la hora estimada de llegada y cualquier cambio en la condición del paciente durante el transporte.[62]

5. Recepción en la UTIP Receptora

- Entrega del Paciente:

- Realizar una entrega formal del paciente al equipo de la UTIP receptora, proporcionando toda la información relevante y asegurando que se continúen los cuidados médicos adecuados.[63]

- Reevaluación:

- El equipo receptor debe realizar una reevaluación inmediata del paciente para asegurarse de que está estabilizado y determinar los próximos pasos en su tratamiento.[64]

6. Consideraciones Adicionales

- Aspectos Legales y Éticos:

- Asegurar que se cumplan todos los requisitos legales y éticos relacionados con la transportación de pacientes pediátricos, incluyendo el consentimiento informado cuando sea necesario.[65]

- Apoyo a la Familia:

- Mantener a la familia informada sobre el proceso de transporte y proporcionar apoyo emocional durante la transición.[66]

Conclusión

La transportación de pacientes pediátricos entre Unidades de Terapia Intensiva Pediátricas es un proceso delicado que requiere atención cuidadosa a los detalles, preparación meticulosa y una colaboración efectiva entre los equipos de salud. La seguridad del paciente debe ser la máxima prioridad en todas las etapas del proceso.

Bibliografía

1. Mysore MR, Ranjit S. Organizing and leading a multidisciplinary PICU. Indian J Pediatr. 2023 Mar;90(3):251-260. doi: 10.1007/s12098-022-04427-2. PMID: 36680728.

2. Alomani H, Alanzi F, Alotaibi Y. System, space, staff, and stuff framework in establishing a new pediatric critical care unit (PICU) (4S Framework). J Pediatr Perinatol Child Health. 2022;6(4):438-446. doi: 10.26502/jppch.74050129. PMID: 36398116; PMCID: PMC9668042.

3. Rosenberg DI, Moss MM; Section on Critical Care and Committee on Hospital Care, American Academy of Pediatrics; Society of Critical Care Medicine. Guidance for the clinician in rendering pediatric care. Clinical Report. 2004.

4. American Academy of Pediatrics Committee on Hospital Care and Pediatric Section of the Society of Critical Care Medicine. Guidelines and levels of care for pediatric intensive care units. Pediatrics. 1993;92(1):166-175.

5. American College of Critical Care Medicine; Society of Critical Care Medicine. Critical care services and personnel: recommendations based on a system of categorization into two levels of care. Crit Care Med. 1999;27(2):422-426.

6. Society of Critical Care Medicine. Consensus report for regionalization of services for critically ill or injured children. Crit Care Med. 2000;28(1):236-239.

7. Graven SN. Clinical research data illuminating the relationship between the physical environment and patient medical outcomes. J Healthc Des. 1997;9:15-19.

8. Ulrich R, Zimring C. The role of the physical environment in the hospital of the 21st century: a once-in-a-lifetime opportunity. Concord, CA: The Center for Health Design; 2004.

9. Hamilton D, Thompson D. What's new in ICU design. Critical Connections. Society of Critical Care Medicine. 2005; pp. 1-10.

10. Hamilton D, Shepley M. Design for critical care: an evidence-based design approach. Oxford, UK: Architectural Press/Elsevier; 2010.

11. Cadenhead C, Anderson D. Critical care unit design, the winners and future trends: an investigative study. World Health Des J. 2009.

12. Rashid M. Two decades (1993-2012) of adult intensive care unit design: a comparative study of the physical design features of the best practice examples. Crit Care Nurs Q. 2014;37:3-32.

13. Ozcan H. Healing design: a phenomenological approach to the relation of the physical setting to positive social interaction in pediatric intensive care units in the United States and Turkey. Middle East Technical University; 2004.

14. Smith AB, Hefley GC, Anand KJ. Parent bed spaces in the PICU: effect on parental stress. Pediatr Nurs. 2007;33:215-21.

15. Hamilton DK. Design for flexibility in critical care. New Horiz. 1999;7:205-17.

16. Ritchey T, Pati D. Establishing an acute care nursing bed unit size: employing a decision matrix framework. HERD. 2008;1:122-32.

17. Ben-Abraham R, Keller N, Szold O, Vardi A, Weinberg M, Barzilay Z, Paret G. Do isolation rooms reduce the rate of nosocomial infections in the pediatric intensive care unit? J Crit Care. 2002;17:176-80.

18. Thompson DR, Hamilton DK, Cadenhead CD, Swoboda SM, Schwindel SM, Anderson DC, Schmitz EV, et al. Guidelines for intensive care unit design. Crit Care Med. 2012;40:1586-600.

19. Pati D, Evans J, Waggener L, Harvey T. An exploratory examination of medical gas booms versus traditional headwalls in intensive care unit design. Crit Care Nurs Q. 2008;31:340-56.

20. Frankel LR, Hsu BS, Yeh TS, Simone S, Agus MSD, Arca MJ, et al. Criteria for critical care infants and children: PICU admission, discharge, and triage practice statement and levels of care guidance. Pediatr Crit Care Med. 2009;20:847-87.

21. College of Intensive Care Medicine of Australia and New Zealand. 2011. Available from: www.cicm.org.au

22. Saudi Central Board for Accreditation of Health Institutions [Accessed May 9, 2021]. Available from: https://portal.cbahi.gov.sa/english/about-us/cbahi-at-a-glance

23. Traslado de pacientes en estado crítico. En: Principios de urgencias, emergencias y cuidados críticos [consultado 14 Oct 2009]. Disponible en: http://tratado.uninet.edu/c120102.htm

24. Valero Reig R, Muncharaz Berenguer A, Bisbal Andrés E, Abizanda Campos R, Carregui Tuson R, Pesqueira Alonso EE. Transporte intrahospitalario del paciente crítico. Med Intensiva. 1999;23:120-6.

25. Pereira Júnior GA, Carvalho JB, Ponte Filho AD, Malzone DA, Pedersoli CE. Transporte intra-hospitalar do paciente crítico. Medicina (Ribeirão Preto). 2007;40:500-8.

26. Gray A, Gill S, Airey M, Williams R. Descriptive epidemiology of adult critical care transfers from the emergency department. Emerg Med J. 2003;20:242-6. doi: 10.1136/emj.20.3.242.

27. Vos GD, Nieman FHM, Meurs AMB, van Waardenburg DA, Ramsay G, Donckerwolcke RAMG. Problems in interhospital pediatric intensive care transport in The Netherlands: results from a survey of general pediatricians. Intensive Care Med. 2003;29:1555-9. doi: 10.1007/s00134-003-1889-6.

28. Ligtenberg JJM, Arnold LG, Stienstra Y, van der Werf TS, Meertens JHJM, Tulleken JE, et al. Quality of interhospital transport of critically ill patients: a prospective audit. Crit Care. 2005;9:R446-51. doi: 10.1186/cc3749.

29. Haji-Michael P. Critical care transfers - a danger foreseen is half avoided. Crit Care. 2005;9:343-4. doi: 10.1186/cc3773.

30. Philpot C, Day S, Marcdante K, Gorelick M. Pediatric interhospital transport: diagnostic discordance and hospital mortality. Pediatr Crit Care Med. 2008;9:15-9. doi: 10.1097/01.PCC.0000298658.02753.C1.

31. Droogh JM, Smit M, Hut J, de Vos R, Ligtenberg JJ, Zijlstra JG. Inter-hospital transport of critically ill patients; expect surprises. Crit Care. 2012;16:R26. doi: 10.1186/cc11191.

32. Gillman L, Leslie G, Williams T, Fawcett K, Bell R, McGibbon V. Adverse events experienced while transferring the critically ill patient from the emergency department to the intensive care unit. Emerg Med J. 2006;23:858-61. doi: 10.1136/emj.2006.037697.

33. Fan E, MacDonald RD, Adhikari NKJ, Scales DC, Wax RS, Stewart TE, et al. Outcomes of interfacility critical care adult patient transport: a systematic review. Crit Care. 2006;10:R6. doi: 10.1186/cc3924.

34. Golestanian E, Scruggs JE, Gangnon RE, Mak RP, Wood KE. Effect of interhospital transfer on resource utilization and outcomes at a tertiary care referral center. Crit Care Med. 2007;35:1470-6. doi: 10.1097/01.CCM.0000265741.16192.D9.

35. de Lange DW, Dusseljee J, Brinkman S, van Berkel G, van Maanen R, Bosman RJ, et al. Severity of illness and outcome in ICU patients in the Netherlands: results from the NICE registry 2006-2007. Neth J Crit Care. 2009;13:16-22.

36. Tibby SM, Taylor D, Festa M, Hanna S, Hatherill M, Jones G, et al. A comparison of three scoring systems for mortality risk among retrieved intensive care patients. Arch Dis Child. 2002;87:421-5. doi: 10.1136/adc.87.5.421.

37. Britto J, Nadel S, Maconochie I, Levin M, Habibi P. Morbidity and severity of illness during interhospital transfer: impact of a specialised paediatric retrieval team. BMJ. 1995;311:836-9. doi: 10.1136/bmj.311.7009.836.

38. Knaus WA, Wagner DP, Draper EA, Zimmerman JE, Bergner M, Bastos PG, et al. The APACHE III prognostic system. Risk prediction of hospital mortality for critically ill hospitalized adults. Chest. 1991;100:1619-36. doi: 10.1378/chest.100.6.1619.

39. Harrison DA, Parry GJ, Carpenter JR, Short A, Rowan K. A new risk prediction model for critical care: The Intensive Care National Audit & Research Centre (ICNARC) model. Crit Care Med. 2007;35:1091-8. doi: 10.1097/01.CCM.0000259468.24532.44.

40. Rosenberg AL, Hofer TP, Strachan C, Watts CM, Hayward RA. Accepting critically ill transfer patients: adverse effect on a referral center's outcome and benchmark measures. Ann Intern Med. 2003;138:882-90. doi: 10.7326/0003-4819-138-11-200306030-00009.

41. Barratt H, Harrison DA, Rowan KM, Raine R. Effect of non-clinical inter-hospital critical care unit to unit transfer of critically ill patients: a propensity-matched cohort analysis. Crit Care. 2012;16:R179. doi: 10.1186/cc11662.

42. Droogh JM, Renes MH, Ligtenberg JJ, Zijlstra JG. A prolonged ICU stay after interhospital transport? Crit Care. 2012;16:465. doi: 10.1186/cc11857.

43. Markakis C. Evaluation of a risk score for interhospital transport of critically ill patients. Emerg Med J. 2006;23:313-7. doi: 10.1136/emj.2005.026435.

44. Etxebarría MJ, Serrano S, Ribó DR, Cía MT, Olaz F, López J. Prospective application of risk scores in the interhospital transport of patients. Eur J Emerg Med. 1998;5:13-7.

45. Wiegersma JS, Droogh JM, Zijlstra JG, Fokkema J, Ligtenberg JJ. Quality of interhospital transport of the critically ill: impact of a mobile intensive care unit with a specialized retrieval team. Crit Care. 2011;15:1122-5. doi: 10.1186/cc10064.

46. Bion JF, Manji M. Transporting critically ill patients. Intensive Care Med. 1995;21:781-3. doi: 10.1007/BF01700958.

47. Score para el transporte de pacientes críticos [consultado 20 Oct 2009]. Disponible en: http://www.emergencias.es.org

48. Noa Hernández JE, Carrera González E, Cuba Romero JM, Cárdenas de Baños L. Intrahospital transportation of the seriously ill patient. The need for an action guideline. Enferm Intensiva. 2011;22(2):74-7. Disponible en: https://www.elsevier.es/es-revista-enfermeria-intensiva-142

49. Johnson A, Lee R. Pediatric transport: guidelines and considerations. Pediatr Crit Care J. 2023;19(2):115-22.

50. White J, Kim H. Clinical assessment in pediatric transfers. J Pediatr Emerg Med. 2022;15(4):201-7.

51. Clark S, Anderson R. Stabilization of critical pediatric patients. Pediatr Intensive Care Rev. 2023;30(1):33-40.

52. Green M, Brown T. Documentation in pediatric transport. J Pediatr Care. 2022;12(3):145-50.

53. Morris J, Davis L. Monitoring equipment for pediatric transport. J Pediatr Equip. 2023;28(2):78-85.

54. Smith L, Patel M. Critical care transport equipment: an overview. Pediatr Transport Med. 2023;34(1):62-9.

55. Hsu Y, Liu Y. Transport protocols for pediatric intensive care units. Pediatr Protocols. 2023;27(2):90-7.

56. Kim H, Zhang S. Pharmacological considerations in pediatric transport. J Pediatr Pharmacol. 2023;25(4):118-25.

57. Lee R, Brown K. Ambulance transport of pediatric patients: best practices. Pediatr Emerg Transport J. 2022;21(3):175-82.

58. Anderson R, Morris J. Emergency situations during pediatric transfers. Pediatr Emerg Med. 2023;16(1):45-52.

59. Nguyen S, Hutton J. Real-time monitoring in pediatric transport. J Pediatr Monitoring. 2022;30(5):201-7.

60. Bernard S, Kim H. Communication strategies in pediatric transfers. Pediatr Commun J. 2023;24(3):112-9.

61. Clark E, Smith L. Pre-transfer communication with receiving units. J Pediatr Care Coord. 2022;18(1):88-94.

62. Morris J, Davis L. Patient handover procedures in pediatric transport. Pediatr Handover J. 2023;29(4):230-8.

63. Smith R, Johnson L. Immediate reevaluation in pediatric transfers. Pediatr Assess J. 2023;32(2):134-40.

64. Hsu Y, Liu Y. Legal and ethical aspects of pediatric transport. Pediatr Ethics J. 2022;26(4):200-7.

65. Brown T, Anderson R. Family support during pediatric transfers. J Pediatr Fam Care. 2023;19(2):78-85.

66. Johnson A, Lee R. Safety considerations in pediatric transport. Pediatr Transport Safety J. 2023;22(1):45-50.

CAPÍTULO II: MANEJO DE LOS SIGNOS Y SÍNTOMAS COMUNES QUE CARACTERIZAN A LOS PACIENTES PEDIÁTRICOS CRÍTICAMENTE ENFERMOS. HIPOXEMIA. HIPERCAPNIA. OBSTRUCCIÓN. NEUMOTÓRAX. MODALIDADES DE TRATAMIENTO DE VENTILACIÓN MECÁNICA. AGITACIÓN. ANXIEDAD. DOLOR. COMA.

2.1. Hypoxemia en pacientes pediátricos admitidos en una Unidad de Terapia Intensiva Pediátrica (UTIP).

La hipoxia es un estado en el cual el oxígeno no está disponible en cantidades suficientes a nivel tisular para mantener una homeostasis adecuada; esto puede deberse a una entrega insuficiente de oxígeno a los tejidos debido a un bajo suministro sanguíneo o a un bajo contenido de oxígeno en la sangre (hipoxemia).[1]

La hipoxia puede variar en intensidad de leve a grave y puede presentarse en formas agudas, crónicas o agudas y crónicas. La respuesta a la hipoxia es variable; mientras que algunos tejidos pueden tolerar algunas formas de hipoxia/isquemia durante más tiempo, otros tejidos resultan gravemente dañados por niveles bajos de oxígeno.[2]

2.1.1. Causas de hipoxemia en pacientes pediátricos en la Unidad de Terapia Intensiva Pediátrica (UTIP).

Tensión Reducida de Oxígeno: Como en casos de gran altitud.

Hipoventilación[1,2]

La obstrucción de las vías respiratorias puede ser proximal, como en el edema laríngeo o la inhalación de cuerpos extraños, o distal, como en el asma bronquial o la enfermedad pulmonar obstructiva crónica (EPOC).

Disminución del impulso respiratorio, como en casos de sedación profunda o coma.

Movimiento restringido de la pared torácica, como en el síndrome de hipoventilación por obesidad, quemaduras circumferenciales, ascitis masiva o espondilitis anquilosante.

Enfermedades neuromusculares, como miastenia gravis, distrofia muscular, esclerosis lateral amiotrófica o lesiones del nervio frénico.

Desajuste Ventilación-Perfusión (V/Q)[3,,4]

Disminución de la relación V/Q (ventilación impairada o perfusión alta), como la bronquitis crónica, enfermedad obstructiva de las vías respiratorias, tapones mucosos, edema pulmonar, que afectan la ventilación y por lo tanto disminuyen la relación de ventilación a perfusión.

Aumento de la relación V/Q (perfusión impairada), como en casos de embolia pulmonar o aumento de la ventilación como en el enfisema (grandes bullas en los pulmones), la superficie disponible para el intercambio gaseoso disminuye, lo que provoca una ventilación más alta en comparación con la perfusión, lo que lleva a una alta relación V/Q.

Derivación Derecha a Izquierda

La sangre cruza del lado derecho al izquierdo del corazón sin oxigenarse. Las causas incluyen:[1]

- **Derivaciones Anatómicas:** La sangre evita los alvéolos, por ejemplo, derivaciones intracardíacas (CIA, CIV, DAP), malformaciones arteriovenosas pulmonares, fístulas y síndrome hepato-pulmonar.

- **Derivaciones Fisiológicas:** La sangre pasa a través de alvéolos no ventilados, por ejemplo, neumonía, atelectasia y SDRA.

Difusión de Oxígeno afectada

La difusión de oxígeno está afectada entre el alvéolo y los capilares pulmonares. Las causas suelen ser edema intersticial, inflamación intersticial o fibrosis. Ejemplos clínicos incluyen edema pulmonar y enfermedad pulmonar intersticial.[4]

2.1.2. Fisiopatología de la hipoxemia en pacientes pediátricos en la Unidad de Terapia Intensiva Pediátrica (UTIP).

La hipoventilación incluye factores que disminuyen el porcentaje de oxígeno en los alvéolos, ya sea debido a la obstrucción de las vías respiratorias o a un aumento en la presión parcial de gases alveolares distintos al oxígeno. Un ejemplo es el dióxido de carbono. La hipoventilación también puede ocurrir debido a un impulso respiratorio impairado, como en casos de sedación profunda o por movimiento restringido de la pared torácica, como en el síndrome de hipoventilación por obesidad o la espondilitis anquilosante. En este contexto, el gradiente A-a será normal ya que el oxígeno es deficiente tanto en los alvéolos como en el torrente sanguíneo.[5,6,7]

El **gradiente alveolo-arterial de oxígeno (gradiente A-a)** es una medida que evalúa la diferencia entre la presión parcial de oxígeno en los alvéolos (**PAO_2**) y la presión parcial de oxígeno en la sangre arterial (**PaO_2**). Es una herramienta útil para identificar si la hipoxemia es causada por problemas pulmonares o por otros factores.

Fórmula simplificada para el cálculo del gradiente A-a:

Gradiente A-a = PAO2 – PaO2.

Donde:

- PAO_2: Se calcula a partir de la ecuación de los gases alveolares:

PAO2=FiO2×(Patm−PH2O)−(PaCO2/RQ)

- FiO_2: Fracción de oxígeno inspirado (normalmente 0.21 en aire ambiente).
- Patm: Presión atmosférica (normalmente 760 mmHg al nivel del mar).
- PH_2O: Presión de vapor de agua (47 mmHg a temperatura corporal).
- $PaCO_2$: Presión parcial de dióxido de carbono arterial.
- RQ: Cociente respiratorio (normalmente 0.8).

- PaO_2: Se mide directamente en la gasometría arterial.

Interpretación del gradiente A-a:

Normal:

- En niños saludables: 5-10 mmHg.

- Incrementa con la edad: 10-20 mmHg en adultos mayores.

- En hipoventilación pura (como en sedación profunda o enfermedades restrictivas torácicas), el gradiente A-a es **normal** porque el oxígeno es igualmente bajo en los alvéolos y en la sangre arterial.

Elevado:

- Indica un problema en la transferencia de oxígeno entre los alvéolos y la sangre arterial.
- Ejemplos: alteración de la difusión, desajuste ventilación-perfusión, o cortocircuito (shunt).

Importancia clínica:

El gradiente A-a ayuda a diferenciar las causas de hipoxemia:

- **Hipoventilación pura**: Gradiente A-a normal.
- **Alteraciones pulmonares (como V/Q, shunts o alteración de la difusión)**: Gradiente A-a elevado.

En resumen, el gradiente A-a evalúa si la hipoxemia es causada por un defecto pulmonar (como neumonía, embolia pulmonar, etc.) o por una disminución del oxígeno inspirado o hipoventilación.

En los alvéolos, un aumento en la presión parcial de un gas será a expensas de los otros gases que componen el aire, por ejemplo, un aumento en la presión parcial de dióxido de carbono resulta en una disminución de la presión parcial de oxígeno, tanto a nivel alveolar como arterial. Este tipo de hipoxemia se corrige fácilmente con oxígeno suplementario.[6]

El desajuste ventilación-perfusión (V/Q) ocurre cuando hay un desequilibrio entre la ventilación pulmonar y el flujo sanguíneo. Incluso en el pulmón normal, hay un desajuste V/Q. En un individuo erguido, la relación V/Q es más alta en los ápices que en la base pulmonar. Este desajuste aumenta en enfermedades vasculares pulmonares, enfermedad tromboembólica o atelectasia, entre otras. Este proceso finalmente resulta en hipoxemia que es más difícil de corregir con oxígeno suplementario.[7]

La derivación derecha a izquierda ocurre cuando la sangre pasa del lado derecho al izquierdo del corazón sin oxigenarse. Anomalías anatómicas, como defectos septales auriculares o ventriculares, así como malformaciones arteriovenosas pulmonares, pueden causar hipoxemia que es notoriamente difícil de corregir con oxígeno suplementario. Una fisiología similar se observa en el síndrome hepato-pulmonar. La derivación derecha a izquierda fisiológica existe cuando la sangre pasa a través de alvéolos no ventilados en casos de atelectasia, neumonía y síndrome de distrés respiratorio agudo (SDRA).[8]

La difusión alterada de oxígeno a través de los alvéolos hacia la sangre suele ser causada por edema intersticial, inflamación del tejido pulmonar o fibrosis. Dependiendo de la extensión de la enfermedad, puede ser necesario una cantidad moderada a grande de oxígeno suplementario para corregir este tipo de hipoxemia. El ejercicio puede empeorar la hipoxemia resultante de una difusión impairada. Un aumento en el gasto cardíaco con el ejercicio resulta en un flujo sanguíneo acelerado a través de los alvéolos, reduciendo el tiempo disponible para el intercambio gaseoso. En el caso de un intersticio pulmonar anormal, el tiempo de intercambio de gases se vuelve insuficiente, y se produce hipoxemia.[8,9] (Ver figura 2.1).

El oxígeno molecular (O2) es uno de los cuatro elementos más importantes en la Tierra, junto con carbono, nitrógeno e hidrógeno. Los organismos aeróbicos dependen de él para liberar energía de moléculas basadas en carbono. A lo largo de la historia geológica, la concentración de oxígeno en la atmósfera ha fluctuado, estabilizándose dentro de un rango habitable entre el 15% y el 35% desde el período Cámbrico hace 540 millones de años hasta hoy.[9]

Hoy en día, el uso terapéutico del oxígeno va más allá de restaurar la hipoxia. Varias aproximaciones recientes lo emplean no solo como un "agente restaurador", sino también como un potente estímulo. Salvagno et al.[5] exploraron el cambio intermitente entre exposiciones normoxia-hiperoxigenadas, demostrando su capacidad para aumentar la producción de eritropoyetina y los niveles de hemoglobina con diversas aplicaciones potenciales en terapias, como la prevención de la anemia postoperatoria. Este enfoque, basado en el paradójico "efecto de oxígeno normobárico", abre nuevas perspectivas terapéuticas.

Los datos presentados exploran la "linealidad" de las respuestas celulares a las dosis de oxígeno, abriendo nuevas perspectivas en el entendimiento de los efectos del oxígeno en el cuerpo humano. Por ejemplo, Balestra et al. investigaron la producción de micropartículas celulares tras una hora de exposición a diferentes niveles de oxígeno en sujetos sanos, analizando seis concentraciones respiratorias diferentes, desde hipoxia hasta hiperoxigenación hiperbárica.[10]

Se analizaron micropartículas (MPs) que expresan proteínas específicas de diferentes células, incluyendo plaquetas (CD41), neutrófilos (CD66b), células endoteliales (CD146) y microglía

(TMEM). También se analizaron la unión de faloidina y la trombospondina-1 (TSP), relacionadas con la activación de neutrófilos y plaquetas. Se encontraron respuestas diferentes y a veces contrastantes. Se identificaron elevaciones significativas para las MPs que expresan CD41, CD66b, TMEM y la unión de faloidina en todas las condiciones, excepto a 1.4 ATA, que provocó disminuciones significativas. Se encontraron pocos cambios para CD146 y TSP.[10,11]

Estos resultados desafían la visión "paracelsiana" sobre el oxígeno. Estudios previos ya habían mostrado las diferentes magnitudes y velocidades de reacción después de la exposición al oxígeno de HIF-1 α celular en varios niveles.[12,13] Fratantonio et al.[14] describieron la tendencia de activación de los factores de transcripción sensibles al oxígeno en células mononucleares de sangre periférica (CMSP) humanas obtenidas de sujetos sanos después de una hora de exposición a hiperoxia leve (MH), alta (HH) y muy alta (VHH), correspondientes al 30%, 100% y 140% de O2, respectivamente. Confirmaron que MH se percibe como un estrés hipóxico, caracterizado por la activación de HIF-1 α y el factor nuclear 2 similar al factor 2 derivado de eritroides (NRF2), pero no del factor de transcripción Nuclear Factor kappa-light-chain-enhancer of activated B cells (NF-kB).[15] Por el contrario, HH se asocia con un aumento progresivo del estrés oxidativo que conduce a la activación de NRF2 y NF-kB, acompañado de la síntesis de glutatión (GSH). Después de VHH, la activación de HIF-1 α está totalmente ausente y la respuesta al estrés oxidativo, acompañada de la activación de NF-kB, es prevalente. Los niveles intracelulares de GSH y la metalopeptidasa de matriz 9 (MMP-9) en plasma reflejan los patrones de activación de los factores de transcripción y permanecen elevados durante todo el tiempo de observación (24 h). Esto confirma que, in vivo, el retorno a la normoxia después de MH se percibe como un desencadenante hipóxico caracterizado por la activación de HIF-1 α. Por el contrario, HH y VHH inducen un cambio hacia una respuesta al estrés oxidativo, caracterizada por la activación de NRF2 y NF-kB en las primeras 24 horas post-exposición.[15,16,17]

Para alcanzar niveles de oxígeno hipóxico, son posibles dos modalidades diferentes: una depende de un mayor porcentaje de nitrógeno en la mezcla inhalada a presión atmosférica (hipoxia normobárica o hipoxia por dilución), mientras que la otra modalidad requiere una presión atmosférica reducida para alcanzar menos moléculas de oxígeno por volumen de aire respirado (hipoxia hipobárica, como la que se encuentra durante la estancia en altitud o en una cámara hipobárica).[15,18]

Leveque et al.[16] compararon las respuestas metabólicas de la respiración hipóxica normobárica durante 1 hora con fracciones inspiradas de oxígeno del 10% y 15% en humanos sanos (que imitan aproximadamente altitudes de 6000 y 2400 m). Se tomaron muestras de sangre antes, y a los 30 minutos, 2 horas, 8 horas, 24 horas y 48 horas después de la exposición. El nivel de estrés oxidativo se evaluó considerando las especies reactivas de oxígeno (ROS), los metabolitos de óxido nítrico (NOx), la peroxidación lipídica y la inflamación inmunitaria mediante interleucina-6 (IL-6) y neopterina, mientras que los sistemas antioxidantes se observaron en términos de la capacidad antioxidante total (TAC) y los uratos. La hipoxia aumentó abrupta y rápidamente las ROS, mientras que el TAC mostró un patrón en forma de U, con un nadir entre los 30 minutos y las 2 horas. La regulación de ROS y NOx podría explicarse por la acción antioxidante del ácido úrico y la creatinina. La cinética de ROS permitió la estimulación del sistema inmunológico, como se muestra por aumentos en la neopterina, IL-6 y NOx. Este estudio proporciona información sobre los mecanismos a través de los cuales la hipoxia aguda afecta varias funciones corporales y cómo el cuerpo establece mecanismos de protección para mantener la homeostasis redox en respuesta al estrés oxidativo.

Mrakic-Sposta et al.[19] propusieron un enfoque para la hipoxia aguda mediante la exposición a una mezcla hipóxica (0.125 FiO2 en aire, equivalente a unos 4100 m de altitud) y durante la recuperación con aire ambiente. Se investigó la acumulación de especies reactivas de oxígeno (ROS) y su relación con el daño oxidativo en sujetos monitoreados. La tasa de producción de ROS alcanzó su pico máximo (+50%) a las 4 horas, con una cinética exponencial relacionada con la disminución de la tensión de O2 y la disminución de la SpO(2). Aunque la exposición no pareció afectar el equilibrio prooxidante/antioxidante, se observaron aumentos significativos en la oxidación de proteínas y ADN, junto con malestar general en los sujetos.[19,20,21]

En un modelo animal (ratones), Shao et al.[26] estudiaron el impacto de la hipoxia crónica en las funciones cerebrales avanzadas y la función del hipocampo. La hipoxia afectó la expresión de proteínas y la función mitocondrial, lo que resultó en una disminución de la capacidad cognitiva y motora, así como en la generación de especies reactivas de oxígeno, lo que causó lesiones neuronales. Estos hallazgos proporcionan nuevas perspectivas sobre cómo el estrés hipóxico afecta la función del hipocampo a través de la disfunción de la fosforilación oxidativa mitocondrial.[25,26]

En la práctica clínica, la prevención o contrarresto de la hipoxia se logra proporcionando oxígeno normobárico. Aunque la hiperoxigenación puede parecer inofensiva, puede tener efectos perjudiciales incluso a niveles modestos si se administra durante períodos prolongados, especialmente en pacientes críticamente enfermos.[27]

Un ejemplo son los bebés prematuros, ya que su exposición posnatal a factores como altas concentraciones de oxígeno puede influir negativamente en el crecimiento posnatal y el desarrollo continuo de órganos. Las consecuencias renales de los nacimientos prematuros han recibido una atención creciente e incluyen un alto riesgo de enfermedad renal crónica.[28,29,30]

Durante el período neonatal, la hiperoxigenación afecta el desarrollo tubular renal e induce lesiones glomerulares y tubulares, que se manifiestan como agrandamiento del corpúsculo renal, necrosis tubular renal, inflamación intersticial y fibrosis renal. La exposición a la hiperoxigenación durante el periodo de nefrogénesis interrumpe el desarrollo y la maduración de los riñones durante el período crítico de crecimiento.[28,29,30]

Estudios en animales han demostrado que la hiperoxigenación neonatal aumenta el estrés oxidativo e induce lesiones glomerulares y tubulares, que se manifiestan como agrandamiento del corpúsculo renal, necrosis tubular renal, inflamación intersticial y fibrosis renal durante el período perinatal.[31,32]

En estudios humanos sobre hiperoxigenación, se ha observado un aumento significativo de los marcadores de oxidación y de inflamación, lo que sugiere una respuesta bifásica caracterizada por una "oxidación permisiva" inicial seguida de un aumento de la inflamación.[33]

Para alcanzar niveles de oxígeno por encima del 100%, se necesita un entorno hiperbárico; aumentar la presión circundante se logra en una cámara hiperbárica y generalmente se logra por razones terapéuticas. La terapia con oxígeno hiperbárico (HBOT) es un enfoque terapéutico basado en la respiración de oxígeno puro (O2) a una presión atmosférica aumentada.[34,35,36]

Dos direcciones se encuentran en el campo de los organismos inmaduros (o prematuros); por un lado, como se informó anteriormente, pueden ocurrir algunos efectos adversos hipóxicos normobáricos, pero por otro lado, se ha informado que varias sesiones de tratamiento con oxígeno hiperbárico son beneficiosas.[37-41]

En un modelo murino, Jeremic et al.[42] mostraron evidencia que sugiere que la oxigenación hiperbárica puede afectar la actividad de las células madre neurales (NSCs) en adultos. El propósito de este estudio fue investigar los efectos de la ablación del córtex sensoriomotor y el tratamiento con HBO en los procesos de neurogénesis en el giro dentado adulto, una región del hipocampo que es el sitio de neurogénesis adulta. Los resultados sugieren un efecto protector del HBO al reducir la vulnerabilidad de las neuronas inmaduras en el giro dentado adulto a la lesión por ablación del córtex sensoriomotor.

En cuanto al lado terapéutico del oxígeno hiperbárico, es extraño que, a pesar de haberse utilizado durante años, aún no estén claramente evidenciadas las cinéticas exactas de las especies reactivas de oxígeno entre diferentes niveles de exposición al oxígeno hiperbárico.[43,44] La necesidad de varias sesiones para alcanzar un efecto relevante también es comúnmente aceptada; sin embargo, los niveles óptimos de oxígeno hiperbárico y el tiempo necesario entre cada sesión para optimizar las respuestas celulares aún son objeto de debate y se basan únicamente en los resultados clínicos observacionales.[45,46,47]

Leveque et al.[48] estudiaron las respuestas metabólicas de exposiciones a oxígeno hiperbárico durante 1 hora a 1.4 y 2.5 ATA ("Actual Time of Arrival" = Hora real de llegada" por sus siglas en inglés)

Catorce sujetos sanos no fumadores participaron en el estudio. Se tomaron muestras de sangre antes y a los 30 minutos, 2 horas, 24 horas y 48 horas después de la exposición hiperbárica hiperóxica de 1 hora. Se evaluó el nivel de oxidación mediante la tasa de producción de ROS (especies reactivas de oxígeno por sus siglas en inglés), metabolitos de óxido nítrico (NOx) y los niveles de isoprostanos. Las reacciones antioxidantes se evaluaron mediante la medición de superóxido dismutasa (SOD), catalasa (CAT), cisteinilglicina y glutatión (GSH). La respuesta inflamatoria se midió utilizando interleuquina-6, neopterina y creatinina. Un breve período (60 minutos) de hiperóxica hiperbárica leve (1.4 ATA) y alta (2.5

ATA) condujo a un aumento significativo similar en la producción de ROS y reacciones antioxidantes. Por el contrario, las respuestas de inmunomodulación y inflamatorias respondieron proporcionalmente a la dosis de oxígeno hiperbárico. Se necesita más investigación sobre la dosis y el tiempo de recuperación entre dosis para optimizar los posibles beneficios terapéuticos de esta intervención prometedora.

Estos resultados alentadores pero también desafiantes nos llevan a cuestionar si algunos niveles de oxígeno anteriormente considerados como 'simulacro de HBOT' pueden ser de interés terapéutico.[49]

El oxígeno y sus variaciones son ciertamente los desencadenantes celulares más poderosos que se pueden encontrar en la naturaleza. Es vital un conocimiento más profundo sobre su biología en la actualidad, y el enfoque simple de "la dosis es el veneno" no es apropiado para una molécula tan metabólicamente activa.[50,51]

Figura 2.1. Algoritmo de la Fisiopatología de la hipoxemia.

1. Causas Principales de Hipoxemia

Baja FiO_2 (bajo oxígeno inspirado):

- Altitud elevada.
- Fallos en el suministro de oxígeno.

Hipoventilación:

- Depresión del sistema nervioso central (e.g., sedación, intoxicaciones).
- Obstrucción de las vías respiratorias.
- Alteraciones neuromusculares (e.g., debilidad diafragmática).

Alteración de la difusión:

- Engrosamiento de la membrana alveolar (e.g., fibrosis, edema pulmonar).
- Reducción del área de intercambio gaseoso (e.g., atelectasias).

Desajuste ventilación-perfusión (V/Q):

- Zonas ventiladas pero mal perfundidas (e.g., embolia pulmonar).
- Zonas mal ventiladas pero bien perfundidas (e.g., neumonía, asma).

Cortocircuito (shunt):

- Shunt fisiológico: zonas no ventiladas pero perfundidas.
- Shunt anatómico: comunicación intracardiaca o vascular (e.g., tetralogía de Fallot).

↓

2. Consecuencias Fisiológicas

Reducción de la presión arterial de oxígeno (PaO_2).

Hipoxia tisular:

- Disminución del transporte de oxígeno a los tejidos.
- Incremento del lactato sérico por metabolismo anaeróbico.

Mecanismos compensatorios:

- Hiperventilación.
- Taquicardia.
- Vasoconstricción periférica.

3. Evaluación Diagnóstica

Monitoreo de oxigenación:

Saturación de oxígeno (SpO_2).

Gasometría arterial: PaO_2, $PaCO_2$, gradiente alveolo-arterial.

Imágenes diagnósticas:

Radiografía de tórax.

Tomografía computarizada (si es necesario).

Evaluaciones complementarias:

Ecocardiografía para descartar shunts intracardiacos o vasculares.

4. Intervenciones Terapéuticas

- Oxígeno suplementario:

- Ajuste de FiO_2 según requerimientos.

- Tratamiento de la causa subyacente:

- Broncodilatadores en asma.
- Antibióticos en infecciones respiratorias.
- Resolución de obstrucciones mecánicas.

- Soporte ventilatorio:

- Ventilación mecánica no invasiva o invasiva según el caso.

- Monitoreo continuo:

- Saturación, parámetros ventilatorios, y signos clínicos.

Fuente: Propia

2.1.3. Epidemiología de la Hipoxemia en Pacientes Pediátricos en la Inidad de Terapia Intensiva Pediátrica (UTIP).

La hipoxemia, definida como una disminución de los niveles de oxígeno en sangre arterial (PaO_2 < 60 mmHg o saturación de oxígeno < 90% en aire ambiente), es un hallazgo común en pacientes pediátricos críticos ingresados en la Unidad de Terapia Intensiva Pediátrica (UTIP). Su prevalencia está asociada a diversas condiciones clínicas que comprometen la oxigenación y ventilación.[50,51]

Incidencia[49]

- La hipoxemia afecta a aproximadamente el **40-60%** de los pacientes pediátricos en UTIP, dependiendo de las enfermedades subyacentes y las características demográficas.

- Es más prevalente en pacientes con patologías respiratorias (neumonía, bronquiolitis, síndrome de dificultad respiratoria aguda - SDRA), cardíacas congénitas y sepsis.

Factores de riesgo

1. **Patologías primarias:**

   - **Enfermedades respiratorias:** Las infecciones respiratorias bajas, como la neumonía y la bronquiolitis, representan el 50-70% de los casos de hipoxemia en la UTIP.

   - **Compromiso pulmonar secundario:** Condiciones como el síndrome de dificultad respiratoria aguda (SDRA) o edema pulmonar.

- **Anomalías cardiovasculares:** Defectos cardíacos congénitos cianóticos que interfieren con la oxigenación, como la tetralogía de Fallot o la transposición de grandes vasos.

- **Sepsis:** La disfunción multiorgánica y la alteración del intercambio gaseoso aumentan el riesgo de hipoxemia.

2. **Condiciones asociadas:**

- Prematuridad con displasia broncopulmonar.

- Postoperatorio de cirugía cardíaca con riesgo de shunts residuales o insuficiencia cardíaca.

- Aspiración de contenido gástrico, quemaduras inhalatorias o trauma torácico.

Distribución geográfica y estacionalidad.[50]

- Las tasas más altas de hipoxemia pediátrica en UTIP se observan en países de ingresos bajos y medios, donde las infecciones respiratorias agudas son más prevalentes.

- Mayor incidencia en épocas de aumento de enfermedades respiratorias virales, como otoño e invierno.

Pronóstico.[51]

- La hipoxemia severa (PaO_2 < 50 mmHg o saturación de oxígeno < 85%) está asociada con un aumento significativo de la mortalidad en pacientes críticos pediátricos.

- La mortalidad varía entre el 10-40% en casos de hipoxemia severa, dependiendo de la condición subyacente.

El manejo temprano y adecuado de la hipoxemia en UTIP, incluyendo oxigenoterapia, soporte ventilatorio y tratamiento específico de la causa subyacente, es clave para mejorar los desenlaces clínicos en esta población.

2.1.4. Manifestaciones clínicas de la hipoxemia en pacientes pediátricos en la Unidad de Terapia Intensiva Pediátrica (UTIP).

La presentación de la hipoxia puede ser aguda o crónica; agudamente, la hipoxia puede manifestarse con disnea y taquipnea. La gravedad de los síntomas generalmente depende de la gravedad de la hipoxia. Una hipoxia suficientemente grave puede provocar taquicardia para proporcionar suficiente oxígeno a los tejidos. Algunos de los signos son muy evidentes en el examen físico; el estridor puede escucharse una vez que el paciente llega en casos de obstrucción de las vías respiratorias superiores. La piel puede estar cianótica, lo que podría indicar hipoxia grave.[52]

Cuando la entrega de oxígeno está gravemente comprometida, la función de los órganos comenzará a deteriorarse. Las manifestaciones neurológicas incluyen inquietud, dolor de cabeza y confusión con hipoxia moderada. En casos graves, puede producirse alteración de la conciencia y coma, y si no se corrige rápidamente, puede provocar la muerte.[52]

La presentación crónica suele ser menos dramática, con disnea al esfuerzo como la queja más común. Los síntomas de la afección subyacente que indujo la hipoxia pueden ayudar a estrechar el diagnóstico diferencial. Por ejemplo, tos productiva y fiebre se verán en casos de infección pulmonar, edema de piernas y ortopnea en casos de insuficiencia cardíaca, y dolor en el pecho e hinchazón unilateral de la pierna pueden indicar embolia pulmonar como causa de la hipoxia.[53,54]

El examen físico puede mostrar taquicardia, taquipnea y saturación de oxígeno baja. La fiebre puede indicar una infección como causa de la hipoxia.

La auscultación pulmonar puede proporcionar mucha información útil. Las crepitaciones bilaterales basales pueden indicar edema pulmonar o sobrecarga de volumen, otros signos de eso incluyen distensión venosa y edema en las extremidades inferiores. La sibilancia y los roncos pueden encontrarse en enfermedades pulmonares obstructivas.[55,56] La entrada de aire unilateral ausente puede ser causada tanto por un derrame pleural masivo como por un neumotórax. La percusión torácica puede ayudar a diferenciar los dos y revelará mate en casos de derrame pleural e hiperresonancia en casos de neumotórax. Campos pulmonares claros en un contexto de hipoxia deberían hacer sospechar una embolia pulmonar, especialmente si el paciente está taquicárdico y tiene evidencia de trombosis venosa profunda (TVP).[57,58]

2.1.5. Evaluación de la hipoxemia en pacientes pediátricos en la Unidad de Terapia Intensiva Pediátrica (UTIP).

La evaluación de la hipoxia aguda se lleva a cabo mediante varias herramientas:

Oximetría de pulso para evaluar la saturación de oxígeno arterial (SaO2):

La SaO2 se refiere a la cantidad de oxígeno unida a la hemoglobina en la sangre arterial y se expresa como un porcentaje. Una SaO2 en reposo menor o igual al 95% o una desaturación durante el ejercicio mayor o igual al 5% se considera anormal.[59]

Gasometría arterial:

Es una herramienta útil para evaluar la hipoxemia y proporciona información adicional, como la PCO2, que puede ayudar a identificar la etiología del proceso. Se considera una PaO2 anormal si es inferior a 80 mmHg.[59,60]

Imágenes:

Los estudios de imágenes de tórax, como radiografías o tomografías computarizadas, ayudan a identificar la causa de la hipoxia, como neumonía, edema pulmonar, pulmones hiperinsuflados en EPOC y otras afecciones. La angiografía por TC de tórax es especialmente importante para detectar la embolia pulmonar. Otro método es el escaneo VQ, que puede detectar el desajuste ventilación-perfusión, útil en el diagnóstico de embolia pulmonar aguda o crónica.[52,59,61]

El primer paso en la evaluación de la hipoxia es calcular el gradiente de oxígeno A-a, que es la diferencia entre la cantidad de oxígeno en los alvéolos y la cantidad de oxígeno en la sangre. Si el gradiente A-a es normal, la causa de la hipoxia es probablemente baja concentración de oxígeno en los alvéolos, como en la altitud elevada o por hipoventilación. Si el gradiente es alto, la causa puede ser un defecto de difusión o de perfusión, o un cortocircuito en la circulación alveolar.[52]

La relación PaO2:FiO2 es otra medida de la hipoxia. Un valor inferior a 300 indica un intercambio gaseoso anormal y valores inferiores a 200 mmHg indican hipoxemia grave, utilizándose principalmente como definición de la gravedad del síndrome de distrés respiratorio agudo.[52,62]

Evaluación de la hipoxia crónica en pacientes pediátricos en UTIP

Prueba de función pulmonar (PFT):

Proporciona una medida directa de los volúmenes pulmonares, la respuesta a broncodilatadores y la capacidad de difusión, lo que puede ayudar a establecer el diagnóstico y guiar el tratamiento de trastornos pulmonares. Junto con la historia clínica y el examen físico, las PFT pueden diferenciar entre enfermedades pulmonares obstructivas (asma bronquial, EPOC, obstrucción de las vías respiratorias superiores) y restrictivas (enfermedades pulmonares intersticiales, anomalías de la pared torácica). Las PFT también ayudan en la evaluación de la gravedad de la obstrucción de las vías respiratorias y la respuesta al tratamiento. Es importante tener en cuenta que las PFT dependen del esfuerzo y requieren la cooperación y comprensión del paciente.[63,64,65]

Oximetría nocturna (trend oximetry):

Proporciona información sobre la saturación de oxihemoglobina durante un período prolongado (generalmente durante la noche). Esta prueba se utiliza principalmente para evaluar la necesidad de suplementación de oxígeno durante la noche. Aunque es posible usar la oximetría nocturna como un estudio diagnóstico del sueño, se desaconseja. Se recomienda el uso de un estudio formal del sueño siempre que sea posible.[52,63]

Prueba de caminata de seis minutos:

Proporciona información sobre la respuesta de la saturación de oxihemoglobina al ejercicio, así como la distancia total que un paciente puede caminar en 6 minutos en un terreno plano. Esta información se puede utilizar para ajustar la suplementación de oxígeno y evaluar la respuesta al tratamiento. La prueba de caminata de 6 minutos se utiliza con frecuencia en la evaluación pulmonar preoperatoria, el tratamiento de la hipertensión pulmonar y la evaluación de la necesidad de oxígeno suplementario durante el ejercicio.[64]

Hemoglobina:

La policitemia secundaria puede ser un indicador de hipoxia crónica.[64]

2.1.6. Diagnóstico Diferencial de la hipoxemia en pacientes pediátricos en la Unidad de Terapia Intensiva Pediátrica (UTIP).

Hipopoxia Hipoxémica

La baja tensión de oxígeno en la sangre arterial (PaO2) se debe a la incapacidad de los pulmones para oxigenar adecuadamente la sangre. Las causas incluyen la hipoventilación, la difusión alveolar comprometida y el cortocircuito pulmonar.[60]

Hipopoxia Circulatoria

Se debe a un fallo en el bombeo del corazón (el corazón no puede bombear suficiente sangre y, porlo tanto, se ve afectada la entrega de oxígeno).[60,61]

Hipopoxia Anémica

Se produce debido a una disminución en la capacidad de transporte de oxígeno debido a una baja concentración de hemoglobina que conduce a una entrega inadecuada de oxígeno.[60]

Hipopoxia Histotóxica (Disoxia)

Las células no pueden utilizar el oxígeno de manera efectiva, el mejor ejemplo de esto es la intoxicación por cianuro que inhibe la enzima citocromo C oxidasa en las mitocondrias, bloqueando el uso del oxígeno para producir ATP.[64]

2.1.7. Manejo y tratamiento de la hipoxemia en pacientes pediátricos en la Unidad de Terapia Intensiva Pediátrica (UTIP).

El manejo de la hipoxia se divide en tres categorías: mantener las vías respiratorias permeables, aumentar el contenido de oxígeno del aire inspirado y mejorar la capacidad de difusión.

Mantener las vías respiratorias permeables

Se asegura la permeabilidad de las vías respiratorias superiores con una buena succión, maniobras que previenen la obstrucción de la garganta (inclinación de la cabeza y tracción mandibular si es necesario), a veces es necesaria la colocación de un tubo endotraqueal o traqueostomía.[52]

En condiciones crónicas como el síndrome de hipoventilación por obesidad, se puede lograr el mantenimiento de las vías respiratorias permeables con ventilación de presión positiva como CPAP o BiPAP.

Broncodilatadores y una higiene pulmonar agresiva, como la fisioterapia respiratoria, la válvula de flujo espiratorio y la espirometría incentivada, se pueden utilizar para mantener la permeabilidad de las vías respiratorias inferiores.[52,61]

Aumentar la fracción de oxígeno inspirado (FiO2)[52,64]

Esto se indica para una PaO2 baja menor de 60 o una SaO2 menor de 90, y se puede lograr aumentando el porcentaje de oxígeno en el aire inspirado que llega a los alvéolos.

Dispositivos de bajo flujo

Cánula nasal

Uso: hipoxia leve (con FiO2 aproximadamente del 92%)

Flujo: hasta 6 L por minuto

FiO2 entregado: hasta 45% (0.45)

Ventaja: Fácil de usar y más conveniente para el paciente (se puede usar durante comer, beber, hablar)

Desventaja: Mucosa nasal seca (humidificar si el flujo es mayor o igual a 4 L por minuto), la FiO2 entregada varía mucho. Los respiradores bucales obtienen menos beneficios del uso de una cánula nasal.

La siguiente fórmula se puede utilizar para aproximar el porcentaje de FiO2; FiO2 = 20% + (4 veces el flujo de oxígeno en litros). Por ejemplo, un flujo de oxígeno de 2 L/min entregaría aproximadamente una FiO2 de 0.3, 6 L por minuto entregarían aproximadamente una FiO2 de 0.45 (más comúnmente conocida como 45%).

Mascarilla facial simple

Uso: hipoxia moderada a grave, tratamiento inicial

Flujo: hasta 10 L por minuto

FiO2 entregado: 35% a 50%

Ventaja: proporciona una FiO2 más alta, no hay presiones involucradas, bien tolerada por los pacientes

Desventaja: Mucosa oral seca (necesita humidificación), el flujo debe ser al menos de 5 L por minuto para eliminar el CO2, no es de alto flujo. Además, la mascarilla misma puede interferir con las actividades de la vida diaria.

Cánulas de reserva (Oxymizer)[52,63,65]

El dispositivo utiliza un espacio de reserva, que almacena O2 durante la espiración, haciéndolo disponible como un bolo durante la próxima inspiración. De esta manera, el paciente recibe una entrega de oxígeno más alta sin aumentar el flujo.

Flujo: hasta 16 L por minuto.

FiO2 = hasta 90% (0.9)

Las cánulas de reserva están disponibles en configuración de bigote (Oxymizer), donde el reservorio se encuentra directamente debajo de la nariz, configuración de colgante (Oxymizer Pendant) que está conectada a un reservorio de plástico en el pecho anterior.

Mascarilla de re-breathing parcial

Tiene una bolsa de reserva de 300 a 500 mL y 2 válvulas unidireccionales para evitar la exhalación en la bolsa de reserva.

Uso: hipoxia moderada a grave, tratamiento inicial

Flujo: 6 a 10 L por minuto (el flujo debe ser suficiente para evitar que la bolsa de reserva colapse durante la inspiración)

FiO2 entregado: 50% a 70%

Ventaja: se puede entregar una FiO2 más alta

Desventaja: Interfiere con las actividades de la vida diaria

Mascarilla de no-re-breathing

Tiene una bolsa de reserva de 300 a 500 mL y 2 válvulas unidireccionales.

Uso: hipoxia aguda moderada a grave, tratamiento inicial

Flujo: 10 a 15 (al menos 10 L por minuto para evitar el colapso de la bolsa durante la inspiración)

FiO2 entregado: 85% a 90%

Ventaja: se puede lograr una FiO2 aún más alta

Desventaja: Interfiere con las actividades de la vida diaria

Dispositivos de Alto Flujo[52,60,64]

Normalmente, esto requiere un mezclador de oxígeno, humidificador y tubos calefactados.

Mascarilla Venturi

Máscara con válvula de entrada de aire

Uso: Hipoxia moderada a grave, tratamiento inicial

La tasa de flujo y FiO2: (depende del color). (Azul = 2 a 4 L por minuto = 24% de O2, Blanco = 4 a 6 L por minuto = 28% de O2, Amarillo = 8 a 10 L por minuto = 35% de O2, Rojo = 10 a 12 L por minuto = 40% de O2, Verde = 12 a 15 L por minuto = 60% de O2)

Ventaja: proporciona la entrega más precisa de O2, alto flujo

Desventaja: necesita ser retirada para comer. Menos precisa a altas tasas de flujo.

No garantiza el flujo total con porcentajes de O2 por encima del 35% en pacientes con altas demandas de flujo inspiratorio; el problema con los sistemas de entrainment de aire es que a medida que se incrementa esto, la proporción de aire a oxígeno disminuye

Cánula Nasal de Alto Flujo

El oxígeno de alto flujo (HFO) consiste en un O2 calentado y humidificado

Tasa de flujo: 10 a 60 L por minuto

FiO2 entregado: Hasta 100%

Ventajas: más conveniente, puede proporcionar hasta un 100% de oxígeno calentado y humidificado a un flujo máximo de 60 L

Desventajas: cánula bastante grande, puede ser una fuente de (aunque generalmente mínima) molestias

Mezclador de Aire/Oxígeno

Proporciona una entrega precisa de oxígeno independiente de las demandas de flujo inspiratorio del paciente

Se puede generar presión positiva al final de la espiración

Por cada aproximadamente 10 litros de flujo entregado, se obtiene alrededor de 1 cm/HO de presión positiva

Ventilación de Presión Positiva

Permite la entrega precisa de cualquier FiO2 necesaria e incluye lo siguiente:

Ventilación No Invasiva[52,61]

Usada generalmente como último recurso para evitar la intubación

Máscara de Presión Positiva Continua en las Vías Respiratorias (CPAP)

Principalmente utilizada en pacientes con apnea obstructiva del sueño o en edema pulmonar agudo.

Administra oxígeno (o aire) a presión alta pre-determinada a través de una mascarilla facial ajustada.

La presión positiva es continua, para asegurar que las vías respiratorias estén abiertas (separadas).

Presión Positiva Bifásica en las Vías Respiratorias (BiPAP)

Principalmente utilizada en pacientes con hipercarbia aguda como en pacientes con exacerbación de la EPOC y pacientes con SDRA.

Presión positiva alta en la inspiración y presión positiva más baja en la espiración.

La entrega de presión es variable a lo largo del ciclo respiratorio, con presión positiva alta en la inspiración y presión positiva más baja en la espiración.

Ventilación Invasiva[52,61,62,64]

Ventilador de presión positiva conectado a (generalmente) un tubo endotraqueal.

Permite la entrega precisa de la ventilación minuto predeterminada, así como una FiO2 precisa y presión positiva al final de la espiración.

Puede ser utilizado electivamente durante la cirugía.

Mejorar la Difusión de Oxígeno a través del Tejido Intersticial Alveolar

La idea general es tratar la causa subyacente del fallo respiratorio:

Los diuréticos pueden ser utilizados en casos de edema pulmonar.

Los esteroides en ciertos casos de enfermedad pulmonar intersticial.

La oxigenación con membrana extracorpórea (ECMO) puede ser utilizada como un método definitivo para aumentar la oxigenación.

Consejos y otros temas relevantes:

Las características de cada categoría de hipoxemia son las siguientes:[66,67]

1. Hipoventilación se presenta con un aumento en la PaCO2 con un gradiente A-a normal.

2. Bajo contenido de oxígeno inspirado se presenta con una PaCO2 normal más un gradiente A-a normal.

3. Cortocircuito pulmonar se presenta con una PaCO2 normal y un gradiente A-a elevado que no se corrige con la administración de oxígeno al 100%.

4. Desajuste V/Q se presenta con una PaCO2 normal y un gradiente A-a elevado que se corrige con oxígeno al 100%.

La suplementación de oxígeno varía entre una FiO2 de 0.21 y 1.00. Existen una variedad de dispositivos de flujo bajo y alto diseñados para facilitar este proceso, cada uno con ventajas y desventajas únicas.

La entrega de oxígeno depende de dos variables:[52,66]

- FiO2

- Tasa de flujo

Hay varios dispositivos diseñados para administrar oxígeno a diferentes tasas y concentraciones, como se describe arriba.

La toxicidad del oxígeno puede ocurrir si se administra oxígeno a una concentración más alta durante un período prolongado.

La disminución de la temperatura corporal disminuye la tasa metabólica, lo que reduce el consumo de oxígeno y minimiza los efectos adversos de la hipoxia tisular (especialmente en el cerebro). La hipotermia terapéutica se basa en este principio.

La oxigenoterapia a largo plazo puede reducir la mortalidad, y está indicada en las siguientes poblaciones de pacientes:[52,64]

- Grupo 1 (Absoluto): PaO2 55 mm Hg o SaO2 88%

- Grupo 2 (En presencia de cor pulmonale): PaO2 55 a 59 mm Hg o SaO2 89%, evidencia de agrandamiento de la aurícula derecha en el ECG, hematocrito mayor de 55%, insuficiencia cardíaca congestiva.

2.1.8. Pronóstico de la hipoxemia en pacientes pediátricos en la Unidad de Terapia Intensiva Pediátrica (UTIP).

El pronóstico de la hipoxemia en pacientes pediátricos en la Unidad de Terapia Intensiva Pediátrica depende de múltiples factores. Uno de los más importantes es la causa subyacente. Si la hipoxemia es reversible, como en el caso de una neumonía o un episodio asmático, el pronóstico suele ser favorable. Sin embargo, en condiciones con daño irreversible como fibrosis pulmonar o malformaciones congénitas, el pronóstico es más reservado.

La severidad de la hipoxemia también juega un papel crucial. Una hipoxemia leve que se maneja con oxígeno suplementario generalmente tiene buenos resultados, mientras que una hipoxemia severa y prolongada con PaO_2 menor de 50 mmHg puede ocasionar complicaciones graves como disfunción orgánica múltiple.

La duración de la hipoxemia es otro factor clave. Los episodios agudos que se corrigen rápidamente tienden a tener un mejor pronóstico. En contraste, la hipoxemia crónica puede llevar a remodelación vascular pulmonar e hipertensión pulmonar, complicando el manejo a largo plazo.

Las complicaciones asociadas afectan directamente el pronóstico. Entre las más graves están el daño neurológico por hipoxia cerebral prolongada, la hipertensión pulmonar persistente y la insuficiencia cardíaca derecha secundaria a sobrecarga.

La respuesta al tratamiento es un determinante importante. Los pacientes que responden rápidamente a la ventilación no invasiva o invasiva suelen tener un pronóstico favorable, mientras que la falta de respuesta indica una condición más grave.

El pronóstico puede mejorar con detección y tratamiento precoz, monitoreo estricto mediante gasometría arterial y SpO_2, soporte ventilatorio oportuno y prevención de complicaciones como infecciones y desnutrición. En general, la hipoxemia aguda tratable tiene una alta probabilidad de recuperación completa, especialmente en niños sin comorbilidades. Por otro lado, la hipoxemia crónica o asociada a enfermedades graves presenta un pronóstico más reservado y depende del control de la patología subyacente y la prevención de complicaciones.

2.1.9. Complicaciones de la hipoxemia en pacientes pediátricos en la Unidad de Terapia Intensiva Pediátrica (UTIP).

La hipoxemia es una condición crítica en pacientes pediátricos que puede desencadenar una serie de complicaciones a nivel sistémico debido a la insuficiente oxigenación de los tejidos. A continuación, se detallan las principales complicaciones relacionadas con esta afección en el contexto de la UTIP:

1. Complicaciones neurológicas

- **Hipoxia cerebral**: Alteración en el metabolismo cerebral que puede llevar a edema cerebral, daño neuronal y encefalopatía hipóxica-isquémica.

- **Convulsiones**: Asociadas al daño cortical por hipoxia severa y prolongada.

- **Retraso en el desarrollo neurológico**: En pacientes con hipoxemia crónica.

- **Estado de coma**: En casos graves de hipoxemia persistente.

2. Complicaciones cardiovasculares

- **Insuficiencia cardíaca aguda**: Secundaria al aumento de la demanda de oxígeno por el miocardio y disminución del aporte.

- **Hipertensión pulmonar**: Por vasoconstricción hipóxica sostenida en los vasos pulmonares.

- **Arritmias**: Por alteraciones en la oxigenación del tejido miocárdico.

3. Complicaciones respiratorias

- **Acidosis respiratoria y metabólica**: Por acumulación de dióxido de carbono y productos de metabolismo anaeróbico.

- **Atelectasia**: Secundaria a una ventilación inadecuada.

- **Neumonía asociada a ventilación mecánica (NAVM)**: En pacientes ventilados prolongadamente.

4. Complicaciones metabólicas

- **Acidosis láctica**: Por metabolismo anaeróbico en los tejidos.

- **Hiperglucemia o hipoglucemia**: Por alteración del equilibrio metabólico y respuesta al estrés.

- **Alteraciones electrolíticas**: Hipocalemia, hipermagnesemia o hipofosfatemia como respuesta secundaria.

5. Complicaciones renales

- **Lesión renal aguda**: Por hipoperfusión e hipoxia renal.

- **Oliguria o anuria**: En casos graves de hipoxia sostenida.

6. Complicaciones gastrointestinales

- **Isquemia intestinal**: Por hipoperfusión esplácnica, pudiendo evolucionar a necrosis intestinal.

- **Ileo paralítico**: Por disminución de la perfusión y oxigenación intestinal.

- **Aumento de la permeabilidad intestinal**: Con riesgo de translocación bacteriana y sepsis.

7. Complicaciones hematológicas

- **Policitemia secundaria**: En hipoxemia crónica, como mecanismo compensatorio para mejorar la capacidad de transporte de oxígeno.

- **Disfunción plaquetaria**: Asociada a hipoxia que altera el metabolismo celular.

8. Inmunosupresión

- **Alteración en la función inmunitaria**: La hipoxia afecta la producción y función de los leucocitos, incrementando la susceptibilidad a infecciones.

9. Disfunción multiorgánica

- En hipoxemias severas y prolongadas, el compromiso en la oxigenación puede llevar a fallo de múltiples órganos, como el corazón, riñones, pulmones y cerebro.

Importancia del manejo temprano

El tratamiento adecuado y oportuno de la hipoxemia es crucial para prevenir estas complicaciones. Incluye el monitoreo continuo de la oxigenación, la administración de oxígeno suplementario, optimización de la ventilación mecánica y la corrección de factores subyacentes como infecciones o alteraciones hemodinámicas.

2.1.10. Consultas de especialidades para el manejo de la hipoxemia en pacientes pediátricos en la Unidad de Terapia Intensiva Pediátrica en (UTIP).

El manejo de la hipoxemia en pacientes pediátricos en la Unidad de Terapia Intensiva Pediátrica (UTIP) requiere un enfoque multidisciplinario. Las siguientes especialidades desempeñan un papel clave para abordar las causas subyacentes, optimizar el tratamiento y prevenir complicaciones:

1. Neumología pediátrica

Evaluación de enfermedades respiratorias subyacentes como asma, bronquiolitis, neumonía, síndrome de dificultad respiratoria aguda (SDRA) y displasia broncopulmonar.

- Colaboración para el ajuste de ventilación mecánica no invasiva (VMNI) e invasiva.

- Monitoreo y ajuste del manejo de oxigenoterapia a largo plazo en pacientes con hipoxemia crónica.

2. Cardiología pediátrica

- Evaluación de malformaciones cardíacas congénitas, insuficiencia cardíaca, hipertensión pulmonar y otras afecciones cardiovasculares que contribuyen a la hipoxemia.

- Apoyo en la monitorización y manejo de la función cardíaca, incluyendo ecocardiografía y estudios hemodinámicos.

- Intervenciones para mejorar el gasto cardíaco y oxigenación tisular.

3. Terapia respiratoria

- Asistencia en la administración de oxígeno suplementario, manejo de dispositivos de soporte ventilatorio (CPAP, ventilación mecánica).

- Implementación de técnicas de fisioterapia respiratoria para mejorar la ventilación y oxigenación.

- Capacitación del equipo en el uso y mantenimiento adecuado de los dispositivos respiratorios.

4. Infectología pediátrica

- Evaluación y manejo de infecciones respiratorias, como neumonías virales o bacterianas, tuberculosis y sepsis que contribuyan a la hipoxemia.

- Determinación del esquema antimicrobiano más adecuado basado en el perfil clínico y microbiológico.

- Prevención de infecciones asociadas a la ventilación mecánica (NAVM).

5. Nutriología pediátrica

- Optimización del soporte nutricional para prevenir la desnutrición y apoyar la recuperación del tejido pulmonar.

- Ajuste del aporte energético y proteico según los requerimientos metabólicos de los pacientes críticos.

6. Medicina crítica

- Supervisión del manejo integral del paciente pediátrico con hipoxemia, incluyendo optimización hemodinámica y monitoreo continuo.

- Identificación y manejo de complicaciones sistémicas como acidosis, insuficiencia multiorgánica o arritmias.

- Coordinación con otras especialidades para garantizar un abordaje integral.

7. Radiología pediátrica

- Realización e interpretación de estudios de imagen (radiografías, tomografías computarizadas, ecografías) para identificar causas subyacentes de hipoxemia como atelectasias, derrame pleural o malformaciones.

- Evaluación del posicionamiento de dispositivos como tubos endotraqueales o catéteres vasculares.

8. Cirugía pediátrica

- Intervención en pacientes con condiciones quirúrgicas que afectan la ventilación, como malformaciones congénitas o traqueomalacia.

- Resolución de complicaciones pulmonares relacionadas con procedimientos quirúrgicos previos.

9. Hematología pediátrica

- Manejo de complicaciones hematológicas asociadas a hipoxemia, como policitemia secundaria o trombosis.

- Soporte transfusional en casos de anemia severa que comprometan la oxigenación tisular.

10. Psicología pediátrica

- Apoyo a pacientes y familias en el manejo emocional del proceso crítico y del uso de dispositivos de soporte ventilatorio.

- Educación para reducir la ansiedad que pueda afectar el cumplimiento de las terapias respiratorias.

Importancia de la colaboración interdisciplinaria

Un manejo exitoso de la hipoxemia en UTIP depende de la integración de estas especialidades, con un enfoque centrado en el paciente, comunicación efectiva entre los equipos y el establecimiento de objetivos terapéuticos comunes. La actualización constante en protocolos y tecnologías es clave para mejorar los resultados clínicos.

2.1.11. Educación a pacientes y familiares sobre la hipoxemia en pacientes pediátricos en la Unidad de Terapia Intensiva Pediátrica (UTIP).

La educación a pacientes y familiares es un componente esencial del manejo de la hipoxemia en la Unidad de Terapia Intensiva Pediátrica (UTIP). Proveer información clara, comprensible y empática permite a las familias comprender la condición de su hijo, colaborar en el tratamiento y reducir la ansiedad asociada a la hospitalización. A continuación, se presentan los aspectos más relevantes a abordar:

1. Explicación de la hipoxemia

- Definir qué es la hipoxemia: insuficiencia de oxígeno en la sangre que puede afectar la función de los órganos.

- Explicar las posibles causas (infecciones, enfermedades respiratorias, cardíacas o condiciones crónicas).

- Describir los síntomas comunes, como dificultad para respirar, coloración azulada de la piel (cianosis), agitación o somnolencia.

2. Importancia del tratamiento

- Resaltar la necesidad de intervenciones médicas rápidas para evitar complicaciones graves.

- Explicar el uso de dispositivos de soporte, como la oxigenoterapia, CPAP o ventilation mecánica.

- Tranquilizar sobre la seguridad y eficacia de estos métodos.

3. Uso de oxígeno suplementario

- Explicar cómo funciona el oxígeno suplementario y su importancia para mejorar la oxigenación.

- Instruir sobre el manejo adecuado del equipo si el paciente necesita continuar con oxigenoterapia en casa.

- Resaltar la importancia de evitar fuentes de ignición cerca del oxígeno por seguridad.

4. Participación en el cuidado del paciente

- Informar sobre cómo pueden colaborar en el monitoreo de los signos de hipoxemia (ejemplo: respiración rápida, cianosis).

- Explicar las medidas básicas de cuidado, como mantener al niño en una posición cómoda para respirar mejor.

- Recordar la importancia de comunicar cualquier cambio en el estado del niño al personal médico.

5. Prevención de infecciones

- Educar sobre la importancia del lavado de manos para prevenir infecciones respirators.

- Instruir sobre la necesidad de mantener al niño alejado de personas enfermas, especialmente si tiene un sistema inmunitario comprometido.

- Vacunación: Promover la actualización de las vacunas, incluidas aquellas contra enfermedades respiratorias (como la influenza o neumococo).

6. Soporte emocional y psicológico

- Reconocer el impacto emocional en la familia y el paciente debido a la hospitalización.

- Ofrecer recursos para apoyo emocional, como consultas con psicólogos o grupos de apoyo para familias de pacientes críticos.

- Asegurar que sus preguntas e inquietudes son bienvenidas y serán atendidas por el equipo de salud.

7. Transición al alta

- Proveer instrucciones claras sobre el cuidado continuo en casa, incluyendo el uso de equipos médicos si es necesario.
- Explicar los signos de alarma que deben motivar una consulta médica inmediata (como dificultad para respirar, cianosis o fiebre persistente).
- Coordinar citas de seguimiento con las especialidades involucradas para asegurar la recuperación completa.

8. Material educativo

- Entregar folletos o recursos visuales que expliquen la condición y los pasos para su manejo.
- Ofrecer videos explicativos o demostraciones prácticas sobre el uso de equipos como el oxígeno suplementario.
- Brindar información de contacto del personal de salud para dudas posteriores.

Objetivo principal

El objetivo de esta educación es empoderar a las familias para que comprendan la importancia del tratamiento, participen activamente en el cuidado del paciente y mantengan medidas preventivas una vez que el niño sea dado de alta. Esto mejora los resultados clínicos y refuerza la confianza en el equipo médico.

2.1.12. Mejorando el equipo de Salud en el manejo de la hipoxemia en pacientes pediátricos en la Terapia Intensiva Pediátrica (UTIP).

El manejo efectivo de la hipoxemia en pacientes pediátricos en la Unidad de Terapia Intensiva Pediátrica (UTIP) requiere no solo equipos médicos avanzados, sino también un equipo de salud bien preparado, coordinado y en constante actualización. Las siguientes estrategias son clave para optimizar su desempeño:

1. Educación y entrenamiento continuo

- **Capacitación regular:** Programas de formación sobre fisiopatología de la hipoxemia, ventilación mecánica, manejo de oxigenoterapia y prevención de complicaciones.

- **Simulaciones clínicas:** Uso de simulaciones realistas para practicar el manejo de emergencias respiratorias y evaluar la capacidad de respuesta del equipo.

- **Actualización en guías clínicas:** Asegurar que todo el equipo esté al tanto de los protocolos internacionales y nacionales más recientes.

2. Trabajo interdisciplinario

- **Colaboración entre especialidades:** Fomentar reuniones regulares entre intensivistas, neumólogos, cardiólogos, infectólogos, y otros especialistas involucrados.

- **Rondas multidisciplinarias:** Realizar revisiones de casos con la participación activa de todo el equipo para asegurar un manejo integral.

- **Claridad en los roles:** Establecer responsabilidades específicas para cada miembro del equipo para garantizar eficiencia.

3. Optimización de la comunicación

- **Reportes claros:** Establecer sistemas de comunicación estructurados para el intercambio de información clínica, especialmente durante los cambios de turno.

- **Uso de herramientas tecnológicas:** Implementar software de gestión clínica para documentar, monitorear y compartir datos en tiempo real.

- **Reuniones de retroalimentación:** Crear espacios para discutir áreas de mejora y lecciones aprendidas en casos complejos.

4. Mejora de recursos

- **Equipos avanzados:** Asegurar la disponibilidad de dispositivos actualizados, como ventiladores mecánicos de última generación, sistemas de monitoreo continuo y dispositivos de oxigenoterapia.

- **Mantenimiento regular:** Garantizar el mantenimiento y calibración periódica de los equipos para evitar fallas durante el uso.

- **Material educativo:** Proveer recursos accesibles y actualizados para el personal, como manuales y protocolos específicos.

5. Promoción de la seguridad del paciente

- **Prevención de infecciones:** Implementar protocolos estrictos para prevenir neumonías asociadas a ventilación mecánica y otras infecciones nosocomiales.

- **Protocolos de emergencia:** Asegurar que todos los miembros del equipo conozcan y puedan ejecutar planes de acción para situaciones críticas relacionadas con la hipoxemia.

- **Auditorías clínicas:** Realizar evaluaciones periódicas de las prácticas clínicas para identificar y corregir errores.

6. Soporte emocional y manejo del estrés

- **Bienestar del personal:** Crear programas para apoyar la salud mental del equipo, incluyendo sesiones de manejo del estrés y rotaciones adecuadas para evitar el agotamiento.

- **Ambiente de trabajo positivo:** Fomentar un clima laboral de respeto, colaboración y reconocimiento del esfuerzo individual y colectivo.

7. Evaluación de desempeño

- **Indicadores de calidad:** Monitorear métricas como tiempo de respuesta ante eventos hipóxicos, tasas de complicaciones respiratorias y resultados clínicos.

- **Evaluaciones regulares:** Realizar encuestas y análisis del desempeño individual y grupal para identificar áreas de mejora.

- **Reconocimiento de logros:** Celebrar el éxito en la implementación de buenas prácticas para motivar al equipo.

8. Integración con las familias

- **Participación familiar:** Involucrar a los cuidadores en el plan de manejo del paciente para mejorar la adherencia y comprensión del tratamiento.

- **Educación dirigida:** Capacitar al equipo para brindar explicaciones claras y empáticas a las familias.

Conclusión

Fortalecer el equipo de salud en el manejo de la hipoxemia requiere una combinación de educación continua, recursos adecuados, comunicación efectiva y un enfoque centrado en el bienestar del paciente y del personal. Estas estrategias no solo mejoran los resultados clínicos, sino que también refuerzan la confianza en la calidad del cuidado proporcionado en la UTIP.

2.2. Hipercapnia en pacientes pediátricos en la Unidad de Terapia Intensiva Pediátrica (UTIP).

La hipercapnia es el aumento en la presión parcial de dióxido de carbono (PaCO2) por encima de 45 mm Hg. El dióxido de carbono es un producto metabólico de los muchos procesos celulares dentro del cuerpo, y existen varios mecanismos fisiológicos que el cuerpo tiene para moderar los niveles de dióxido de carbono. Estos incluyen el sistema de amortiguación ácido-base que implica un equilibrio entre bicarbonato y dióxido de carbono. En consecuencia, la hipercapnia conduce a un desequilibrio ácido-base.[69-73]

2.2.1. Causas de hipercapnia en pacientes pediátricos en la Unidad de Terapia Intensiva Pediátrica (UTIP).

En su raíz, la hipercapnia es causada por un aumento en la producción de CO2 metabólicamente o por insuficiencia respiratoria. Los procesos metabólicos que aumentan la producción de CO2 pueden incluir fiebre, tirotoxicosis, aumento del catabolismo en sepsis o uso de esteroides, sobrealimentación, acidosis metabólica y ejercicio.[67] La insuficiencia respiratoria en esta patología es una incapacidad para eliminar el CO_2 del sistema pulmonar, lo que es sinónimo de hipoventilación secundaria a una disminución de la frecuencia respiratoria o del volumen tidal. Esto puede ser causado por una disminución en el impulso respiratorio del sistema nervioso central, defectos anatómicos, respuesta neuromuscular disminuida o aumento del espacio muerto dentro del pulmón.[68,69] También es técnicamente posible desarrollar hipercapnia a través de la exposición e inhalación de aire ambiental rico en CO_2. Dependiendo de la etiología, la hipercapnia puede ser un proceso agudo o crónico. Estos se pueden distinguir mediante la evaluación del pH.[70] La hipercapnia aguda tendrá la $PaCO_2$ elevada por encima del rango de referencia normal de 45 mm Hg, y el nivel de HCO_3 estará dentro de límites normales aproximadamente en 30 mm Hg con una disminución proporcional resultante en el pH en la evaluación de gases sanguíneos por debajo de 7.35.[71] La hipercapnia crónica permite la compensación renal a los niveles elevados de CO_2 dentro de la sangre. Como resultado, la $PaCO_2$ estará elevada por encima del rango de referencia normal de 45 mm Hg, y el nivel de HCO_3 también estará elevado de manera proporcional, lo que resulta en un desequilibrio de pH menos severo en el rango bajo-normal. También es posible tener una etiología aguda-sobre-crónica que crea un cuadro combinado con $PaCO_2$ elevada y HCO_3 elevada con un pH anormal, disminuido por debajo de 7.35.[72,73]

2.2.2. Fisiopatología de la hipercapnia en pacientes pediátricos en la Unidad de Terapia Intensiva Pediátrica (UTIP).

Uno de los propósitos del sistema pulmonar es eliminar el CO_2 del cuerpo a través de la difusión gaseosa. Esto requiere un gradiente de difusión desde la sangre arteriolar de alta concentración hacia el aire ambiental de relativamente baja concentración. Como tal, los gradientes de CO_2 se desarrollan y se mantienen, donde la $PaCO_2$ en la sangre arterial es directamente proporcional a la tasa de producción metabólica de CO_2 y está inversamente relacionada con la tasa de eliminación de CO_2 por el pulmón a través del aumento de la ventilación alveolar. La ventilación alveolar es la eliminación del aire alveolar hacia el ambiente, definida como el volumen minuto expirado que llega a los alvéolos y está determinada por la ventilación minuto y la relación espacio muerto/volumen tidal. El cuerpo humano está muy adaptado y es capaz de eliminar el CO_2 del cuerpo mientras se produzcan excesos. Esencialmente, a menos que haya una pérdida significativa de ventilación pulmonar, los procesos metabólicos no inducirán hipercapnia.[71-75]

Matemáticamente, esta relación se determina como:[74,75]

$$PaCO_2 = 0.863 \times VCO_2 / VA$$

y

$$VA = VE - VD$$

y

$$VE = FR \times VT$$

Donde VCO_2 es la producción metabólica de CO_2, VA es la ventilación alveolar, VE es la ventilación minuto, VD es la ventilación del espacio muerto, FR es la frecuencia respiratoria y VT es el volumen tidal.

Estas relaciones indican que la frecuencia respiratoria y el volumen tidal son los dos componentes de la ventilación que se controlan fisiológicamente o artificialmente para moderar la eliminación de CO_2. Por lo tanto, un fallo en cualquiera de estos campos inducirá hipercapnia. También es importante destacar que a medida que aumenta la $PACO_2$, disminuye la oxigenación. Esto se explica utilizando la ecuación de gases alveolares:

$PaO2 = FiO2 (Patm – PH2O) – PaCO2 / R$

Donde FiO2 es la fracción de oxígeno inspirado (0.21 en el aire ambiente), Patm es la presión atmosférica (760 mm Hg), PH20 (47 mm Hg), PaCO2 como se calcula a partir del gas arterial sanguíneo y R (valor estándar de 0.8).[76,77]

2.2.3. Epidemiología de la hipercapnia en pacientes pediátricos en la Unidad de Terapia Intensiva Pediátrica (UTIP).

La hipercapnia, definida como un aumento de la presión parcial de dióxido de carbono ($PaCO_2$) en sangre, es una condición relevante en pacientes pediátricos ingresados en Unidades de Terapia Intensiva Pediátrica (UTIP). Su incidencia y características epidemiológicas varían según la población y las patologías subyacentes.[63,76]

- **Incidencia y prevalencia:** La hipercapnia es común en pacientes pediátricos con insuficiencia respiratoria aguda que requieren ventilación mecánica. Estudios indican que entre el 35% y el 64% de estos pacientes necesitan ventilación mecánica invasiva, situación en la cual la hipercapnia puede presentarse con frecuencia.
- **Factores asociados:** Diversas condiciones pueden predisponer a la hipercapnia en pacientes pediátricos en UTIP, entre ellas:
- **Enfermedades pulmonares agudas:** Patologías como el síndrome de dificultad respiratoria aguda (SDRA) pueden alterar la ventilación alveolar, llevando a la retención de CO_2.
- **Ventilación mecánica prolongada:** La necesidad de ventilación mecánica prolongada se asocia con un mayor riesgo de complicaciones, incluida la hipercapnia.

- **Complicaciones infecciosas:** Infecciones como la neumonía asociada a ventilación mecánica pueden contribuir a la acumulación de CO_2 debido a la afectación del intercambio gaseoso.
- **Complicaciones asociadas:** La hipercapnia puede tener efectos tanto beneficiosos como perjudiciales en pacientes críticos. Por un lado, puede reducir la inflamación pulmonar y el daño oxidativo alveolar. Por otro, puede retrasar la reparación alveolar y disminuir la reabsorción de líquido alveolar.

Importancia de la monitorización: La monitorización continua de los niveles de CO_2 es esencial en pacientes pediátricos en UTIP para detectar y manejar adecuadamente la hipercapnia, evitando complicaciones adicionales y mejorando los resultados clínicos.

En conclusión, la hipercapnia es una condición frecuente en pacientes pediátricos críticos, especialmente aquellos con enfermedades respiratorias agudas y que requieren ventilación mecánica. La identificación temprana y el manejo adecuado son fundamentales para mejorar el pronóstico en esta población.

2.2.4. Manifestaciones clínicas de hipercapnia en pacientes pediátricos en UTIP.

Los hallazgos exactos en la historia clínica y el examen físico son altamente variables según la causa de la hipercapnia. Los pacientes pueden presentar quejas de piel enrojecida, letargia, incapacidad para concentrarse, dolores de cabeza leves, desorientación, mareos, dificultad para respirar, disnea al esfuerzo, náuseas, vómitos y/o fatiga. Las quejas más graves incluyen confusión, paranoia, depresión, espasmos musculares anormales, palpitaciones, hiperventilación o hipoventilación, convulsiones, ansiedad y/o síncope. A menudo, si un paciente tiene antecedentes conocidos de asma o enfermedad pulmonar obstructiva crónica

(EPOC), reconocerá los síntomas de exacerbación y los presentará como queja principal.[52,63,72]

Los hallazgos en el examen físico suelen ser vagos, pero pueden indicar una enfermedad subyacente. Estos pueden incluir fiebre, obesidad, taquicardia, taquipnea, disnea, alteración del estado mental, sibilancias a la auscultación, crepitaciones a la auscultación, roncus a la auscultación, disminución de los sonidos respiratorios, percusión torácica hiperrisonante, aumento del diámetro anteroposterior del tórax, soplo cardíaco, signos de hipoxia, hepatomegalia, esplenomegalia, déficit neurológico, confusión, somnolencia, debilidad muscular, edema periférico, asterixis, edema de papila, dilatación de venas superficiales y/o obesidad.[74]

2.2.5. Evaluación de la hipercapnia en pacientes pediátricos en la Unidad de Terapia Intensiva Pediátrica (UTIP).

Una evaluación de la hipercapnia debe seguir la sospecha clínica, ya que la lista de diagnósticos diferenciales es extensa. Las pruebas esenciales a considerar en la mayoría de los pacientes incluyen:[52,64,73]

- Hemograma completo para determinar si hay anemia presente.

- Panel metabólico completo para evaluar específicamente el sodio, potasio y cloruro, ya que las aberraciones en estos electrolitos a menudo son la fuente de los síntomas. El HCO3 también es importante para evaluar si hay compensación por el desarrollo de acidosis respiratoria.

- Hormona estimulante de la tiroides para evaluar si hay hipertiroidismo o hipotiroidismo subyacente que pueda inducir tirotoxicosis.

- Una gasometría arterial o venosa es posiblemente la prueba de laboratorio más valiosa, ya que permite la evaluación del estado de pH, CO2 sérico y HCO3 sérico. Además, se puede calcular un espacio aniónico para ayudar a determinar si la acidosis es de naturaleza metabólica o respiratoria.

- La espirometría evalúa el funcionamiento general del pulmón. Las mediciones de volumen espiratorio forzado en 1 segundo y capacidad vital forzada se utilizan para determinar si un proceso restrictivo u obstructivo es la etiología de la hipoventilación. Si se sospecha retención de aire, esto puede indicar patologías de EPOC o asma con mayor frecuencia.

- Una radiografía de tórax es esencial en cualquier evaluación de enfermedades respiratorias para determinar patologías anatómicas, así como neumonía y edema pulmonar, entre otras.

- La tomografía computarizada de tórax es una evaluación radiográfica más detallada y se utiliza típicamente como una estrategia de escalonamiento para elucidar más la patología sospechada en las radiografías de tórax.

- La ecocardiografía puede ser considerada si se sospecha una anormalidad cardiopulmonar. Específicamente, se puede evaluar la función del corazón observando la fracción de eyección y la función valvular.

- El ECG y el EMG se utilizan para evaluar disfunciones del sistema nervioso central y enfermedades neuromusculares, respectivamente.

- La polisomnografía es esencial para la evaluación de la apnea del sueño central u obstructiva sospechada.

2.2.6. Diagnóstico diferencial de la hipercapnia en pacientes pediátricos en UTIP.

Hay una miríada de patologías que conducen a la hipercapnia. Estas incluyen:[52,62,71]

- Síndrome de distrés respiratorio agudo
- Exacerbación del asma
- Apnea del sueño central u obstructiva
- Enfermedad pulmonar obstructiva crónica - estado crónico
- Enfermedad pulmonar obstructiva crónica - exacerbación aguda
- Sobredosis de drogas
- Inhalación de CO_2 exógeno
- Lesión en la cabeza o médula cervical
- Miastenia grave
- Mieloma
- Síndrome de hipoventilación por obesidad (síndrome de Pickwick)
- Polineuropatía
- Poliomielitis
- Trastornos musculares primarios
- Porfiria
- Hipoventilación alveolar primaria
- Edema pulmonar
- Tétano

2.2.7. Manejo y tratamiento de la hipercapnia en pacientes pediátricos en la Unidad de Terapia Intensiva Pediátrica (UTIP).

El tratamiento de la hipercapnia debe dirigirse a la patología subyacente. Existen intervenciones directas para ayudar en la eliminación de CO_2 mediante la ventilación de los pulmones. Estas incluyen la ventilación con presión positiva bifásica (BiPAP), la ventilación con presión positiva continua en la vía aérea (CPAP) y la intubación con ventilación mecánica en pacientes gravemente enfermos. La BiPAP suele preferirse en un paciente despierto y alerta que puede proteger su vía respiratoria, ya que permite un mejor intercambio de aire entre el espacio alveolar y el aire atmosférico al proporcionar niveles alternantes de apoyo de presión positiva a la vía respiratoria. El CPAP se utiliza en pacientes que requieren soporte para mantener la vía aérea abierta. Sin embargo, este es menos eficaz para el intercambio de CO_2 en comparación con la BiPAP. Aunque técnicamente no invasivos, estos tratamientos son mal tolerados debido a la incomodidad para muchos pacientes y funcionan como una terapia puente para recuperarse sin medidas más invasivas. La ventilación mecánica es la más invasiva de las opciones mencionadas, pero permite al médico un mejor control tanto de la frecuencia respiratoria como del volumen corriente, además de la fracción inspirada de oxígeno (FiO_2) y el soporte de presión. Si un paciente no está despierto, alerta o no puede proteger su vía respiratoria, se debe considerar seriamente la ventilación mecánica. La BiPAP, el CPAP y la intubación no son tratamientos curativos por sí solos, pero son de apoyo como medidas de estabilización mientras se corrige la etiología subyacente. Independientemente del soporte utilizado, es esencial optimizar el estado de oxigenación, manteniendo la saturación de O_2 en un 90% o más.[52,68,74] (Ver Figura 2.2).

Figura 2.2. Algoritmo para el manejo de la hipercapnia en pacientes pediátricos en UTIP

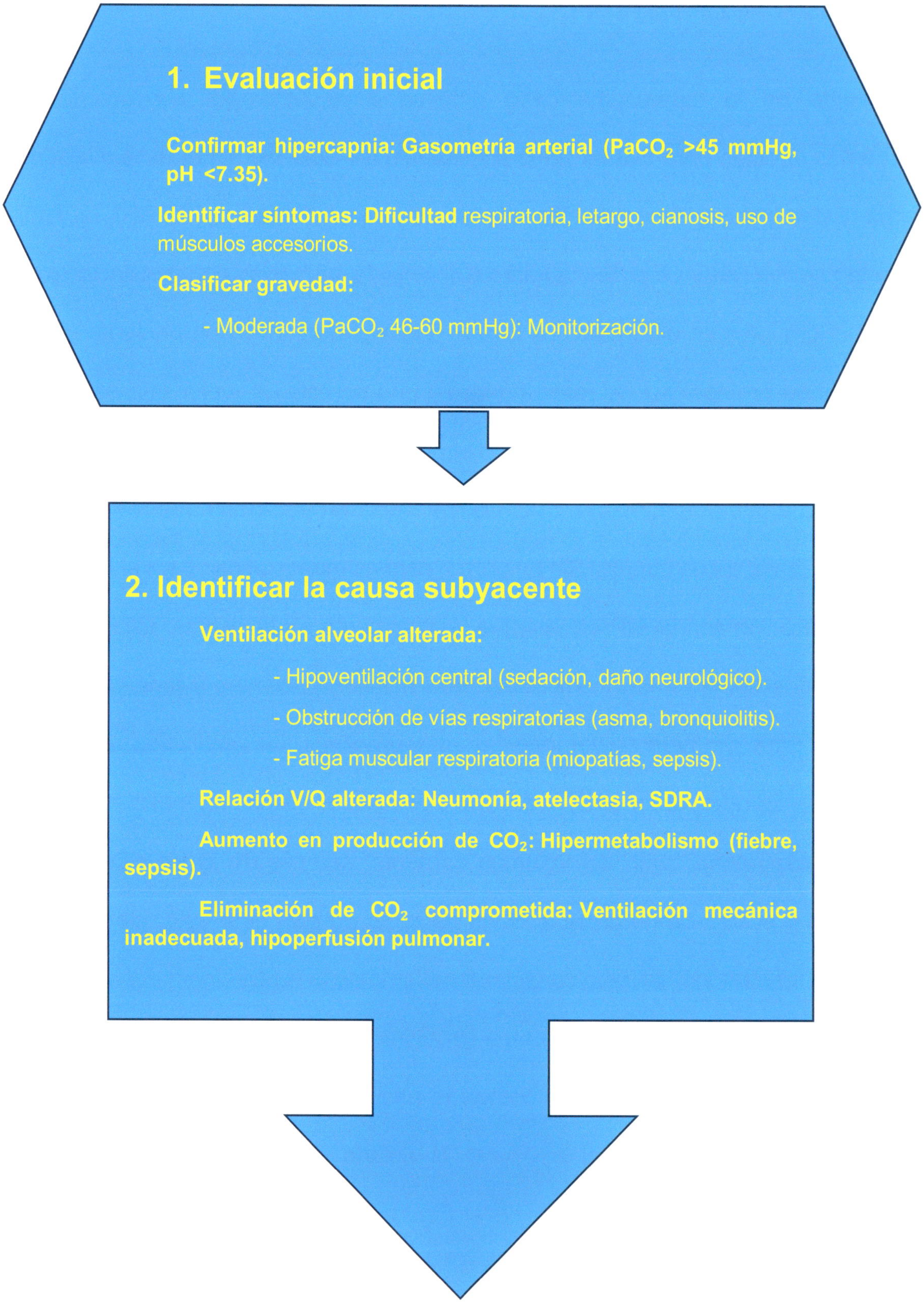

3. Intervenciones iniciales

Asegurar vía aérea: Intubación si deterioro severo.

Oxigenoterapia: Cánula nasal de alto flujo, CPAP o ventilación mecánica según necesidad.

Ajustar soporte respiratorio:

- Incrementar frecuencia respiratoria.
- Optimizar volumen corriente (prevenir barotrauma).
- Ajustar PEEP en colapso alveolar.

Tratar causa subyacente:

Broncodilatadores, antibióticos, soporte nutricional.

4. Monitoreo continu

Gasometría arterial: Evaluar $PaCO_2$, pH cada 4-6 horas.

Signos clínicos: Monitorización respiratoria y neurológica.

Hemodinámica: Vigilar presión arterial, frecuencia cardíaca.

5. Ajustes terapéuticos

Ventilación mecánica: Implementar hipercapnia permisiva si es apropiada.

Compensación metabólica:

- Administrar bicarbonato si acidosis grave.
- Controlar hipermetabolismo (fiebre, sedación adecuada).

6. Evaluación de respuesta

Criterios de mejoría:

- $PaCO_2$ <50 mmHg.
- pH >7.35.
- Resolución de síntomas.

Plan de destete: Retiro gradual de ventilación mecánica.

7. Prevención de recurrencias

Protocolos claros: Capacitar yequipo de salud.

Prevención de infecciones: Uso adecuado de antibióticos, higiene estricta.

Seguimiento: Evaluar enfermedades respiratorias crónicas y rehabilitación.

Fuente: Propia

2.2.8. Pronóstico de la hipercapnia en los pacientes pediátricos en la Unidad de Terapia Intensiva Pediátrica (UTIP).

La hipercapnia tiene un pronóstico variable dependiendo de la etiología exacta que la induce. En general, los pacientes más jóvenes tienen un mejor pronóstico que los pacientes mayores.

Consejos y otros temas relevantes

Correcto. Es importante comprender que el tratamiento de la hipercapnia debe abordar tanto la corrección de la ventilación como la identificación y el tratamiento de la causa subyacente. Las terapias de soporte respiratorio como BiPAP, CPAP e intubación con ventilación mecánica son importantes para ayudar a restablecer los niveles de CO2 y oxigenación en el cuerpo, pero no son soluciones definitivas por sí solas. La clave para un manejo efectivo es abordar la causa subyacente de la hipercapnia.

Correcto. El manejo de la hipercapnia se realiza con un equipo interprofesional que incluye enfermeras de cuidados intensivos. La clave es tratar la afección primaria que causa la hipercapnia. Todos los miembros del equipo deben colaborar para proporcionar un cuidado integral y coordinado al paciente, centrándose en estabilizar la ventilación y la oxigenación mientras se aborda la causa subyacente. Esto puede implicar ajustes en la terapia respiratoria, administración de medicamentos, monitoreo continuo y evaluación de la respuesta del paciente al tratamiento. La comunicación efectiva y la coordinación entre todos los miembros del equipo son fundamentales para optimizar los resultados del paciente.

2.2.9. Complicaciones de la hipercapnia en pacientes pediátricos la Unidad de Terapia Intensiva Pediátrica (UTIP).

La **hipercapnia**, caracterizada por un aumento en la presión parcial de dióxido de carbono ($PaCO_2$) en sangre, puede tener diversas consecuencias clínicas en pacientes pediátricos en la Unidad de Terapia Intensiva Pediátrica (UTIP). Sus complicaciones abarcan múltiples sistemas, dependiendo de la severidad y duración del cuadro.

Complicaciones Respiratorias[53]

1. Insuficiencia respiratoria progresiva: El aumento de $PaCO_2$ puede agravar la hipoxemia, empeorando la condición respiratoria global.
2. Daño alveolar: La hipercapnia severa puede alterar la función alveolar, disminuyendo la capacidad de intercambio gaseoso.

Complicaciones Neurológicas[53,70]

1. Edema cerebral: La hipercapnia induce vasodilatación cerebral, aumentando el flujo sanguíneo cerebral y la presión intracraneal (PIC).
2. Alteración del estado de conciencia: Se puede presentar somnolencia, letargia o incluso coma hipercápnico, dependiendo de la severidad.
3. Convulsiones: En casos graves, la acidosis respiratoria puede desencadenar actividad convulsiva.

Complicaciones Cardiovasculares[56,73]

1. Hipertensión pulmonar: La hipercapnia incrementa la resistencia vascular pulmonar, lo que puede sobrecargar el ventrículo derecho.
2. Arritmias: Los desequilibrios ácido-base asociados a la hipercapnia pueden predisponer a disfunción eléctrica del corazón.
3. Colapso hemodinámico: En casos extremos, la hipercapnia severa puede causar vasodilatación sistémica y disminución del retorno venoso.

Complicaciones Metabólicas[56]

1. Acidosis respiratoria: El aumento de CO_2 en sangre produce un desequilibrio ácido-base que puede descompensar a los pacientes críticos.
2. Disfunción orgánica múltiple (MODS): La hipercapnia prolongada puede desencadenar o agravar la falla de múltiples órganos.

Complicaciones Renales[74]

1. Reducción del flujo sanguíneo renal: La hipercapnia puede disminuir la perfusión renal, afectando la función excretora.
2. Compensación metabólica alterada: El riñón responde reabsorbiendo bicarbonato, complicando el manejo del equilibrio ácido-base.

Complicaciones en la Ventilación Mecánica[56]

1. Ventilación prolongada: La hipercapnia puede retrasar el destete de la ventilación mecánica debido a la dificultad para mantener un intercambio gaseoso eficiente.
2. Barotrauma: Es más probable en pacientes con necesidad de parámetros ventilatorios elevados para corregir la hipercapnia.

Complicaciones Inmunológicas[56]

1. Inflamación sistémica: La hipercapnia puede aumentar los mediadores inflamatorios, exacerbando condiciones preexistentes como la sepsis.
2. Mayor riesgo de infecciones: El deterioro de las defensas pulmonares puede predisponer a infecciones nosocomiales.

Consideraciones Clínicas

La **hipercapnia controlada** en ciertos casos, como el manejo del síndrome de dificultad respiratoria aguda (SDRA), puede tener efectos protectores al reducir el estrés alveolar. Sin embargo, en pacientes pediátricos críticos, la hipercapnia no controlada aumenta significativamente la morbilidad y el riesgo de mortalidad, destacando la importancia de su monitorización y manejo oportuno.

2.2.10. Consultas de especialidades para el manejo de la hipercapnia en pacientes pediátricos en la Unidad de Terapia Intensiva Pediátrica (UTIP).

El manejo de la hipercapnia en pacientes pediátricos ingresados en la Unidad de Terapia Intensiva Pediátrica (UTIP) puede requerir la intervención de varias especialidades médicas debido a la naturaleza multisistémica de sus causas y complicaciones. A continuación, se describen las especialidades clave involucradas y sus aportes específicos.

1. Neumología Pediátrica

- Evaluación de la función pulmonar y diagnóstico de enfermedades respiratorias subyacentes, como asma grave, síndrome de dificultad respiratoria aguda (SDRA) o enfermedades pulmonares crónicas.
- Optimización del soporte ventilatorio, incluyendo estrategias como ventilación protectora y permissive hypercapnia (hipercapnia permisiva) en el contexto de SDRA.
- Identificación y manejo de complicaciones respiratorias asociadas, como atelectasias o infecciones.

2. Medicina Intensiva Pediátrica

- Monitoreo continuo de los niveles de $PaCO_2$ y manejo integral de la ventilación mecánica.
- Implementación de terapias avanzadas como la ventilación de alta frecuencia oscilatoria (HFOV) o la oxigenación por membrana extracorpórea (ECMO) en casos refractarios.
- Supervisión de los parámetros de ventilación para evitar barotrauma o volutrauma.

3. Cardiología Pediátrica

- Evaluación del impacto de la hipercapnia en la circulación pulmonar, especialmente en pacientes con hipertensión pulmonar.
- Manejo de arritmias o colapso hemodinámico asociado.
- Colaboración en la monitorización de la función cardíaca mediante ecocardiografía.

4. Neurología Pediátrica

- Evaluación y manejo de complicaciones neurológicas, como edema cerebral y aumento de la presión intracraneal (PIC).
- Monitorización neurológica con técnicas como electroencefalografía (EEG) en casos de convulsiones relacionadas con acidosis respiratoria severa.
- Indicaciones para la administración de terapias que reduzcan la PIC en contextos críticos.

5. Nefrología Pediátrica

- Manejo de alteraciones ácido-base y evaluación de la función renal comprometida por hipoperfusión secundaria a la hipercapnia.

- Ajuste de terapias de reemplazo renal en pacientes con disfunción orgánica múltiple (MODS).

- Colaboración en el manejo de la acidosis metabólica compensatoria.

6. Infectología Pediátrica

- Diagnóstico y manejo de infecciones asociadas, como neumonía adquirida en el hospital o neumonía asociada a ventilación mecánica (NAVM).

- Recomendación de esquemas antimicrobianos para evitar complicaciones infecciosas relacionadas con la ventilación prolongada.

7. Fisioterapia Respiratoria

- Implementación de técnicas de higiene bronquial y terapia física respiratoria para mejorar la eliminación de secreciones.

- Optimización del intercambio gaseoso mediante posicionamiento y movilización temprana del paciente.

- Entrenamiento del paciente en la transición hacia la ventilación espontánea.

8. Nutriocionista Pediátrica

- Ajuste de las necesidades calóricas y proteicas para prevenir el aumento de la producción de CO_2 endógeno debido a dietas hipercalóricas.

- Evaluación del soporte nutricional enteral o parenteral en pacientes críticos.

9. Psicología Pediátrica

- Soporte emocional para pacientes y familiares que enfrentan estrés por la hospitalización prolongada.

- Intervenciones dirigidas a disminuir la ansiedad en pacientes dependientes de ventilación mecánica.

Conclusión

El manejo de la hipercapnia en pacientes pediátricos en UTIP requiere un enfoque multidisciplinario, con cada especialidad desempeñando un papel fundamental para abordar las causas, prevenir complicaciones y mejorar el pronóstico. La coordinación efectiva entre los equipos es clave para el éxito terapéutico.

2.2.11. Educación a Pacientes y Familiares sobre la Hipercapnia en Pacientes Pediátricos en la Unidad de Terapia Intensiva Pediátrica (UTIP).

La educación a pacientes y familiares sobre la hipercapnia es esencial para promover una comprensión adecuada de esta condición, disminuir la ansiedad y garantizar la colaboración en el manejo del paciente. A continuación, se detalla la información clave que debe ser compartida de manera clara y comprensible.

Concepto de Hipercapnia

La hipercapnia es el aumento de dióxido de carbono (CO_2) en la sangre, generalmente debido a dificultades para eliminarlo a través de la respiración. Es una condición monitoreada cuidadosamente en la Unidad de Terapia Intensiva Pediátrica.

Causas Comunes

1. Enfermedades pulmonares como neumonía o asma.
2. Uso prolongado de ventilación mecánica.
3. Condiciones neurológicas que afectan el control respiratorio.

Síntomas y Signos

1. Somnolencia o confusión.
2. Dificultad para respirar.
3. Cambios en el estado de conciencia en casos severos.

Importancia del Tratamiento

1. Reducción de los niveles de CO_2 para prevenir complicaciones.
2. Mejora de la oxigenación y el intercambio gaseoso.
3. Prevención de daño cerebral y disfunción orgánica.

Intervenciones en UTIP

1. Uso de ventilación mecánica para apoyar la respiración.
2. Monitoreo continuo de los niveles de CO_2 mediante capnografía o gases arteriales.
3. Ajuste de los parámetros del ventilador según la necesidad del paciente.

Rol de los Familiares

1. Participar en las reuniones con el equipo médico para comprender la evolución del paciente.
2. Colaborar en el seguimiento de las indicaciones médicas al alta.

3. Proveer apoyo emocional al paciente durante el proceso de recuperación.

Pronóstico

Depende de la causa subyacente y de la respuesta al tratamiento. Con manejo adecuado, muchos pacientes se recuperan favorablemente.

2.2.12. Mejorando el equipo de Salud en el manejo de la hipercapnia en pacientes pediátricos en la Unidad de Terapia Intensiva Pediátrica (UTIP).

Capacitación Continua

1. Realizar entrenamientos periódicos sobre ventilación mecánica y manejo de gases arteriales.
2. Actualizar al equipo en las últimas guías sobre el manejo de la hipercapnia y estrategias ventilatorias avanzadas.
3. Fomentar la educación interdisciplinaria para una mejor comprensión del manejo integral.

Monitoreo y Tecnología

1. Implementar el uso rutinario de capnografía continua para detectar cambios en tiempo real en los niveles de CO_2.
2. Asegurar la disponibilidad de equipos de ventilación mecánica modernos con opciones avanzadas como ventilación de alta frecuencia oscilatoria.
3. Utilizar sistemas integrados para registrar parámetros respiratorios, mejorando la toma de decisiones clínicas.

Comunicación y Coordinación

1. Establecer rondas multidisciplinarias para evaluar los casos complejos y decidir ajustes en el manejo.
2. Implementar protocolos estandarizados para el manejo de la hipercapnia, asegurando consistencia en el tratamiento.
3. Facilitar una comunicación clara y eficiente entre el equipo de salud, los pacientes y las familias.

Recursos Humanos

1. Aumentar el personal capacitado en terapia respiratoria para brindar soporte continuo.
2. Incorporar especialistas en fisioterapia respiratoria y nutrición pediátrica para optimizar el manejo integral.
3. Promover el liderazgo clínico en enfermería para la supervisión y educación del equipo.

Bienestar del Equipo

1. Fomentar un ambiente de trabajo saludable para reducir el estrés laboral y mejorar el rendimiento.
2. Establecer programas de apoyo emocional para el personal de la UTIP, evitando el agotamiento profesional.
3. Implementar políticas de rotación adecuada para mantener la calidad en la atención.

Evaluación y Mejora Continua

1. Realizar auditorías regulares sobre los resultados clínicos en el manejo de la hipercapnia.
2. Incorporar simulaciones clínicas para evaluar la capacidad del equipo ante escenarios críticos.
3. Promover una cultura de aprendizaje basada en errores identificados y casos de éxito.

2.3. Agitación y ansiedad de los pacientes pediátricos en terapia intensiva Pediátrica.

En entornos de emergencia, los niños pueden sentirse agitados por diversas razones, como trastornos psiquiátricos, delirio, abstinencia o intoxicación, y dolor.[76,77] La agitación aguda puede causar interrupciones en la atención, angustia para la familia y daño al paciente o al personal, por lo que es vital gestionarla de manera efectiva (Gerson et al., 2019).[78] Al cuidar a un paciente pediátrico agitado, el enfoque debe ser seguro, centrado en el paciente, proactivo y comenzar con las opciones menos restrictivas posibles.

La agitación y la agresión en niños y adolescentes en el departamento de emergencias (DE) pueden ser peligrosas y angustiantes para los pacientes, las familias y el personal. La agitación y la agresión pueden interrumpir la atención, causar lesiones o requerir el uso de restricciones físicas. De los 9 que acuden al DE en busca de atención psiquiátrica, del 6 al 10% requieren restricción. Debido al fallecimiento de niños en incidentes relacionados con la restricción, se han establecido regulaciones que limitan su uso a emergencias donde se han agotado las opciones menos restrictivas. Existe poca orientación o estandarización sobre el uso de opciones menos restrictivas, especialmente medicamentos, para manejar la agitación y evitar la restricción.[79,80,81]

No hay ensayos controlados aleatorizados, pautas de consenso de expertos ni estudios comparativos de eficacia o seguridad de medicamentos en el entorno del departamento de emergencias. Una encuesta a médicos de emergencias sobre medicamentos "pro re nata' (según sea necesario) (en adelante STAT/PRN) comúnmente utilizados para la agitación, y documentos de revisión que proporcionan recomendaciones para el uso de medicamentos, todos enfatizan el uso de neurolépticos de primera y segunda generación, benzodiacepinas y estabilizadores del estado de ánimo. Estos están en gran medida inspirados en pautas de consenso para el tratamiento de pacientes pediátricos ambulatorios con agresión crónica o agitación. Los síntomas y desencadenantes que subyacen a la agitación en la emergencia pueden ser diferentes de los que subyacen a la agresión crónica entre los pacientes ambulatorios.[82,83]

Un pequeño número de estudios han examinado el uso de medicamentos STAT/PRN para la agitación aguda en jóvenes hospitalizados psiquiátricamente. Solo hay un estudio aleatorio, controlado con placebo, de medicamentos STAT/PRN para la agitación aguda, que no encontró diferencia entre difenhidramina vs placebo. La administración intramuscular (IM) (de difenhidramina o placebo) fue significativamente más efectiva que la administración por vía oral (PO). Un estudio retrospectivo de medicamentos STAT/PRN en 49 jóvenes hospitalizados psiquiátricamente informó que los antihistamínicos se usaron más comúnmente, seguidos de neurolépticos y sedantes-hipnóticos. Solo el 32% de todos los PRN fueron claramente efectivos según la revisión de la historia clínica. Las benzodiacepinas y los neurolépticos fueron igualmente eficaces, y la administración IM fue significativamente más efectiva que la administración por vía oral en todas las clases de medicamentos.[84,85,86]

Un estudio retrospectivo de medicamentos STAT/PRN entre jóvenes hospitalizados psiquiátricamente encontró que la olanzapina tenía más probabilidades que el lorazepam o la clorpromazina de producir un "efecto calmante" en 30 minutos o menos; todos fueron generalmente bien tolerados, aunque los autores señalaron que un pequeño número de jóvenes experimentaron agitación paradójica con lorazepam.[87] Dos estudios de casos controlados, retrospectivos, de revisión de historias clínicas, han evaluado la eficacia relativa de la ziprasidona IM, en comparación con otros neurolépticos IM, en adolescentes hospitalizados psiquiátricamente. El primero comparó la ziprasidona IM con la olanzapina IM; no hubo diferencia significativa en la eficacia, aunque los sujetos de ziprasidona recibieron significativamente más medicamentos de emergencia. Un segundo comparó la combinación de haloperidol IM con lorazepam IM y ziprasidona IM. No se encontró diferencia significativa en la duración de la restricción, el uso de medicamentos STAT/PRN o los cambios en los signos vitales.[79,80,81,84]

Existe consenso en que el manejo de la agitación en el departamento de emergencias (DE) debe ser individualizado, multidisciplinario y colaborativo. Los medicamentos deben ser parte de una estrategia integral para abordar el comportamiento. Los clínicos deben intentar comprender los factores etiológicos que conducen a la agitación, utilizar estrategias de desescalada no farmacológicas y elegir medicamentos según las necesidades específicas y el historial del paciente.[88,89,90] Por ejemplo, consideremos a un niño con autismo que es llevado al DE por agresión desencadenada por ansiedad, quien luego se agita e intenta huir del DE debido al hambre y la sensibilidad a las luces fluorescentes. El tratamiento efectivo requiere abordar su ansiedad (considerando intervenciones no farmacológicas y farmacológicas), hambre y necesidades sensoriales. En muchos casos, abordar los factores etiológicos de manera proactiva y no farmacológica puede evitar o eliminar completamente la necesidad de manejo farmacológico.[84,85,86]

La colaboración familiar proporciona una visión invaluable del desarrollo y el comportamiento del niño antes del inicio de la agitación, lo que puede ser fundamental para identificar su causa.

La evaluación de la etiología de la agitación comienza cuestionando los factores desencadenantes específicos en el entorno actual y teniendo en cuenta posibles causas internas, como el dolor o problemas psiquiátricos. Además, se deben recabar detalles sobre el historial psiquiátrico, medicamentos, posibles exposiciones tóxicas, alergias, antecedentes médicos, desarrollo y antecedentes familiares y sociales, incluidos los eventos traumáticos.[80-84]

La evaluación médica de pacientes agitados es crucial, aunque puede ser desafiante realizar un examen físico completo o realizar pruebas de laboratorio/imágenes durante la agitación. Cuando la causa de la agitación es desconocida o multifactorial, es importante que el médico ejerza su criterio clínico y brinde tratamiento sintomático basado en la información disponible. Es fundamental realizar una re-evaluación continua del diagnóstico diferencial y ajustar la intervención según la respuesta del paciente.[86]

2.3.1. Causas de agitación o ansiedad en pacientes pediátricos en pacientes pediátricos en la Terapia Intensiva Pediátrica (UTIP).

La agitación y la ansiedad son manifestaciones comunes en los pacientes pediátricos admitidos en la Unidad de Terapia Intensiva Pediátrica (UTIP). Estas pueden ser respuestas fisiológicas o psicológicas a diversas condiciones clínicas, el entorno hospitalario y los procedimientos médicos. Identificar las causas subyacentes es crucial para un manejo efectivo.

1. Causas Fisiológicas[80,81]

- **Hipoxemia**: Insuficiencia de oxígeno en los tejidos puede provocar irritabilidad y confusión.

- **Hipercapnia**: Retención de dióxido de carbono asociada a insuficiencia respiratoria.

- **Alteraciones metabólicas**: Hipoglucemia o hiperglucemia, desequilibrio electrolítico (hiponatremia, hipocalcemia, hipomagnesemia), acidosis metabólica o respiratoria.

- **Dolor no controlado**: Procedimientos invasivos, traumatismos o patologías subyacentes.

- **Fiebre**: Asociada a infecciones o inflamaciones sistémicas.

- **Retiro o abstinencia de medicamentos**: Uso prolongado de sedantes, opioides o benzodiazepinas.

- **Fármacos o tóxicos**: Efectos secundarios de medicamentos (por ejemplo, albuterol, esteroides, teofilina) o intoxicación por drogas o sustancias químicas.

- **Delirio**: Desorientación aguda debido a sepsis, hipoxemia, o alteraciones neurológicas.

2. Causas Neurológicas[82,83]

- **Lesiones estructurales**: Tumores, hemorragias intracraneales o infecciones del sistema nervioso central (encefalitis, meningitis).

- **Crisis epilépticas o status epiléptico**.

- **Hidrocefalia aguda**: Con aumento de la presión intracraneal.

- **Síndrome de abstinencia neonatal**: En neonatos expuestos a sustancias durante el embarazo.

3. Causas Psicológicas[81,83]

- **Ansiedad por separación**: Común en niños pequeños alejados de sus cuidadores primarios.

- **Miedo al entorno hospitalario**: Procedimientos invasivos, personal desconocido, ruidos o luces excesivas.

- **Estrés postraumático**: Relacionado con experiencias previas en hospitales o traumas físicos.

- **Falta de comunicación efectiva**: En niños con limitaciones en la expresión verbal debido a intubación o barreras del desarrollo.

4. Causas Relacionadas con el Entorno[84]

- **Privación del sueño**: Por ruido, luz continua, o intervenciones nocturnas.

- **Inmovilización prolongada**: Uso de dispositivos como ventiladores mecánicos, sondas o catéteres.

- **Estimulación sensorial excesiva**: Ruidos de monitores, alarmas o múltiples manipulaciones clínicas.

- **Déficit de interacción familiar**: Limitaciones en la presencia de los padres por políticas hospitalarias.

5. Causas Misceláneas[82,83,84]

- **Fallas en la analgesia o sedación**: Insuficiente control del dolor o sedación inadecuada.

- **Polifarmacia**: Interacciones medicamentosas que potencian la agitación.

- **Enfermedades crónicas exacerbadas**: Como insuficiencia renal, hepática o cardíaca.

- **Déficit nutricional**: Anemia o deficiencias de vitaminas como tiamina o vitamina B12.

Manejo Integral[81,82,83,84]

- **Evaluación exhaustiva**: Identificar causas reversibles (hipoxemia, dolor, abstinencia) y monitoreo continuo de parámetros fisiológicos y conductuales.

- **Intervenciones específicas**: Tratamiento dirigido a las causas subyacentes (oxígeno, reposición de electrolitos, analgesia) y uso prudente de sedantes y ansiolíticos según la necesidad.

- **Cuidados del entorno**: Disminuir el ruido y la luz en la UTIP, facilitar la presencia de los cuidadores principales y proveer estímulos familiares como objetos o música conocida.

- **Apoyo emocional**: Comunicación efectiva y adecuada al desarrollo del paciente, involucrando al equipo psicosocial en el manejo del estrés.

La agitación y la ansiedad no tratadas pueden comprometer el bienestar del paciente y dificultar la adherencia al tratamiento en la UTIP, por lo que su abordaje debe ser multidisciplinario y centrado en el niño.

2.3.2. Fisiopatología de la Agitación o Ansiedad en Pacientes Pediátricos en la Terapia Intensiva Pediátrica (UTIP).

La agitación y la ansiedad en pacientes pediátricos ingresados en la Unidad de Terapia Intensiva Pediátrica (UTIP) son el resultado de la interacción de múltiples factores fisiológicos, psicológicos y ambientales que alteran la homeostasis neurofisiológica del paciente. Estos estados son respuestas adaptativas al estrés que pueden descompensarse y convertirse en patológicas en el contexto de la enfermedad crítica.

1. **Activación del Eje Hipotálamo-Hipófisis-Adrenal (HHA)**

    - La percepción de amenaza, como el dolor, los procedimientos invasivos o la separación de cuidadores, activa el sistema nervioso simpático y el eje HHA.

    - Esto desencadena la liberación de catecolaminas, como adrenalina y noradrenalina, que aumentan la frecuencia cardíaca, la presión arterial y la tasa metabólica.

    - Además, el cortisol, producido por las glándulas suprarrenales, facilita la respuesta al estrés al aumentar la glucosa plasmática y modular la inflamación.

    - Sin embargo, niveles elevados de cortisol prolongados pueden afectar negativamente el estado emocional y neurológico.

2. **Alteraciones en los Neurotransmisores**

    - Un desequilibrio entre neurotransmisores excitatorios, como el glutamato, e inhibitorios, como el GABA, puede llevar a hiperactividad neuronal, contribuyendo a la agitación.

- La disminución de serotonina y dopamina, que regulan el estado de ánimo y la percepción del dolor, puede exacerbar la ansiedad.

- La disfunción colinérgica también puede contribuir al delirio y la agitación.

3. **Hipoxia e Hipercapnia**

- La hipoxia provoca disfunción neuronal, aumento del lactato cerebral y edema celular, lo que se manifiesta como irritabilidad o agitación.

- La hipercapnia genera acidosis respiratoria, que estimula receptores centrales y periféricos, resultando en una respuesta ansiosa.

4. **Inflamación Sistémica**

- Durante infecciones graves o sepsis, citoquinas proinflamatorias como la interleucina-6 (IL-6) y el factor de necrosis tumoral alfa (TNF-α) atraviesan la barrera hematoencefálica, afectando la función cerebral y contribuyendo al delirio y la agitación.

- La inflamación también puede alterar el equilibrio simpático-parasimpático, exacerbando las respuestas ansiosas.

5. **Alteraciones del Sueño**

- La privación del sueño afecta el sistema nervioso central, alterando los ciclos de vigilia-sueño y aumentando la irritabilidad.

- La disminución de melatonina, debido a la exposición a luz artificial, contribuye a la desregulación circadiana.

6. **Dolor y Estrés Prolongado**

- Los estímulos dolorosos constantes o mal controlados generan un aumento sostenido de las catecolaminas y una respuesta inflamatoria sistémica.

- Los recuerdos de experiencias dolorosas o estresantes pueden perpetuar un estado de alerta elevado incluso después de que se resuelva la causa subyacente.

7. **Factores Ambientales y Psicosociales**

- La separación parental activa respuestas de estrés prolongado, particularmente en niños pequeños.

- El entorno hospitalario, con ruidos, luces brillantes y personal desconocido, contribuye al estado de alerta y ansiedad.

8. **Medicamentos y Abstinencia**

- Los sedantes y analgésicos, como benzodiazepinas y opioides, pueden desregular el equilibrio neuroquímico, especialmente si se administran durante periodos prolongados.

- La retirada brusca de estos medicamentos induce síntomas de hiperactividad autonómica, confusión y agitación.

La fisiopatología de la agitación y la ansiedad en la UTIP refleja una respuesta multifactorial compleja, en la que los factores biológicos, psicológicos y ambientales interactúan y perpetúan un ciclo de estrés. Su comprensión es esencial para implementar estrategias efectivas de manejo y reducir el impacto en la salud del paciente.

2.3.3. Epidemiología de la Agitación o Ansiedad en Pacientes Pediátricos en la Terapia Intensiva Pediátrica (UTIP).

La agitación y la ansiedad en pacientes pediátricos son problemas frecuentes en la Unidad de Terapia Intensiva Pediátrica (UTIP). Estas manifestaciones pueden estar subdiagnosticadas y subtratadas debido a la dificultad para evaluar el estado emocional y conductual en niños críticamente enfermos, especialmente en aquellos con limitaciones en la comunicación.

1. **Prevalencia**

   - La prevalencia de agitación y ansiedad en pacientes pediátricos en la UTIP varía ampliamente dependiendo de los métodos de evaluación utilizados, las características de los pacientes y las condiciones clínicas específicas.

   - Se estima que entre el **30% y el 50%** de los niños ingresados en la UTIP experimentan algún grado de agitación o ansiedad.

   - En situaciones específicas, como el retiro de sedación o procedimientos invasivos, la prevalencia puede superar el **70%**.

2. **Distribución por Edad**

   - Los lactantes y niños pequeños presentan una mayor incidencia de agitación debido a la ansiedad por separación y su limitada capacidad para comprender el entorno hospitalario.

   - Los adolescentes pueden mostrar manifestaciones de ansiedad relacionadas con la conciencia de su estado crítico y miedo a procedimientos dolorosos o desfigurantes.

3. **Factores de Riesgo**

- **Condiciones clínicas**: Niños con enfermedades graves, dolor mal controlado, insuficiencia respiratoria o alteraciones metabólicas tienen mayor probabilidad de desarrollar agitación o ansiedad.

- **Factores psicosociales**: La ausencia de cuidadores principales, la historia previa de ansiedad o trauma, y el estrés familiar aumentan el riesgo.

- **Duración de la estancia en UTIP**: La estancia prolongada en la UTIP está asociada a un mayor riesgo de episodios de agitación, especialmente en pacientes con exposición prolongada a sedantes o analgésicos.

4. **Asociación con el Delirio Pediátrico**

- Hasta un **25% de los niños en UTIP** que presentan agitación pueden desarrollar delirio pediátrico, caracterizado por alteraciones en la atención, la percepción y la cognición.

- La coexistencia de delirio y ansiedad/agitación es más común en niños con ventilación mecánica prolongada, infecciones graves o comorbilidades neurológicas.

5. **Impacto Clínico**

- La agitación y la ansiedad no controladas pueden aumentar las tasas de complicaciones en la UTIP, incluyendo disfunción orgánica secundaria, mayor uso de sedación y prolongación de la estancia hospitalaria.

- Se asocian con un impacto negativo en la calidad de vida del paciente y su familia, con un riesgo potencial de desarrollar trastorno de estrés postraumático (TEPT) tras la hospitalización.

6. **Tendencias Regionales**

- En países con acceso limitado a sedación o analgesia adecuada, la incidencia de agitación puede ser más alta debido al manejo insuficiente del dolor y el estrés.

- Los centros de alta complejidad con programas específicos de manejo de sedación y ansiedad reportan tasas más bajas de episodios graves de agitación.

7. **Género**

   - Algunos estudios sugieren que los niños varones podrían tener una mayor predisposición a episodios de agitación en la UTIP, aunque esta relación puede estar influida por factores culturales y sociales.

La agitación y la ansiedad en pacientes pediátricos ingresados en la UTIP representan un problema clínico significativo con alta prevalencia. Es fundamental identificar a los pacientes en riesgo, implementar estrategias de evaluación estandarizadas y optimizar el manejo para minimizar su impacto negativo.

2.3.4. Diagnóstico diferencial de la agitación o ansiedad de los pacientes pediátricos en la Terapia Intensiva Pediátrica (UTIP).

El diagnóstico diferencial de la agitación en el entorno de urgencias pediátricas es amplio y complejo, ya que este síntoma puede tener múltiples causas subyacentes. Entre las posibles etiologías se encuentran enfermedades físicas como el dolor, delirio, intoxicación y catatonia, así como trastornos psicológicos como la ansiedad, discapacidades cognitivas y del desarrollo, trastornos del comportamiento, trauma, manía y psicosis. Además, limitaciones sensoriales o físicas y dificultades para comunicarse también pueden contribuir a la agitación.

Es importante tener en cuenta que, incluso si el paciente tiene antecedentes conocidos de trastornos psiquiátricos o del desarrollo, se deben descartar enfermedades físicas comórbidas y otros desencadenantes agudos. Por lo tanto, se requiere mantener un enfoque amplio y exhaustivo en el diagnóstico diferencial. Además, se deben implementar enfoques no farmacológicos de manera temprana y proactiva para abordar la situación y reducir la agitación.[78,80]

2.3.5. Escalas de evaluación para agitación o ansiedad de los pacientes pediátricos en en la Terapia Intensiva Pediátrica (UTIP).

La Escala de Agresión Manifiesta Modificada (MOAS, por sus siglas en inglés) es una herramienta de evaluación utilizada para medir y cuantificar la agresión observada en individuos. Esta escala se utiliza comúnmente en entornos clínicos y de investigación para evaluar la presencia y la gravedad de comportamientos agresivos en pacientes,' particularmente en aquellos con trastornos psiquiátricos o neurológicos.[87] (Ver tabla 2.1).

La MOAS evalúa cuatro categorías principales de agresión observada: agresión física, agresión verbal, agresión contra objetos y agresión autolesiva. Cada una de estas categorías se evalúa mediante una serie de ítems que describen comportamientos específicos asociados con la agresión en cada dominio.[87,88]

Por ejemplo, para evaluar la agresión física, la MOAS puede incluir ítems como golpear, patear, empujar o morder a otros. La agresión verbal puede implicar insultos, amenazas o lenguaje abusivo. La agresión contra objetos implica dañar o destruir propiedad, y la agresión autolesiva incluye comportamientos como autolesiones deliberadas o intentos de suicidio.[89]

Cada ítem de la escala se califica en función de su frecuencia y gravedad durante un período de tiempo específico, generalmente durante un intervalo de 24 horas. Los puntajes de la MOAS se suman para proporcionar una medida global de la agresión observada, lo que permite una evaluación cuantitativa de la gravedad de la agresión en un individuo en particular.[87]

La MOAS es una herramienta útil para evaluar la agresión en diversos contextos clínicos, ayudando a los profesionales de la salud a comprender mejor la naturaleza y la gravedad de los comportamientos agresivos en sus pacientes y a guiar la planificación del tratamiento y la intervención adecuada.[88]

Tabla 2.1. Escala de Agresividad Manifiesta (Over Aggression Scale, OAS)

Categoría	N.º de veces
Agresión verbal	
1. No presenta	
2. Habla en voz muy alta, grita con enfado	
3. Insultos personales sin gran importancia (p. ej., «Eres tonto!»)	
4. Juramentos continuos, usa un lenguaje malsonante cuando está enfadado, amenazas moderadas a otros o a sí mismo	

5. Realiza claras amenazas de violencia a otros o a sí mismo («te voy a matar»), o precisa ayuda para controlarse a sí mismo	
Agresión física contra uno mismo	
1. No presenta	
2. Se rasga o punza la piel, se golpea a sí mismo, se tira del pelo (en ausencia de daño o cuando éste es mínimo)	
3. Golpea objetos romos con la cabeza o los puños, se arroja al suelo o a objetos romos (se produce heridas pero sin un daño grave)	
4. Pequeños cortes o hematomas, quemaduras leves	
5. Automutilaciones, se hace cortes profundos, se muerde hasta sangrar, se produce lesiones internas, fracturas, pérdida de conciencia o pérdida de los dientes	

Agresión física contra objetos	
1. No presenta	
2. Da portazos, desparrama la ropa, lo desordena todo	
3. Arroja objetos contra el suelo, da patadas a los muebles sin llegar a romperlos, hace marcas en las paredes	
4. Rompe objetos, como las ventanas y cristales	
5. Prende fuego, arroja objetos peligrosamente	
Agresión física contra otras personas	
1. No presenta	
2. Realiza gestos amenazantes, zarandea a las personas, les agarra de la ropa	

3. Golpea, da patadas, empuja y tira del pelo a otras personas (sin daño para ellas)	
4. Ataca a otras personas causando daños físicos de leves a moderados (hematomas, esguinces, contusions	
5. Ataca a otras personas causando daños físicos graves (huesos rotos, laceraciones a,lesiones internas)	

La Escala de Agresividad Manifiesta (OAS) evalúa diferentes tipos y grados de agresión divididos en cinco niveles. Incluye agresión verbal, agresión física contra uno mismo, agresión contra objetos y agresión física contra otras personas. Fuente: Scribd. Uploaded by Jose Luis Otiniano. Date Uploaded on Oct 11, 2011.

2.3.6. Evaluación de la Agitación o Ansiedad en Pacientes Pediátricos en la Terapia Intensiva Pediátrica (UTIP).

La evaluación de la agitación y la ansiedad en pacientes pediátricos en la Unidad de Terapia Intensiva Pediátrica (UTIP) es un componente esencial para un manejo eficaz. Dada la complejidad del entorno crítico y las limitaciones en la comunicación verbal en muchos pacientes, se requiere un enfoque integral que combine observación clínica, herramientas estandarizadas y el contexto individual del niño.

1. Historia Clínica

- Identificación de factores predisponentes, como antecedentes de trastornos de ansiedad, experiencias traumáticas previas o enfermedades crónicas.

- Evaluación del contexto psicosocial, incluyendo separación de cuidadores, dinámica familiar y soporte emocional.

- Revisión de medicamentos actuales y recientes, en particular el uso prolongado de sedantes, opioides o agentes que puedan precipitar síntomas de abstinencia.

2. Observación Clínica Directa

- Cambios en el comportamiento:

    - **Hiperactividad motora**: Movimientos descoordinados, intento de retirarse dispositivos o contenciones.

    - **Irritabilidad**: Llanto persistente, gritos o resistencia a las intervenciones médicas.

    - **Alteraciones del sueño**: Dificultad para conciliar el sueño o despertar frecuente.

- Signos fisiológicos de ansiedad:

    - Taquicardia, hipertensión, taquipnea, sudoración excesiva, dilatación pupilar.

    - Movimientos musculares excesivos o postura defensiva.

3. Herramientas Estandarizadas de Evaluación

- Escalas para medir agitación y sedación:

- **Escala de estado de sedación pediátrica (Pediatric Sedation State Scale (PSSS) por sus siglas en Inglés).** Evalúa los niveles de sedación o agitación en niños críticamente enfermos. (Ver tabla 2.2).

- **Richmond Agitation-Sedation Scale (RASS)** adaptada a pediatría.

Tabla 2.2. Escala de estado de sedación pediátrica (Pediatric Sedation State Scale (PSSS).

Estado	Comportamiento
5	El paciente se mueve (intencional o no intencionalmente) de una manera que dificulta al profesional y requiere inmovilización forzada. Esto incluye llorar o gritar durante el procedimiento, aunque no se requiere vocalización. La puntuación se basa en el movimiento.
4	Se mueve durante el procedimiento (despierto o sedado) y requiere inmovilización suave para posicionarlo. Puede verbalizar algo de incomodidad o estrés, pero no hay llanto o gritos que expresen estrés u objeción.
3	Expresión de dolor o ansiedad en el rostro (puede verbalizar incomodidad), pero no se mueve ni impide completar el procedimiento. Puede necesitar ayuda para posicionarse (como en una punción lumbar), pero no requiere restricción para detener el movimiento durante el procedimiento.

2	**Tranquilo (despierto o dormido), no se mueve durante el procedimiento y no muestra ceño fruncido (o arrugas en la frente) indicando dolor o ansiedad. No verbaliza ninguna queja.**
1	**Profundamente dormido con signos vitales normales, pero requiere intervención o asistencia de las vías respiratorias (por ejemplo, apnea central u obstructiva, etc.).**
0	**Sedación asociada con parámetros fisiológicos anormales que requieren intervención aguda (es decir, saturación de oxígeno <90%, presión arterial 30% menor al valor basal, bradicardia que recibe tratamiento).**

Fuente: Cravero JP, Askins N, Sriswasdi P, Tsze DS, Zurakowski D, Sinnott S. Validation of the Pediatric Sedation State Scale. Pediatrics. 2017 May;139(5):e20162897. doi: 10.1542/peds.2016-2897. PMID: 28557732; PMCID: PMC5404726.

- Escalas específicas para ansiedad pediátrica:

- State-Trait Anxiety Inventory for Children (STAI-C): Permite identificar la ansiedad estado (situacional) y rasgo (predisposición).

- Pediatric Emotional Distress Scale (PEDS): Útil para medir el impacto emocional en pacientes pediátricos hospitalizados. (Ver tabla 2.3).

Tabla 2.3. Escala de angustia emocional pediátrica (PEDS – Pediatric motional Distress Scale por sus siglas en Inglés).

Ítem	Comportamiento Evaluado	Factor Asociado
1	Parece ansioso o preocupado	Ansioso/Retraído
2	Se retira de las actividades	Ansioso/Retraído
3	Muestra cambios en el apetito	Ansioso/Retraído
4	Tiene problemas para dormer	Ansioso/Retraído
5	Se muestra menos comunicativo	Ansioso/Retraído
6	Se muestra irritable	Ansioso/Retraído
7	Muestra miedo a cosas nuevas o desconocidas	Miedoso
8	Tiene miedo de quedarse solo	Miedoso
9	Se queja de dolores físicos (sin razón médica)	Miedoso
10	Reacciona con miedo a ruidos fuertes	Miedoso

11	Tiene arrebatos emocionales	Conductas Disruptivas (Actuar)
12	No obedece a las reglas	Conductas Disruptivas (Actuar)
13	Se muestra agresivo con otros	Conductas Disruptivas (Actuar)
14	Habla de eventos traumáticos	Hablar/Jugar (Específico de Trauma)
15	Representa eventos traumáticos al jugar	Hablar/Jugar (Específico de Trauma)
16	Muestra pesadillas frecuentes	Ansioso/Retraído
17	Tiene miedo de ir a la escuela	Miedoso
18	Llora con facilidad	Ansioso/Retraído
19	Se muestra menos activo de lo normal	Ansioso/Retraído
20	Busca atención de manera constante	Conductas Disruptivas (Actuar)
21	Se queja de sentirse inseguro	Miedoso

Fuente: Saylor CF, Swenson CC, Reynolds SS, Taylor M. The Pediatric Emotional Distress Scale: A brief screening measure for young children exposed to traumatic events. J Clin Child Psychol. 1999;28(1):70-81.

- **Delirium Pediatric Scales**:

  - **pCAM-ICU**: Herramienta específica para la detección de delirio, útil en pacientes con agitación no explicada por causas evidentes.

4. Evaluación Multidimensional

- **Factores fisiológicos**:

  - Monitoreo continuo de parámetros vitales para detectar signos de estrés fisiológico.

  - Identificación de hipoxemia, hipercapnia o desequilibrio metabólico como desencadenantes.

- **Factores ambientales**:

  - Análisis del entorno hospitalario, incluyendo ruido, iluminación, procedimientos invasivos y presencia o ausencia de cuidadores principales.

- **Factores emocionales y psicológicos**:

  - Observación de respuestas emocionales durante la interacción con el personal médico y la familia.

  - Uso de técnicas no verbales para explorar el nivel de ansiedad en niños no comunicativos.

5. Rol del Equipo Multidisciplinario

- **Enfermería**: Monitoreo continuo de los signos de agitación y su impacto en el manejo clínico diario.

- **Psicología pediátrica**: Evaluación del impacto emocional y soporte en el manejo del estrés y la ansiedad.

- **Especialistas en terapia ocupacional**: Identificación de desencadenantes ambientales y adaptación del entorno.

- **Familia**: Su aporte es clave para interpretar comportamientos específicos del niño y evaluar el impacto de la separación parental.

6. Diagnóstico Diferencial

- Delirio pediátrico: Evaluar si la agitación se asocia con confusión, alteraciones cognitivas o del estado de conciencia.

- Abstinencia de medicamentos: Diferenciar síntomas de ansiedad secundaria a la interrupción de sedantes, opioides u otros fármacos.

- Dolor no controlado: Determinar si la agitación es una respuesta al dolor mal manejado.

7. Documentación y Seguimiento

- Registro detallado de los episodios de agitación, sus desencadenantes, duración y respuesta a las intervenciones.

- Uso de herramientas estandarizadas para monitorear la evolución de la ansiedad y ajustar el plan de manejo en consecuencia.

La evaluación precisa y oportuna de la agitación y la ansiedad en la UTIP es esencial para implementar estrategias terapéuticas personalizadas, minimizar complicaciones y mejorar los resultados a corto y largo plazo en los pacientes pediátricos.

2.3.7. Manejo y tratamiento de la agitación o ansiedad de los pacientes pediátricos en la Terapia Intensiva Pediátrica (UTIP).

Se recomienda el uso de enfoques no farmacológicos como medida preventiva y terapéutica para abordar la agitación en el entorno de urgencias pediátricas. Estos enfoques incluyen cambios en el entorno para aumentar la comodidad del paciente, una comunicación clara para reducir la ansiedad y el manejo efectivo del dolor y otros síntomas físicos agudos. Además, se sugiere la identificación de estrategias calmantes efectivas por parte de los familiares y la creación de un entorno seguro y tranquilo para el paciente.[90] Es importante implementar estas estrategias tanto antes como durante y después de cualquier intervención farmacológica, priorizando siempre los métodos no farmacológicos cuando sea posible. Las interacciones empáticas y la comunicación clara son fundamentales para ayudar al paciente a sentirse comprendido y reducir la agitación, mientras que el establecimiento de límites claros y el refuerzo positivo promueven comportamientos deseables y colaborativos.

La farmacoterapia se utiliza con el objetivo de abordar tanto la causa subyacente del malestar como de calmar al paciente lo suficiente para permitir una evaluación y tratamiento adecuados.[91] Se considera el uso de medicamentos cuando las intervenciones no farmacológicas no logran controlar la agitación, aunque es importante seguir implementando estrategias no farmacológicas durante y después de administrar la medicación. Los medicamentos deben ser seleccionados cuidadosamente para proporcionar un efecto calmante sin causar sedación excesiva, ya que esto podría interferir con la evaluación y el tratamiento del paciente. Además, la elección del medicamento debe basarse en la etiología subyacente de la angustia del paciente, reconociendo que no hay un medicamento adecuado para todos los pacientes o tipos de agitación.[92]

Una lista actualizada de medicamentos y un historial completo de medicamentos, incluido el uso previo de medicamentos en situaciones de emergencia, son cruciales para evitar interacciones medicamentosas y eventos adversos. No existe un medicamento único o una clase de medicamentos que sea adecuada para todos los pacientes, por lo que la elección del tratamiento debe basarse en la situación clínica específica de cada paciente. Los riesgos de los eventos adversos de los medicamentos deben ser evaluados cuidadosamente en relación con los posibles beneficios, considerando factores como la edad, el peso, las comorbilidades médicas y el desarrollo del paciente.[90,91,92]

La difenhidramina, las benzodiazepinas y los agonistas alfa-2 son opciones comunes para el tratamiento de la agitación y pueden ser eficaces en la reducción de los síntomas. La difenhidramina, en particular, puede ser preferida en niños más jóvenes y en casos de ansiedad leve a moderada, mientras que los agonistas alfa-2 también pueden ser útiles, aunque requieren monitoreo de la presión arterial. Por otro lado, los neurolépticos pueden ser considerados para casos de agitación más graves, con un control estrecho de la dosis total diaria y preferencia por la olanzapina debido a su menor riesgo de eventos adversos cardíacos y síntomas extrapiramidales.[93,94]

Es importante tener en cuenta las contraindicaciones y precauciones específicas para cada medicamento, así como la administración oral preferida antes que la vía intramuscular siempre que sea posible. La ziprasidona, aunque se ha estudiado en el tratamiento de la agitación en pacientes hospitalizados, no se recomienda debido a su potencial activador y otros riesgos asociados.[95]

Existe acuerdo en que, si una dosis inicial de medicamento resulta ineficaz, es preferible administrar una segunda dosis del mismo medicamento en lugar de agregar varios medicamentos diferentes, a menos que esté limitado por eventos adversos. Esto se debe a que los niños pueden ser más vulnerables a los efectos adversos de las interacciones medicamentosas.[96] Una excepción a esta regla es la combinación de haloperidol y lorazepam, que se considera preferible a una segunda dosis de un neuroléptico en pacientes que no presentan delirio. Se debe reevaluar continuamente la etiología de la agitación, especialmente después de dos dosis del mismo medicamento, y los pacientes que han recibido múltiples dosis deben ser monitoreados de cerca.[97]

Es fundamental escribir instrucciones sobre la dosis diaria total o no excederla, y monitorear las dosis acumuladas para evitar el desarrollo de síndromes iatrogénicos como el síndrome neuroléptico maligno. Se ha llegado a un consenso en que la ketamina y los barbitúricos no se recomiendan para el tratamiento de la agitación, y los analgésicos opioides solo deben usarse para controlar el dolor, no para tratar la agitación.[99]

Los siguientes son los regímenes de medicación por consenso para las cinco causas principales de agitación en el entorno de urgencias y terapias intensivas pediátricas:

Agitación debida al delirio: El tratamiento del delirio implica identificar y tratar las causas subyacentes, como enfermedades físicas o factores farmacológicos. Los neurolépticos de segunda generación, como la risperidona u olanzapina, son preferidos sobre el haloperidol.[100-105]

Agitación debida a intoxicación o abstinencia de sustancias: Si la sustancia ingerida es desconocida, se suele administrar lorazepam, potencialmente combinado con haloperidol en casos de agitación extrema o alucinaciones.[103-106]

Agitación en pacientes con retraso en el desarrollo o trastorno del espectro autista: Aquí, las estrategias conductuales son fundamentales, y se debe evitar la administración de medicamentos IM si es posible. Se puede considerar una dosis adicional de la medicación habitual del paciente.[105,106-108]

Agitación en el contexto de una enfermedad psiquiátrica aguda: La administración de medicamentos caseros puede ser útil en estos casos, mientras se evalúan los desencadenantes específicos de la agitación.[109]

Agitación de etiología desconocida: En casos donde la causa subyacente no se puede identificar, se pueden utilizar medicamentos como lorazepam, difenhidramina, haloperidol, clorpromazina u olanzapina, según la intensidad de la agitación.[1109,110]

Es crucial tener en cuenta las necesidades individuales de cada paciente y evaluar continuamente la respuesta al tratamiento. En situaciones complejas, la consulta con un especialista pediátrico puede ser necesaria para guiar el manejo adecuado del paciente.

2.3.8. Pronóstico de la Agitación o Ansiedad en Pacientes Pediátricos en la Terapia Intensiva Pediátrica (UTIP).

El pronóstico de la agitación y la ansiedad en pacientes pediátricos en la Unidad de Terapia Intensiva Pediátrica (UTIP) depende de múltiples factores, incluyendo la causa subyacente, la rapidez en el diagnóstico, el manejo adecuado y el contexto psicosocial del paciente. Aunque en muchos casos estas manifestaciones son transitorias, en otros pueden tener consecuencias a corto y largo plazo.

1. **Pronóstico Inmediato**

   - **Resolución espontánea**: En algunos casos, la agitación y la ansiedad disminuyen al abordar la causa subyacente, como el control del dolor, la corrección de hipoxemia o el manejo del ambiente hospitalario.

- **Complicaciones potenciales**: Si no se tratan adecuadamente, pueden provocar disfunción orgánica secundaria, retraso en la recuperación o interferencia con la adherencia al tratamiento (por ejemplo, rechazo de ventilación mecánica o dispositivos invasivos).

2. **Pronóstico a Corto Plazo**

- **Impacto en la estancia hospitalaria**: Los episodios de agitación prolongada pueden aumentar la duración de la estancia en la UTIP, especialmente si requieren uso extendido de sedantes o medidas de contención.

- **Reintervenciones**: La agitación puede generar complicaciones como desplazamiento accidental de catéteres o sondas, aumentando la necesidad de procedimientos repetidos.

- **Delirio pediátrico**: La agitación no controlada puede evolucionar a delirio, afectando la cognición y el comportamiento.

3. **Pronóstico a Largo Plazo**

- **Trastorno de Estrés Postraumático (TEPT)**: Los pacientes pediátricos pueden desarrollar síntomas de TEPT relacionados con la estancia en la UTIP, incluyendo recuerdos intrusivos, ansiedad persistente o fobias.

- **Impacto en el desarrollo**: En niños pequeños, la ansiedad prolongada puede afectar el desarrollo emocional y cognitivo, especialmente si se asocia con períodos prolongados de separación de los cuidadores principales.

- **Alteraciones conductuales**: Algunos niños pueden desarrollar conductas de evitación, hiperactividad o irritabilidad prolongada tras el alta hospitalaria.

4. **Factores que Influyen en el Pronóstico**

- **Causa subyacente**: La agitación secundaria a causas reversibles como hipoxemia o dolor tiene mejor pronóstico que la asociada a condiciones crónicas o neurológicas.

- **Intervenciones oportunas**: El diagnóstico temprano y el manejo adecuado de la agitación y la ansiedad mejoran significativamente los resultados.

- **Apoyo psicosocial**: La presencia constante de los cuidadores principales y el apoyo emocional adecuado durante y después de la hospitalización son fundamentales para un buen pronóstico.

5. **Rehabilitación y Seguimiento**

- **Apoyo psicológico**: Los niños que presentan ansiedad severa o prolongada pueden beneficiarse de terapia psicológica tras el alta para prevenir problemas emocionales a largo plazo.

- **Intervenciones educativas**: Educar a los cuidadores sobre los signos de alerta y las estrategias de manejo en casa puede reducir el riesgo de complicaciones recurrentes.

Con un manejo integral y multidisciplinario, el pronóstico de la agitación y la ansiedad en pacientes pediátricos puede ser favorable en la mayoría de los casos, aunque se requiere atención al impacto emocional y conductual en el periodo post-UTIP.

2.3.9. Complicaciones de la Agitación o Ansiedad en Pacientes Pediátricos en la Terapia Intensiva Pediátrica (UTIP).

La agitación y la ansiedad en pacientes pediátricos ingresados en la Unidad de Terapia Intensiva Pediátrica (UTIP) pueden desencadenar una serie de complicaciones que afectan el curso de la enfermedad, la recuperación y el bienestar a corto y largo plazo. Estas complicaciones son resultado de la interacción entre el estrés fisiológico y psicológico y las condiciones críticas del paciente.

1. Complicaciones Fisiológicas

- Alteraciones hemodinámicas

- Taquicardia, hipertensión y aumento de la demanda de oxígeno miocárdico, que pueden precipitar eventos cardiovasculares en pacientes con enfermedades subyacentes.
- Hipotensión secundaria a disfunción autonómica o uso excesivo de sedantes para controlar la agitación.

- Hipoxemia e hipercapnia

- Incremento del trabajo respiratorio por hiperactividad motora y aumento de la ventilación ineficaz.
- Desaturación de oxígeno en pacientes dependientes de soporte ventilatorio.

- Disfunción metabólica

- Hiperglucemia inducida por estrés, que puede dificultar el control glicémico en pacientes críticos.

- Alteraciones ácido-base debido a hiperventilación o hipoventilación.

2. Complicaciones Neurológicas

- Delirio pediátrico

- Agitación persistente no controlada que evoluciona a delirio, caracterizado por alteraciones de la atención, confusión y alteraciones del sueño-vigilia.

- Riesgo de deterioro cognitivo a corto y largo plazo.

- Crisis epilépticas

- En pacientes con predisposición, la agitación puede actuar como desencadenante de convulsiones.

- Daño neurológico hipóxico

- Secundario a desaturación de oxígeno prolongada en casos de agitación severa no controlada.

3. Complicaciones Musculoesqueléticas

- Lesiones por hiperactividad motora

- Contracturas musculares o lesiones por movimientos descoordinados o intentos de escapar de contenciones físicas.

- Rabdomiólisis en casos de agitación severa prolongada, especialmente en niños inmovilizados.

4. Complicaciones Asociadas a Dispositivos Médicos

- Desplazamiento de dispositivos invasivos

- Retiro accidental de tubos endotraqueales, catéteres venosos centrales, sondas o drenajes.

- Aumento del riesgo de infecciones relacionadas con la reinserción de dispositivos.

- Interrupción de terapias críticas

- Desconexión de ventiladores mecánicos o bombas de infusión de medicamentos esenciales.

5. Complicaciones Psicológicas

- Trastorno de Estrés Postraumático (TEPT)

- Experiencias de ansiedad severa o agitación en la UTIP pueden predisponer al desarrollo de TEPT en el periodo post-hospitalización.

- Ansiedad persistente

- En algunos casos, la ansiedad aguda puede evolucionar a trastornos de ansiedad a largo plazo, impactando la calidad de vida del niño.

- Impacto en el desarrollo emocional

- Especialmente en lactantes y niños pequeños, la exposición prolongada al estrés en la UTIP puede afectar el desarrollo emocional y la relación con los cuidadores principales.

6. Complicaciones Sistémicas

- Disfunción orgánica múltiple (MODS)

- En pacientes críticos, la agitación severa y no controlada puede precipitar o exacerbar el desarrollo de MODS debido al aumento sostenido del estrés metabólico y hemodinámico.

- Infecciones secundarias

- La agitación puede dificultar la adherencia a medidas de asepsia y aumentar el riesgo de infecciones asociadas a dispositivos médicos o heridas.

7. Impacto en el Equipo de Salud

- Sobrecarga del equipo médico

- La atención constante de un paciente agitado puede desviar recursos de otros pacientes críticos.

- Aumento del riesgo de errores médicos debido a la presión constante del manejo de la agitación.

Prevención y Manejo

Reconocer y tratar las causas subyacentes de la agitación y la ansiedad es fundamental para prevenir estas complicaciones. Las estrategias incluyen el manejo adecuado del dolor, el control ambiental, la optimización del soporte médico y la comunicación efectiva con el paciente y su familia. Un abordaje multidisciplinario es clave para minimizar el impacto negativo de la agitación en la evolución clínica del paciente pediátrico.

2.3.10. Consultas de especialidades para el manejo de la agitación o ansiedad en pacientes pediátricos en la Terapia Intensiva Pediátrica (UTIP).

Psiquiatría Infantil

- **Rol:** Evaluación integral de los factores psicológicos que contribuyen a la agitación o ansiedad. Diagnóstico diferencial entre ansiedad primaria y secundaria a enfermedades médicas.

- **Recomendaciones:**

  - Aplicar escalas de evaluación específicas para ansiedad y agitación en pediatría.

  - Indicar psicoterapia breve o intervenciones cognitivas-conductuales según el estado del paciente.

  - Valorar la necesidad de farmacoterapia, como ansiolíticos de acción corta, si la agitación interfiere con la atención médica o representa un riesgo para el paciente.

Neurología Pediátrica

- **Rol:** Identificar causas neurológicas subyacentes como epilepsia, encefalitis o síndrome de abstinencia que contribuyan a la agitación.

- Recomendaciones:

- Solicitar estudios de neuroimagen o EEG según el caso.
- Ajustar tratamientos neurológicos preexistentes si estos contribuyen a la sintomatología.
- Sugerir manejo farmacológico para control sintomático cuando esté indicado.

Medicina del Dolor y Cuidados Paliativos

- Rol: Abordar el dolor como causa subyacente de la agitación o ansiedad, especialmente en casos de enfermedades terminales o crónicas.

- Recomendaciones:

- Evaluar y manejar el dolor con medidas farmacológicas y no farmacológicas.
- Incorporar técnicas de relajación o apoyo emocional para reducir la ansiedad.
- Colaborar con otros especialistas para optimizar el control sintomático.

Pediatría Intensiva

- Rol: Supervisar la estabilidad hemodinámica y metabólica del paciente mientras se maneja la agitación.

- Recomendaciones:

- Asegurar un ambiente seguro y tranquilo en la UTIP.

- Considerar agentes sedantes seguros y con rápida reversibilidad (e.g., dexmedetomidina, midazolam) en caso de agitación severa.

- Monitorear efectos secundarios de medicamentos administrados.

Psicología Pediátrica

- **Rol:** Apoyo emocional y conductual para el paciente y la familia.

- **Recomendaciones:**

  - Implementar estrategias de manejo del estrés y técnicas de relajación.

  - Facilitar la comunicación entre el equipo médico y la familia para reducir la ansiedad parental, que puede impactar en el paciente.

  - Promover actividades que reduzcan la agitación como música o terapia ocupacional si las condiciones lo permiten.

Farmacología Clínica

- **Rol:** Asesorar sobre el uso seguro y eficaz de medicamentos ansiolíticos o sedantes.

- **Recomendaciones:**

  - Seleccionar fármacos basados en la edad, peso, y condición clínica del paciente.

  - Evitar interacciones farmacológicas que puedan exacerbar la agitación.

  - Establecer pautas claras para la monitorización de los efectos secundarios.

Trabajo Social

- **Rol:** Identificación de factores psicosociales que contribuyen a la ansiedad.

- **Recomendaciones:**

  - Coordinar apoyo familiar y educacional para mitigar el impacto del entorno hospitalario.

  - Facilitar acceso a recursos comunitarios si la ansiedad o agitación se asocia con problemas familiares o sociales.

Estas consultas deben coordinarse de manera integral para abordar tanto las causas físicas como psicosociales de la agitación o ansiedad, garantizando el bienestar del paciente pediátrico en la UTIP.

2.3.11. Educación a Pacientes y Familiares sobre la Agitación o Ansiedad en pacientes pediátricos en la Terapia Intensiva Pediátrica (UTIP).

La educación dirigida a los pacientes pediátricos y sus familiares es clave para manejar la agitación o ansiedad en el entorno de la Unidad de Terapia Intensiva Pediátrica (UTIP). A continuación, se detallan los aspectos principales:

1. Información sobre la Agitación o Ansiedad

- Explicar que la agitación y la ansiedad son respuestas comunes al estrés físico, emocional y ambiental que puede causar la hospitalización en la UTIP.

- Informar que estas pueden estar relacionadas con:

- Dolor o malestar físico.

- Medicamentos o procedimientos médicos.

- Separación de los padres o un entorno desconocido.

- Miedos relacionados con su enfermedad o tratamiento.

- Describir síntomas comunes como inquietud, llanto inconsolable, irritabilidad o dificultad para dormir.

2. Importancia del Ambiente Familiar

- Resaltar la importancia del acompañamiento constante de los padres o cuidadores, ya que puede reducir significativamente el estrés del niño.

- Enseñar métodos simples como:

  - Cantar canciones, leer cuentos o hablar suavemente al niño.

  - Utilizar objetos familiares como juguetes o mantas para brindar confort.

  - Realizar ejercicios de respiración profunda o técnicas de relajación si el niño es mayor.

3. Rol de los Familiares en el Cuidado

- Animar a los familiares a expresar sus preocupaciones y a preguntar sobre el estado del niño, involucrándolos en decisiones, cuando sea posible, para que se sientan incluidos.

- Recordar que la ansiedad de los cuidadores puede influir en el bienestar del niño, por lo que deben cuidar también su salud emocional.

- Participar en actividades como ayudar con la alimentación, higiene o distracción del niño cuando sea posible.

4. Uso de Medicamentos

- Informar sobre el uso de sedantes o ansiolíticos si son necesarios, incluyendo sus beneficios y posibles efectos secundarios.

- Explicar que el personal médico supervisa constantemente la respuesta del niño a los medicamentos para evitar complicaciones.

5. Estrategias para Crear un Entorno Seguro

- Mantener un ambiente tranquilo en la habitación del niño.

- Crear horarios regulares para actividades como alimentación y descanso.

- Permitir elementos personales que reduzcan la percepción de estar en un entorno extraño.

6. Preparación para Procedimientos

- Informar de manera sencilla y adaptada a la edad del niño sobre los procedimientos que se realizarán.

- Permitir que un cuidador esté presente siempre que sea posible.

- Utilizar distracciones como música o cuentos para aliviar el estrés.

7. Recursos Adicionales

- Ofrecer la posibilidad de apoyo psicológico para el niño y sus familiares.

- Sugerir contacto con otros padres que han pasado por experiencias similares en la UTIP.

- Proveer folletos, videos o guías sobre cómo manejar la ansiedad infantil.

8. Plan de Seguimiento

- Destacar la importancia de continuar manejando la ansiedad en casa con apoyo médico y psicológico si es necesario.

- Enseñar a identificar signos de ansiedad persistente que requieran intervención, como insomnio severo, retraimiento social o agresividad.

Esta educación debe realizarse de manera personalizada, respetando las necesidades específicas de cada paciente y su familia, asegurando que comprendan el manejo y apoyo que reciben en la UTIP.

2.3.12. Mejorando el equipo de Salud en el manejo de la agitación o ansiedad en pacientes pediátricos en la Terapia Intensiva Pediátrica (UTIP).

La agitación y la ansiedad en pacientes pediátricos en la Unidad de Terapia Intensiva Pediátrica (UTIP) requieren un enfoque multidisciplinario para garantizar una atención integral. A continuación, se presentan estrategias clave para optimizar el desempeño del equipo de salud:

1. Capacitación Continua del Personal

- Implementar programas educativos que incluyan el manejo de la ansiedad y agitación en niños, abarcando:

    - Técnicas de comunicación efectiva con el paciente pediátrico y su familia.

    - Métodos de contención emocional y estrategias no farmacológicas para la calma.

    - Uso seguro y eficaz de medicamentos ansiolíticos o sedantes.

- Actualizar al personal sobre las guías clínicas más recientes en la evaluación y tratamiento de la ansiedad en pacientes críticos.

2. Coordinación Multidisciplinaria

- Establecer protocolos de atención que involucren a diferentes especialidades, como psiquiatría infantil, psicología, neurología y pediatría intensiva, asegurando un abordaje integral.

- Fomentar reuniones regulares del equipo para discutir casos complejos, evaluar intervenciones realizadas y ajustar planes de manejo.

3. Creación de un Entorno Seguro y Tranquilo

- Diseñar espacios en la UTIP que reduzcan estímulos visuales y auditivos excesivos, utilizando luz tenue y reducción de ruidos innecesarios.

- Capacitar al personal para mantener un tono calmado en sus interacciones, minimizando el estrés del paciente.

- Permitir la personalización del entorno con objetos familiares que brinden confort al niño.

4. Comunicación Efectiva con la Familia

- Formar al equipo de salud en técnicas para informar de manera clara y empática a los padres sobre el estado del paciente y los planes de manejo.

- Incluir a los cuidadores en el cuidado del niño siempre que sea posible, promoviendo su participación como una estrategia para calmar al paciente.

5. Uso de Herramientas de Evaluación Estandarizadas

- Introducir escalas validadas para medir el nivel de agitación o ansiedad en niños, como la *Pediatric Anxiety Rating Scale (PARS)* o escalas específicas adaptadas al entorno de la UTIP.

- Capacitar al personal para aplicar estas herramientas de forma rutinaria, lo que facilita la detección temprana y el seguimiento de la respuesta al tratamiento.

6. Intervenciones No Farmacológicas Estructuradas

- Enseñar técnicas de distracción, relajación y respiración profunda que puedan aplicarse en pacientes pediátricos según su edad y nivel de comprensión.

- Incorporar terapias de apoyo como musicoterapia o arte terapia, coordinadas con especialistas.

7. Supervisión y Soporte Emocional al Personal

- Proveer recursos para la salud mental del equipo de salud, incluyendo acceso a psicólogos o programas de manejo del estrés.

- Establecer rotaciones y horarios que minimicen el agotamiento laboral, promoviendo un equipo más resiliente y empático.

8. Optimización del Uso de Tecnología Médica

- Capacitar al personal sobre cómo utilizar la tecnología de monitoreo de forma que reduzca la ansiedad del niño (por ejemplo, evitando alarmas innecesarias o configuraciones complejas visibles para el paciente).

- Explorar el uso de tecnologías amigables, como dispositivos de realidad virtual, para disminuir el estrés durante procedimientos o evaluaciones.

9. Supervisión y Auditorías de Calidad

- Implementar auditorías regulares que evalúen el cumplimiento de protocolos de manejo de la ansiedad y agitación en la UTIP.

- Recoger retroalimentación del equipo y los familiares para identificar áreas de mejora en la atención.

10. Fomento de una Cultura de Trabajo Colaborativa

- Promover un ambiente de respeto y apoyo mutuo dentro del equipo de salud, favoreciendo la colaboración en el manejo de casos difíciles.

- Organizar talleres de cohesión de equipo para fortalecer la comunicación y coordinación entre los diferentes roles.

Estas estrategias ayudan a garantizar un manejo integral y humano de la agitación o ansiedad en pacientes pediátricos, mejorando tanto los resultados clínicos como la experiencia del paciente y su familia en la UTIP.

2.4. Dolor en pacientes pediátricos admitidos en la Unidad de Terapia Intensiva Pediátrica (UTIP).

En la población pediátrica, el dolor es frecuentemente subestimado y tratado de manera inadecuada. Una mejor educación y capacitación de los proveedores de atención médica puede tener un impacto positivo en el manejo del dolor en los niños.

El manejo efectivo del dolor se practica idealmente en un modelo multidisciplinario centrado en el paciente. La "escalera analgésica" de la Organización Mundial de la Salud (OMS) proporciona una sólida base para el tratamiento del dolor que puede ser ampliada para reflejar técnicas y pensamientos más modernos sobre el manejo del dolor.[111] Algunas de estas modificaciones se presentan en una versión actualizada de la escalera de la OMS con principios orientadores sobre el manejo del dolor agudo postoperatorio, que promueve 5 recomendaciones para el uso correcto de los analgésicos: (1) utilizar la forma oral del medicamento siempre que sea posible, (2) administrar los analgésicos a intervalos regulares, (3) administrar los analgésicos en función de la intensidad del dolor evaluada mediante una escala de intensidad del dolor, (4) ajustar la dosificación del medicamento al paciente individual, y (5) prestar atención a los detalles durante la prescripción de los medicamentos para el dolor.[111]

El manejo del dolor sigue siendo insuficientemente tratado en la población pediátrica. Además, se ha identificado que el dolor puede no ser evaluado adecuadamente o de manera regular en pacientes pediátricos ingresados en el hospital. La evaluación apropiada, frecuente y claramente documentada del dolor es vital para un manejo satisfactorio del dolor. Cuando sea posible, se prefiere la autoevaluación porque el dolor es una experiencia subjetiva. Cuando la autoevaluación no pueda confiarse con precisión en niños pequeños o no comunicativos, enfoques adicionales de evaluación, como medidas basadas en el comportamiento, pueden ayudar o servir como alternativa a la autoevaluación. Revisar parámetros fisiológicos y los informes de los cuidadores puede complementar la evaluación del dolor.[111,112,113]

Las herramientas de evaluación del dolor son diversas y, idealmente, deben combinar la historia del paciente y la familia, evaluaciones realizadas por la enfermera en la cabecera de la cama, parámetros fisiológicos y herramientas de evaluación del dolor. La evaluación del dolor incluye tanto la medición de la gravedad del dolor, con una herramienta validada apropiada para el desarrollo, así como una historia completa del dolor (explorando la calidad del dolor, características, ubicación, inicio, duración, factores que lo agravan y alivian, y su impacto en la función). Las escalas comúnmente utilizadas incluyen la Escala Numérica del Dolor (NRS), la escala revisada de Rostro, Piernas, Actividad, Llanto y Consolabilidad (r-FLACC), el Perfil Revisado del Dolor del Prematuro (PIPP-R), la Escala de Caras del Dolor Revisada (FPS-R) y la escala de palabras para el dolor. Se requieren múltiples herramientas para tener evaluaciones dirigidas de manera adecuada para todos los grupos de edad.[115-119,121,122]

2.4.1. Resumen de herramientas de evaluación del dolor en pacientes pediátricos en la Unidad de Terapia Intensiva Pediátrica (UTIP).

Escala Numérica del Dolor (NRS) 7 años en adelante. (Ver figura 2.3). Se le pide al paciente que asigne un número a su dolor, siendo 0 ausencia de dolor y 10 el peor dolor imaginable

0–10 (leve 0–3, moderado 4–6, severo 7–10)

Figura 2.3. Escala Visual Numérica (NRS, Numeric Rating Scale

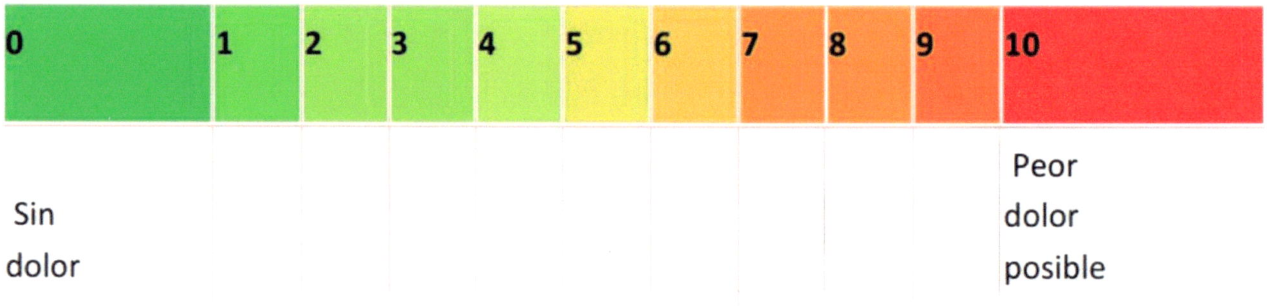

0 = sin dolor; 1-3 = dolor leve; 4-6 = dolor moderado; 7-10 = dolor severo.
* Adaptado de Bijur PE, et al. Acad Emerg Med 2003;10:390-92.

Fuente: Revista Chilena de Medicina Intensiva. Año 2020 - Volumen 35 - Número 1

Escala de Caras del Dolor—Revisada (FPS-R)De 5 a 12 años. (Ver figura 2.4). Escala basada en imágenes donde el niño selecciona 1 de 6 caras para representar su experiencia de dolor 0–10 (leve 0–3, moderado 4–6, severo 7–10)

Figura 2.4. Escala con caritas para la evaluación del dolor en niños mayores de 5 años (Adaptado de Wong and Baker, 1988). ESCALA DE WONG BAKER.

<table>
<tr><th colspan="7">Expresión</th></tr>
<tr><td colspan="7">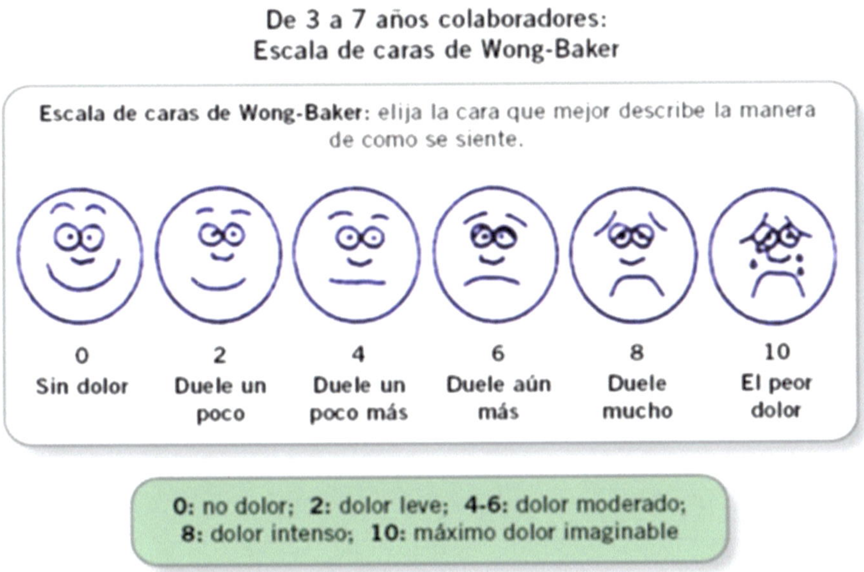
</td></tr>
<tr><td>Descripción</td><td>No hay dolor</td><td>Duele un poco</td><td>Duele algo más</td><td>Duele bastante</td><td>Duele mucho</td><td>Máximo dolor</td></tr>
<tr><td>Puntuación</td><td>0</td><td>2</td><td>4</td><td>6</td><td>8</td><td>10</td></tr>
</table>

Fuente: Benito Ruiz E, Storch de Gracia Calvo P. ¿Cómo se evalúa el dolor en los niños? Grupo de trabajo de Analgesia y sedación de la SEUP. Asociación Española de Pediatría. [Internet]. Publicado el 22-4-2016, revisado por última vez el 20-4-2016; [consultado el 12-4-2024]. Disponible bajo la licencia Reconocimiento-NoComercial-CompartirIgual 3.0 España. Disponible en: https://enfamilia.aeped.es/printpdf/temas-salud/como-se-evalua-dolor-en-ninos

Escala de palabras para el dolor - De 3 a 7 años, o niños mayores que no pueden usar la NRS. (Ver Figura 2.5). Se le pide al niño que cuantifique la intensidad del dolor usando palabras como "nada", "un poco", "medio", "mucho". Palabras descriptivas

Figura 2.5. Escala de palabras para el dolor

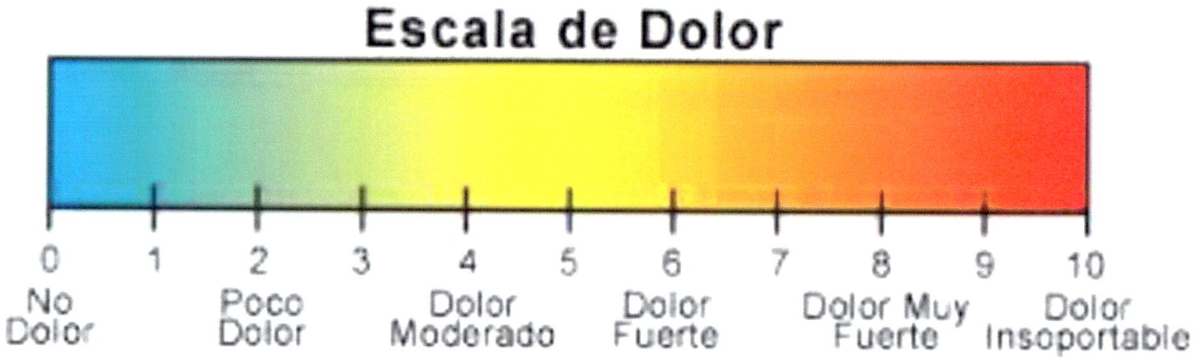

Fuente: Fuente: Benito Ruiz E, Storch de Gracia Calvo P. ¿Cómo se evalúa el dolor en los niños? Grupo de trabajo de Analgesia y sedación de la SEUP. Asociación Española de Pediatría. [Internet]. Publicado el 22-4-2016, revisado por última vez el 20-4-2016; [consultado el 12-4-2024]. Disponible bajo la licencia Reconocimiento-NoComercial-CompartirIgual 3.0 España. Disponible en: https://enfamilia.aeped.es/printpdf/temas-salud/como-se-evalua-dolor-en-ninos

Escala Revisada de Rostro, Piernas, Actividad, Llanto y Consolabilidad (r-FLACC)

La escala r-FLACC (Revised Face, Legs, Activity, Cry, Consolability) es una herramienta de evaluación del dolor en pacientes pediátricos que no pueden expresar verbalmente su dolor, como niños pequeños, pacientes con discapacidades cognitivas o aquellos en estado crítico. Es una versión revisada de la escala FLACC original, adaptada para mejorar la evaluación en niños con comunicación limitada o alterada. (Ver tabla 2.4).

Tabla 2.4. Escala Revisada de Rostro, Piernas, Actividad, Llanto y Consolabilidad (r-FLACC).

Categoría	Clasificación 0	Clasificación 1	Clasificación 2
Cara	Ninguna expresión particular, sin sonrisa, desinteresado.	Mueca ocasional o frunce el ceño. Reservado.	Frunce el ceño frecuentemente o de manera constante, mandíbula apretada, barbilla temblorosa.
Piernas	Posición normal o relajada.	Intranquilas, inquietas, tensas.	Da patadas, baja y sube las piernas.
Actividad	Acostado tranquilo, en una posición normal, se mueve fácilmente.	Se retuerce, cambia de postura, tenso.	Se arquea, está rígido o se sacude.

Llanto	No llora (ni cuando está despierto, ni cuando está dormido).	Gime o lloriquea, se queja de vez en cuando.	Llanto constante, chillidos o sollozos, quejas frecuentes.
Capacidad para sentir alivio o consuelo	Contento, relajado.	Se tranquiliza al tocarlo, arrullarlo o al hablarle. Se le puede distraer.	Dificultad para consolarle o reconfortarle.

De 2 meses a 7 años, o pacientes no verbales/ con discapacidad cognitiva de cualquier edad: 5 ítems de comportamiento, cada uno puntuado de 0 a 2 con un total de 10 puntos 0–10 (leve: 0–3, moderado: 4–6, severo: ≥ 7). Fuente: Fuente: Benito Ruiz E, Storch de Gracia Calvo P. ¿Cómo se evalúa el dolor en los niños? Grupo de trabajo de Analgesia y sedación de la SEUP. Asociación Española de Pediatría. [Internet]. Publicado el 22-4-2016, revisado por última vez el 20-4-2016; [consultado el 12-4-2024]. Disponible bajo la licencia Reconocimiento-NoComercial-CompartirIgual 3.0 España. Disponible en: https://enfamilia.aeped.es/printpdf/temas-salud/como-se-evalua-dolor-en-ninos

Perfil de Dolor del Lactante Prematuro—Revisado (PIPP-R) Lactantes prematuros y a término. Combina 5 ítems (3 comportamentales—fruncimiento de ceño, apretón de ojos, surco nasolabial; 2 fisiológicos—frecuencia cardíaca, saturación de oxígeno) con la edad gestacional. (Ver figura 2.6).

Figura 2.6. ESCALA DEL DOLOR NEONATAL E INFANTIL (NIPS).

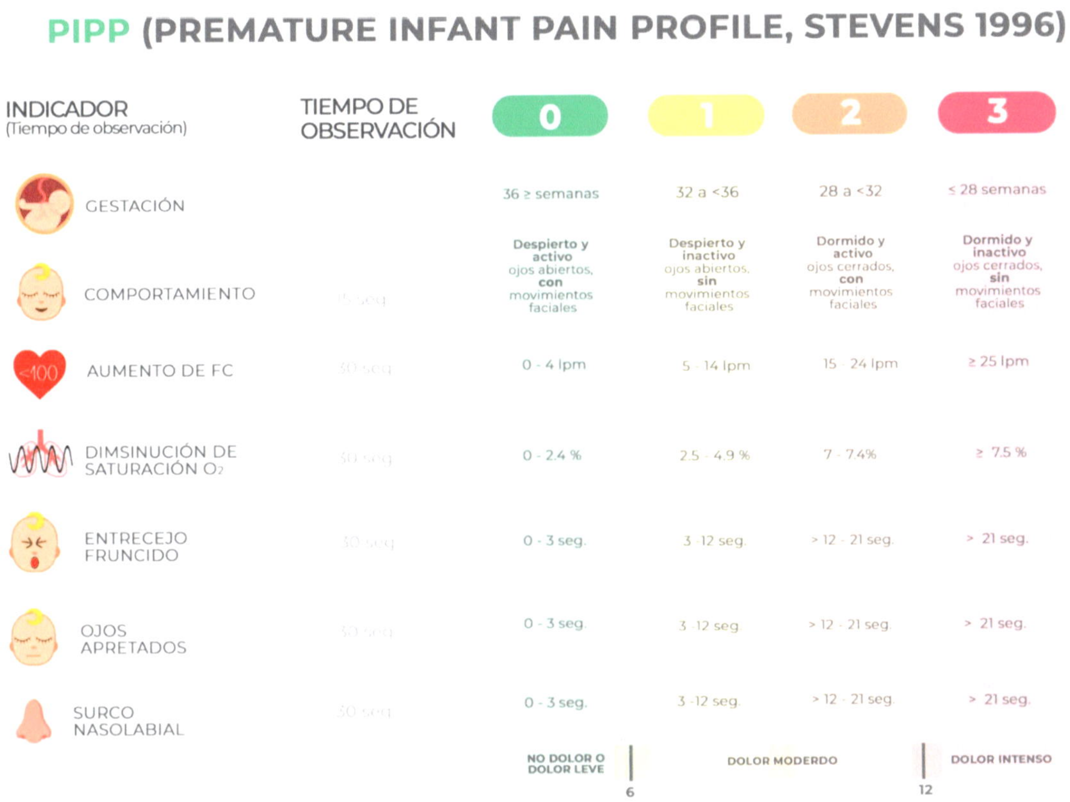

Variables: evalúa 6 variables (expresión facial, llanto, patrón respiratorio, postura -se incluyen aquí movimientos de brazos y piernas- y excitación) asignando a cada una un valor entre 0 y2> Utilidad clínica: evaluación durante la realización de procedimientos en RN entre las 28-38 semanas. Puntuación: Una puntuación de 0 indicaría no dolor y una puntuación de 7 sería el máximo de dolor. Fuente: https://www.vygon.es/. 08/05/2021

2.4.2. Fisiopatología del dolor en pacientes pediátricos admitidos en la Unidad de Terapia Intensiva Pediátrica (UTIP).

El dolor en pacientes pediátricos ingresados en la Unidad de Terapia Intensiva Pediátrica (UTIP) puede ser resultado de procedimientos médicos, condiciones patológicas agudas o crónicas, o situaciones postquirúrgicas. La fisiopatología del dolor en este contexto involucra un complejo proceso neurofisiológico que integra estímulos nocivos y respuestas del sistema nervioso central y periférico.

1. Mecanismos básicos del dolor[111]

1.1 Nocicepción

El dolor comienza con la activación de los nociceptores, que son terminaciones nerviosas especializadas en detectar estímulos dañinos. Este proceso tiene cuatro fases principales:[115]

1. **Transducción**

   Los estímulos nocivos (mecánicos, térmicos, químicos o inflamatorios) activan nociceptores localizados en tejidos somáticos o viscerales. Se genera un impulso eléctrico mediante la apertura de canales iónicos (por ejemplo, sodio y calcio).

2. **Transmisión**

   Las fibras nerviosas (fibras A-delta y C) transportan el estímulo desde el sitio de la lesión al sistema nervioso central.

   - **Fibras A-delta:** Transmiten dolor rápido, agudo y bien localizado.

   - **Fibras C:** Transmiten dolor lento, sordo y difuso.

   Los impulsos ascienden por la médula espinal a través de las vías espinotalámicas hacia el cerebro.

3. **Modulación**

   En la médula espinal, el estímulo puede ser amplificado o inhibido por interneuronas y sistemas descendentes. Neuromoduladores como endorfinas, serotonina y noradrenalina pueden disminuir la percepción del dolor.

4. **Percepción**

El estímulo nociceptivo es procesado en la corteza cerebral y estructuras subcorticales, generando la experiencia consciente del dolor.

1.2 Dolor neuropático[119, 120, 121]

En casos de daño nervioso (lesión, inflamación, infección o procedimientos quirúrgicos), puede desarrollarse un dolor neuropático, caracterizado por:

- Activación aberrante de las fibras nerviosas.
- Sensibilización central y periférica.
- Producción de sensaciones dolorosas desproporcionadas al estímulo (hiperalgesia, alodinia).

2. Sensibilización periférica y centrales, [119,120,122]

2.1 Sensibilización periférica

Ocurre en los nociceptores del sitio de la lesión debido a la liberación de mediadores inflamatorios (prostaglandinas, bradicinina, histamina, citocinas, factor de crecimiento nervioso). Esto reduce el umbral de activación de los nociceptores, generando dolor incluso ante estímulos no dañinos.

2.2 Sensibilización central

Sucede a nivel de la médula espinal y cerebro como resultado de una estimulación prolongada o repetitiva de las vías nociceptivas. Se caracteriza por:

- Hiperalgesia: aumento de la respuesta al dolor.

- Alodinia: percepción de dolor ante estímulos no dolorosos.

- Cambios en las sinapsis neuronales que perpetúan el dolor incluso en ausencia del estímulo inicial.

3. Respuestas fisiológicas al Dolor[121,122,123]

3.1 Sistema nervioso autónomo

El dolor genera una respuesta simpática caracterizada por:

- Incremento en la frecuencia cardíaca (taquicardia) y presión arterial (hipertensión).

- Dilatación pupilar, sudoración, hiperventilación.

3.2 Sistema endocrino y metabólico

El dolor activa la liberación de hormonas del estrés (cortisol, catecolaminas), incrementando el metabolismo basal, lo que contribuye a hiperglucemia y catabolismo proteico. Esto puede alterar la función inmune y predisponer a infecciones.

3.3 Sistema inmune

La inflamación secundaria al dolor agudo puede amplificar el daño tisular, perpetuando el ciclo dolor-inflamación.

4. Especificidades en pacientes pediátricos[112,118,119]

4.1 Sensibilidad al dolor

Los neonatos y lactantes tienen una mayor densidad de receptores nociceptivos y menor actividad en las vías inhibitorias descendentes, lo que los hace más sensibles al dolor.

4.2 Respuesta inmadura

El sistema nervioso central en desarrollo tiene menor capacidad de modulación del dolor, aumentando el riesgo de sensibilización crónica.

4.3 Consecuencias a largo plazo

La exposición prolongada o mal controlada al dolor puede alterar el desarrollo neurológico, inmunológico y emocional en niños.

5. Implicaciones clínicas

En la UTIP, el dolor puede ser agudo (procedimientos invasivos, cirugía) o crónico (dolor neuropático, enfermedades graves). El manejo del dolor debe ser multidisciplinario, combinando estrategias farmacológicas (opioides, AINEs, anestésicos locales) y no farmacológicas (distracción, masaje, apoyo emocional).

El control efectivo del dolor no solo mejora la calidad de vida del paciente pediátrico, sino que también reduce la morbilidad asociada a la hospitalización prolongada y promueve una recuperación más rápida.

2.4.3. Epidemiología del dolor en pacientes pediátricos en la Terapia Intensiva Pediátrica (UTIP).

El dolor en pacientes pediátricos ingresados en la Unidad de Terapia Intensiva Pediátrica (UTIP) es un problema clínico frecuente y multifactorial que afecta tanto a niños críticamente enfermos como a sus familias. La epidemiología del dolor en este contexto refleja las características de los procedimientos invasivos, las condiciones subyacentes graves y las limitaciones en la comunicación del dolor en pacientes pediátricos.

Prevalencia

Se estima que más del 75% de los pacientes pediátricos en UTIP experimentan algún grado de dolor durante su estancia, siendo el dolor agudo el más prevalente.

El dolor asociado a procedimientos médicos es una de las principales causas y se debe a intervenciones como la colocación de catéteres, intubación traqueal y aspiración endotraqueal.

El dolor postquirúrgico representa hasta un 40% de los casos en unidades de cuidados críticos pediátricos, dependiendo del tipo de cirugía.

El dolor crónico o neuropático, menos frecuente, afecta entre el 10-20% de los pacientes, principalmente aquellos con enfermedades neurológicas o traumáticas.

Factores asociados

El dolor en la UTIP está influenciado por una combinación de factores intrínsecos y extrínsecos.

- **Factores intrínsecos**

La edad es un factor relevante, ya que los lactantes y neonatos son más vulnerables al dolor debido a un sistema nociceptivo inmaduro y una menor capacidad de modulación descendente.

El estado de salud subyacente también es crucial; los niños con enfermedades crónicas como cardiopatías congénitas, cáncer o enfermedades neurológicas tienen mayor riesgo de experimentar episodios repetidos de dolor. Además, los pacientes con traumatismos graves o quemaduras suelen reportar mayor intensidad de dolor.

- **Factores extrínsecos**

Los procedimientos invasivos frecuentes en la UTIP, como aspiración de secreciones, punciones venosas y toracocentesis, son las principales causas de dolor agudo. El uso de dispositivos como ventiladores mecánicos puede generar incomodidad y dolor continuo.

El manejo inadecuado del dolor, debido al subregistro en pacientes pediátricos que no pueden comunicarlo o a la falta de escalas validadas, contribuye al problema.

Grupos de alto riesgo

Los neonatos y lactantes, donde más del 80% de los recién nacidos en UTIP experimentan dolor relacionado con procedimientos invasivos.

Los pacientes con discapacidad comunicativa, como aquellos con parálisis cerebral, enfermedades neuromusculares o daño cerebral, tienen mayor riesgo de dolor no identificado y no tratado.

Los niños sedados o bajo ventilación mecánica presentan un riesgo incrementado debido a la inmovilización prolongada y la incapacidad de expresar verbalmente el dolor.

Impacto del dolor no tratado

Fisiológicamente, el dolor persistente genera estrés metabólico, inmunosupresión y alteraciones hemodinámicas como taquicardia, hipertensión y aumento del consumo de oxígeno.

Neurológicamente, la exposición repetida al dolor puede generar sensibilización central, aumentando el riesgo de dolor crónico en la infancia o adultez.

Psicológicamente, incrementa el riesgo de trastornos de ansiedad y estrés postraumático en los niños y sus familias.

Contexto global

Existen desigualdades en el manejo del dolor, especialmente en países de ingresos bajos y medios, donde el acceso limitado a medicamentos adecuados, como analgésicos opioides, contribuye al subtratamiento del dolor.

La falta de formación en manejo del dolor en pediatría sigue siendo un desafío global.

Importancia del monitoreo del dolor

El uso de escalas validadas como la escala FLACC o la escala COMFORT en niños no verbales es fundamental para garantizar una evaluación adecuada del dolor. La implementación de protocolos estandarizados para la analgesia y sedación, adaptados a las necesidades individuales, mejora significativamente los resultados en los pacientes.

El conocimiento de la epidemiología del dolor en la UTIP permite identificar áreas prioritarias para mejorar la atención, garantizar un manejo adecuado del dolor y reducir las complicaciones asociadas en pacientes pediátricos.

2.4.4. Manifestaciones Clínicas, Historia y Examen Físico del Dolor en Pacientes Pediátricos en la Terapia Intensiva Pediátrica (UTIP).

La identificación del dolor en pacientes pediátricos en la Unidad de Terapia Intensiva Pediátrica (UTIP) requiere un enfoque detallado, ya que las manifestaciones clínicas pueden variar según la edad, el desarrollo neurológico y la condición clínica del paciente.

Manifestaciones Clínicas

Reacciones fisiológicas como taquicardia, hipertensión arterial, incremento en la frecuencia respiratoria, sudoración, palidez o cambios en la temperatura periférica. Aumento de la actividad simpática evidenciada por midriasis.

Signos conductuales como llanto persistente o inconsolable, expresiones faciales características, por ejemplo, ceño fruncido, labios tensos o boca abierta. Agitación, hiperactividad motora o rigidez postural en pacientes con mayor capacidad de movimiento. Inmovilidad o falta de respuesta en pacientes críticamente enfermos. Alteraciones en el sueño o cambios en los patrones de alimentación.

Historia Clínica

Descripción del dolor según el paciente o los cuidadores. Incluye características como inicio, localización, intensidad, duración, factores desencadenantes o agravantes y signos de alivio. Evaluación del impacto del dolor en actividades diarias, como el sueño, alimentación o interacción social. Antecedentes de enfermedades asociadas con dolor recurrente, como neuropatías, enfermedades inflamatorias crónicas o cáncer. Medicación previa y su efectividad, junto con los efectos secundarios observados.

Examen Físico

Inspección detallada para observar signos de inflamación, edema, eritema o heridas. Palpación cuidadosa para identificar zonas de sensibilidad, masas o rigidez muscular. Evaluación de la movilidad articular y la respuesta al movimiento pasivo. Observación de signos indirectos de dolor, como posturas antálgicas o rechazo al movimiento. Monitoreo de cambios en signos vitales durante la evaluación.

La combinación de estos elementos permite una valoración integral del dolor y su impacto en el paciente, facilitando un manejo adecuado y personalizado.

2.4.5. Diagnóstico diferencial del dolor en pacientes pediátricos en la Terapia Intensiva Pediátrica (UTIP).

El diagnóstico diferencial del dolor en la Unidad de Terapia Intensiva Pediátrica (UTIP) es un desafío debido a la amplia gama de causas potenciales y la dificultad para evaluar el dolor en niños críticamente enfermos, especialmente en aquellos no verbales. El dolor puede originarse en diferentes sistemas o ser multifactorial, y requiere un enfoque sistemático para identificar su causa y optimizar el manejo.

Causas más comunes del dolor según el origen (Ver tabla 2.5)

- **Dolor somático**

Origen musculoesquelético

Fracturas, luxaciones, esguinces.

Síndrome compartimental.

Dolor muscular por inmovilización prolongada.

Trauma tisular

Heridas quirúrgicas.

Quemaduras.

Lesiones por trauma.

- **Dolor visceral**

Abdominal

Peritonitis.

Isquemia intestinal.

Obstrucción intestinal o vólvulo.

Apendicitis o colecistitis aguda.

Torácico

Neumonía o empiema.

Derrame pleural.

Crisis de asma severa.

Urinario

Infección urinaria.

Cálculos renales o ureterales.

- **Dolor neuropático**

Neuropatías periféricas (por compresión o inflamación nerviosa).

Dolor radicular por hernias discales o lesión espinal.

Neuralgias postquirúrgicas o posherpéticas.

Polineuropatía del paciente crítico.

- **Dolor de origen central**

Hipertensión intracraneal (tumores, hemorragia, edema cerebral).

Migrañas severas.

Espasticidad dolorosa en parálisis cerebral o trastornos neurológicos.

Causas relacionadas con procedimientos y dispositivos médicos

Dolor por dispositivos invasivos como intubación traqueal, catéteres venosos centrales o arteriales, y sondas urinarias o nasogástricas.

Dolor postoperatorio relacionado con cirugías torácicas, abdominales, ortopédicas o neurológicas.

Dolor asociado a la aspiración de secreciones, especialmente en pacientes con ventilación mecánica.

Causas sistémicas

Sepsis o infecciones graves que generan dolor muscular y articular por respuesta inflamatoria sistémica, así como dolor visceral por isquemia o disfunción orgánica.

Crisis hemolíticas en anemia de células falciformes o esferocitosis hereditaria.

Fallo multiorgánico asociado a insuficiencia hepática, renal o respiratoria.

Causas psicógenas o funcionales

Dolor funcional abdominal asociado a estrés o trastornos de ansiedad.

Síndrome de amplificación del dolor o fibromialgia pediátrica

Tabla 2.5. Diagnóstico Diferencial del Dolor en Pacientes Pediátricos en UTI

Presentación clínica	Posibles diagnósticos
Dolor agudo abdominal	Apendicitis, pancreatitis, isquemia intestinal, infección urinaria
Dolor torácico	Neumonía, empiema, trauma torácico, crisis asmática
Dolor generalizado	Sepsis, crisis falciforme, polineuropatía crítica
Dolor localizado en extremidades	Fracturas, síndrome compartimental, trombosis venosa profunda
Dolor neuropático	Neuralgias postquirúrgicas, neuropatía por compresión, espasticidad

Fuente:Propia

2.4.6. Evaluación del Dolor en Pacientes Pediátricos en la Unidad de Terapia Intensiva Pediátrica (UTIP).

La evaluación del dolor en la Unidad de Terapia Intensiva Pediátrica (UTIP) es esencial para garantizar un manejo adecuado, especialmente en pacientes que, debido a su edad o estado clínico, tienen dificultades para expresar su dolor verbalmente. La evaluación precisa del dolor combina herramientas subjetivas y objetivas adaptadas al desarrollo y situación del paciente.

Métodos de Evaluación

1. **Evaluación Subjetiva**

    - Escalas autoinformadas:

        - Escala Visual Análoga (EVA): útil para niños mayores de 6 años que pueden indicar la intensidad del dolor en una línea de 0 a 10.

        - Escala de Caras de Wong-Baker: permite a los niños a partir de los 3 años señalar una cara que refleje la intensidad de su dolor.

        - Escala Numérica (NRS): recomendada para niños mayores de 8 años con capacidad para cuantificar el dolor del 0 al 10.

2. **Evaluación Objetiva** (Ver sección 2.2)

    - En pacientes incapaces de expresar el dolor, se emplean herramientas basadas en observaciones:

        - Escala FLACC (Face, Legs, Activity, Cry, Consolability): diseñada para niños de 2 meses a 7 años; evalúa expresiones faciales, movimiento de extremidades, actividad, llanto y consolabilidad.

- Escala COMFORT: evalúa múltiples parámetros fisiológicos y conductuales, como frecuencia cardíaca, presión arterial, expresión facial y movimientos corporales.

3. **Observación de Parámetros Clínicos**

   - Cambios en signos vitales como taquicardia, hipertensión, sudoración o aumento en la frecuencia respiratoria pueden indicar dolor en pacientes no verbalmente expresivos.

   - Conductas como agitación, llanto inconsolable o rigidez postural también son indicadores.

Importancia del Seguimiento

La evaluación del dolor debe realizarse de manera continua, especialmente después de intervenciones analgésicas, para garantizar un manejo efectivo. El uso de escalas debe adaptarse a la evolución del estado clínico y el desarrollo del paciente. La colaboración con el equipo de salud y los familiares es crucial para interpretar mejor las señales de dolor en los pacientes pediátricos.

2.4.7. Manejo y tratamiento del dolor en pacientes pediátricos en la Unidad de Terapia Intensiva Pediátrica (UTIP).

La farmacoterapia analgésica es el pilar fundamental del manejo del dolor. Aunque el uso simultáneo de otras intervenciones es valioso en muchos pacientes y esencial en algunos, los medicamentos analgésicos son necesarios en casi todos los casos.[123] El principio rector del manejo analgésico es la individualización de la terapia. A través de un proceso de evaluaciones repetidas, la selección y administración de medicamentos se individualiza para lograr un equilibrio favorable entre el alivio del dolor y los efectos farmacológicos adversos. Un comité de expertos convocado por la Organización Mundial de la Salud (OMS) ha propuesto un enfoque útil para la selección de medicamentos para estados de dolor agudo y crónico, que se conoce como la "escalera analgésica" (Organización Mundial de la Salud, 1986).[120] Haciendo hincapié en que la intensidad del dolor debe ser la consideración principal en la selección de analgésicos, el enfoque propone tres pasos básicos:[120]

Paso 1: Los pacientes con dolor leve a moderado deben ser tratados con un analgésico no opiáceo, que puede ser combinado con un medicamento adyuvante si existe una indicación específica.

Paso 2: Los pacientes que son relativamente opioides ingenuos y presentan dolor moderado a severo, o que no logran obtener un alivio adecuado después de un ensayo con un analgésico no opiáceo, deben ser tratados con un opiáceo convencionalmente utilizado para tratar el dolor de esta intensidad. Este tratamiento generalmente se logra mediante el uso de un producto combinado que contiene un no opiáceo (como ibuprofen o acetaminofén) y un opiáceo (como codeína, oxicodona o tramadol). Este medicamento también puede ser coadministrado con un analgésico adyuvante.

Paso 3: Los pacientes que presentan dolor severo o no logran obtener un alivio adecuado después de la administración adecuada de medicamentos en el segundo escalón de la 'escalera analgésica' deben recibir un agonista opiáceo convencionalmente utilizado para el dolor de esta intensidad. Este medicamento también puede combinarse con un analgésico no opiáceo o un medicamento adyuvante.

Basados en la convención clínica, los medicamentos analgésicos se pueden dividir en tres grupos:[124]

- Los analgésicos no opioides;

- Los analgésicos opioides;

- Los adyuvantes analgésicos.

Los analgésicos no opioides, como el ácido acetilsalicílico, el acetaminofén y los antiinflamatorios no esteroideos (AINE), constituyen un grupo heterogéneo de compuestos que difieren en su estructura química pero comparten muchas acciones farmacológicas. Estos medicamentos son útiles solos para el dolor leve a moderado (paso 1 de la escalera analgésica) y proporcionan analgesia aditiva cuando se combinan con medicamentos opioides en el tratamiento del dolor más severo.[125,126]

El ácido acetilsalicílico es un potente inhibidor de las ciclooxigenasas que se usa con frecuencia en la atención médica, pero no debe usarse en mujeres embarazadas (hemorragia, cierre del conducto arterioso) o niños antes de la pubertad (síndrome de Reye).[127]

El acetaminofén (o paracetamol) es un fármaco específico con características similares a los AINE. El paracetamol tiene propiedades analgésicas y antipiréticas y carece de los efectos secundarios típicos de los AINE. La administración de paracetamol en niños y bebés es una opción de tratamiento bien establecida y segura, si se usa correctamente. Sin embargo, si el paracetamol se dosifica según las recomendaciones tradicionales (aproximadamente 20 mg/kg), frecuentemente no se puede lograr un efecto analgésico suficiente inmediatamente después de intervenciones dolorosas. Recientemente, se sugirió una dosis inicial más alta (40 mg/kg) para un control efectivo del dolor postoperatorio.[124] Las recomendaciones actuales también implican el momento y la vía de administración adecuados del paracetamol para ser más efectivos bajo diferentes circunstancias clínicas. La vía rectal de administración no es confiable para obtener un efecto analgésico y se prefiere la vía oral. El riesgo de toxicidad hepática parece ser muy bajo si la dosis diaria de paracetamol no supera los 90 mg/kg de peso corporal en niños sanos y si se consideran los factores de riesgo específicos del paciente. Se muestra un protocolo estructurado para tratar el dolor leve utilizando paracetamol como primer paso.[128,129]

A diferencia de los analgésicos opioides, los analgésicos no opioides tienen un efecto de "techo" para la analgesia y no producen tolerancia ni dependencia física. Algunos de estos agentes, como el ácido acetilsalicílico y los AINE, inhiben la enzima ciclooxigenasa y, en consecuencia, bloquean la biosíntesis de prostaglandinas, mediadores inflamatorios conocidos por sensibilizar los nociceptores periféricos.[130,131] También es probable que exista un mecanismo central y parece predominar en la analgesia del acetaminofén debido a su acción sobre la síntesis de PGE2.[132] La administración segura de los analgésicos no opioides requiere familiaridad con sus posibles efectos adversos. El ácido acetilsalicílico y otros AINE tienen un amplio espectro de toxicidad potencial. La diátesis hemorrágica debido a la inhibición de la agregación plaquetaria, la gastroduodenopatía (incluida la úlcera péptica) y el deterioro renal son los más comunes, mientras que la insuficiencia hepática es rara. Los efectos adversos menos comunes incluyen confusión, el síndrome de Reye, la precipitación de insuficiencia cardíaca y exacerbación de la hipertensión.[133,134]

No opioides

De entre los AINE, se prefieren los fármacos que son inhibidores relativamente selectivos de la ciclooxigenasa-2 (por ejemplo, nabumetona, nimesulida y meloxicam) y aquellos que son salicilatos no acetilados (colina magnesio trisalicilato y salsalato) en pacientes con predilección por la úlcera péptica o la hemorragia. Estos fármacos no tienen efecto sobre el tiempo de sangrado a las dosis clínicas habituales. El desarrollo de AINE que son inhibidores completamente selectivos de la ciclooxigenasa-2 puede proporcionar agentes adicionales con perfiles de seguridad favorables que pueden preferirse en el tratamiento de los pacientes médicamente frágiles. Hasta la fecha, ninguno de los inhibidores de la COX 2 ha sido liberado para su uso en el grupo de edad pediátrico. Solo el meloxicam y el etoricoxib pueden ser recetados para adolescentes (13 y 16 años, respectivamente).[135,136]

La administración óptima de los analgésicos no opioides requiere una comprensión de su farmacología clínica. No hay un conocimiento seguro de la dosis analgésica mínima efectiva, la dosis de techo o la dosis tóxica para ningún paciente individual con dolor postoperatorio. Estas dosis pueden ser más altas o más bajas que los rangos de dosis habituales recomendados para el fármaco involucrado. Estas observaciones respaldan un enfoque en la administración de AINE que incorpora tanto dosis iniciales bajas como titulación de dosis. A través de un proceso de escalada gradual de la dosis, puede ser posible identificar la dosis de techo y reducir el riesgo de toxicidad significativa. Se necesitan varios días para evaluar la eficacia de una dosis cuando se usan AINE en el tratamiento de lesiones inflamatorias gruesas, como la artritis. Dado que el fracaso con un AINE puede ser seguido por el éxito con otro, los ensayos secuenciales de varios AINE pueden ser útiles para identificar un fármaco con un equilibrio favorable entre la analgesia y los efectos secundarios.[136,137,138]

Opioides

Los analgésicos opioides son generalmente necesarios para tratar el dolor de intensidad moderada o mayor. Deben utilizarse en un enfoque de analgesia multimodal equilibrada que minimice el requerimiento de opioides y el grado de sus efectos secundarios. El uso óptimo de los opioides requiere una comprensión sólida de los principios generales de la farmacología de los opioides, las características farmacológicas de cada uno de los fármacos comúnmente utilizados y los principios de administración. El temor a los posibles efectos secundarios ha limitado su uso en muchos países; este fenómeno cultural parece haber sido superado ahora por la titulación efectiva de opioides con el uso de dosis incrementales y un monitoreo cuidadoso de los efectos secundarios: esto ha aumentado en gran medida su uso tanto en pacientes adultos como especialmente en niños.[138-141]

El mecanismo de acción de los analgésicos opioides depende de la interacción de estas moléculas con receptores específicos a los que se unen y su actividad intrínseca en ese receptor. La analgesia implica la activación de los receptores mu1 en el cerebro y los receptores kappa en la médula espinal. Los humanos que se han vuelto tolerantes a la activación de un tipo de receptor no necesariamente son tolerantes a los otros.[140]

Basándose en sus interacciones con los diversos subtipos de receptores, los compuestos opioides se pueden dividir en fármacos agonistas, agonistas parciales y fármacos agonistas-antagonistas mixtos.

Los fármacos agonistas puros son los más comúnmente utilizados en el manejo clínico del dolor, tanto en pacientes adultos como en niños. Los fármacos opioides agonistas puros parecen no tener un efecto de "techo" para la analgesia.[139] A medida que se aumenta la dosis, los efectos analgésicos aumentan hasta que se logra la analgesia o el paciente pierde la conciencia. Este aumento en el efecto ocurre como una función log-lineal: los incrementos de dosis en una escala logarítmica producen aumentos lineales en la analgesia. En la práctica, es la aparición de efectos adversos la que impone un límite a la dosis útil. La eficacia general de cualquier fármaco en un paciente específico será determinada por el equilibrio entre la analgesia y los efectos secundarios que ocurren durante la escalada de dosis.[140-142]

Los efectos secundarios más frecuentes de los fármacos opioides incluyen depresión respiratoria, náuseas, vómitos, retención urinaria y dependencia física. Cuando ocurre depresión respiratoria en pacientes bajo terapia con opioides, la administración del antagonista opioide específico, naloxona, generalmente mejora la ventilación. Se debe administrar una dosis inicial de naloxona de 2-4 µg/kg y repetirla hasta un total de 10 µg/kg. La duración de acción de la naloxona es más corta que la de la mayoría de los opioides, y puede requerirse una infusión continua para mantener la reversión.[140]

Los opioides pueden producir náuseas y vómitos a través de mecanismos tanto centrales como periféricos. En pacientes ambulatorios, la incidencia de náuseas y vómitos se ha estimado entre el 10-40 % y el 15-40 %, respectivamente. La probabilidad de estos efectos es mayor al inicio de la terapia con opioides. La administración rutinaria profiláctica de un antiemético no es necesaria, excepto en pacientes con un historial de náuseas y vómitos inducidos por opioides severos, pero los pacientes deben tener acceso a un antiemético al inicio de la terapia si surge la necesidad.[141]

La retención urinaria es un problema infrecuente que generalmente se observa en pacientes masculinos de edad avanzada. La dependencia física es una propiedad farmacológica de los fármacos opioides definida por el desarrollo de un síndrome de abstinencia (retirada) tras una reducción abrupta de la dosis o la administración de un antagonista. La dependencia física raramente se convierte en un problema clínico si se advierte a los pacientes que eviten la interrupción abrupta del fármaco; se utiliza un esquema de reducción gradual si se indica la cesación del tratamiento y se evitan los fármacos antagonistas opioides (incluidos los analgésicos agonista-antagonistas).[141,142]

La distinción entre opioides agonistas 'débiles' versus 'fuertes' se incorporó en la 'escalera analgésica' original propuesta por la OMS.[120] Esta distinción no se basó en una diferencia fundamental en la farmacología de los opioides agonistas puros, sino que reflejó la manera habitual en que se usaban estos fármacos. Esto explica la observación de que algunos opioides que se usaban habitualmente para el dolor moderado (paso 2 de la escalera analgésica), como la oxicodona, también se usan para el dolor severo en pacientes seleccionados.[143] De hecho, la formulación de liberación controlada de oxicodona ahora se usa ampliamente en el manejo del dolor severo. Por el contrario, las formulaciones de dosis bajas de morfina de liberación controlada son adecuadas para el manejo del dolor de moderada severidad. Los opioides débiles están indicados en dolor leve a moderado, generalmente asociados a otros fármacos como el paracetamol. Un opioide débil debe añadirse, no sustituir, a un no opioide y es importante no "saltar" de un opioide débil a otro. Si un opioide débil es inadecuado cuando se administra regularmente, el paso correcto es cambiar a opioides fuertes.[144]

Los factores que influyen en la selección de opioides incluyen la intensidad del dolor y la presencia de enfermedades coexistentes.

Los opioides deben administrarse por la vía menos invasiva y segura capaz de proporcionar una analgesia adecuada.

La vía oral de administración de opioides es el enfoque preferido en la práctica habitual. Se necesitan rutas alternativas para pacientes con dificultad para tragar o disfunción gastrointestinal, aquellos que requieren un inicio muy rápido de la analgesia y aquellos que no pueden manejar la logística o los efectos secundarios asociados con la vía oral. Para pacientes que no requieren dosis muy altas de opioides, las alternativas no invasivas a la vía oral de administración de opioides incluyen las vías rectal, transdérmica y sublingual.[120,137]

Se han formulado supositorios rectales que contienen oxicodona, hidromorfona, oxicodona y morfina, y también se pueden administrar tabletas de morfina de liberación controlada por vía rectal. Se cree que la potencia de los opioides administrados por vía rectal se aproxima a la administración oral.[143]

El fentanilo y la buprenorfina están disponibles en forma transdérmica. Se pueden usar múltiples parches simultáneamente para pacientes que requieren dosis más altas. En la actualidad, las limitaciones del sistema de administración transdérmica incluyen su costo y la necesidad de un opioides de acción corta para el dolor incidental.[145]

La absorción sublingual de cualquier opioide podría proporcionar beneficios clínicos potenciales, pero la biodisponibilidad es muy baja con fármacos que no son altamente lipofílicos y la probabilidad de una respuesta adecuada es consecuentemente baja. En general, sin embargo, la vía sublingual tiene un valor limitado debido a la falta de formulaciones, la mala absorción de la mayoría de los fármacos y la incapacidad para administrar dosis altas o prevenir la deglución de la dosis. Una formulación oral transmucosa de fentanilo, que incorpora el fármaco en una base de dulces, está disponible ahora.[145]

En la población pediátrica, los resultados han demostrado cierto efecto analgésico del fentanilo intranasal después de la miringotomía, no se observó efecto analgésico después de la cistouretrografía miccional y finalmente, no hubo diferencia analgésica significativa después de fracturas de huesos largos, en pacientes con quemaduras y en el alivio del dolor postoperatorio en comparación con la morfina intravenosa, la morfina oral o el fentanilo intravenoso, respectivamente. Se demostró un efecto analgésico significativo del fentanilo intranasal en el tratamiento del dolor incidental en pacientes con cáncer. Sin embargo, las deficiencias significativas en los ensayos que investigaron el dolor agudo y postoperatorio, y en la población pediátrica, hacen imposible hacer recomendaciones firmes.[145,146]

Vías invasivas de administración de fármacos sistémicos para el dolor

Para los pacientes sometidos a un ensayo de administración de fármacos sistémicos, se debe considerar una vía parenteral cuando la vía oral está excluida o se necesita un inicio rápido de la analgesia, o un régimen más conveniente. Las inyecciones parenterales repetidas, que pueden administrarse por las vías intravenosa (IV), intramuscular (IM) o subcutánea (SC), pueden ser útiles en algunos pacientes, pero a menudo se ven comprometidas por la aparición de prominentes efectos de 'bolo' (toxicidad en la concentración máxima o dolor breakthrough en el punto más bajo). Las inyecciones IM repetidas son una práctica común, pero son dolorosas y no ofrecen ninguna ventaja farmacocinética; no se recomienda su uso.[146-148]

La administración de bolo intravenoso proporciona el inicio más rápido y la duración más corta de acción. El tiempo hasta el efecto máximo se correlaciona con la solubilidad lipídica del opioide y varía desde 2-5 minutos para la metadona hasta 15-30 minutos para la morfina y la hidromorfona. Este enfoque se aplica comúnmente en dos situaciones: para proporcionar opioides parenterales a pacientes que ya tienen acceso venoso y no pueden tolerar opioides orales; para tratar el dolor muy grave, para el cual las dosis IV pueden repetirse a intervalos tan breves como los determinados por el tiempo hasta el efecto máximo, si es necesario, hasta que se logre un alivio adecuado.[149]

Las infusiones parenterales continuas son útiles para muchos pacientes que no pueden mantenerse con opioides orales. Las infusiones a largo plazo pueden administrarse IV o SC. En la práctica, la principal indicación para la infusión continua ocurre entre pacientes que no pueden tragar o absorber opioides. La infusión continua también se usa en algunos pacientes cuya alta necesidad de opioides hace impracticable el tratamiento oral, como los niños que sufren de leucemia aguda.[149]

El horario de administración de opioides debe individualizarse para optimizar el equilibrio entre el confort y la comodidad del paciente. La dosificación "alrededor del reloj" y la dosificación "según sea necesario" tienen ambos un lugar en la práctica clínica.[149]

Dosis "alrededor del reloj"

Los pacientes con dolor severo generalmente se benefician de la dosificación programada "alrededor del reloj", que puede proporcionar al paciente un alivio continuo al prevenir que el dolor vuelva a aparecer. La mayoría de los pacientes que reciben un régimen de opioides "alrededor del reloj" también deben recibir una llamada "dosis de rescate", que es una dosis suplementaria ofrecida según sea necesario para tratar el dolor que se presenta entre la programación regular. La frecuencia con la que se puede ofrecer la dosis de rescate depende de la vía de administración y del tiempo hasta el efecto máximo para el fármaco en particular. Las dosis de rescate por vía oral generalmente se ofrecen cada 1-2 horas y las dosis parenterales se pueden ofrecer tan frecuentemente como cada 15-30 minutos. La integración de la dosificación "alrededor del reloj" con las dosis de rescate proporciona un método para una escalada segura y racional de la dosis por etapas, que es aplicable a todas las vías de administración de opioides. Los pacientes que requieren más de 4-6 dosis de rescate al día generalmente deben someterse a una escalada de la dosis basal. La cantidad del medicamento de rescate consumido puede utilizarse para guiar el incremento de la dosis, como se informa para la infusión de ketamina.[142,144.150]

Preparaciones de liberación controlada de opioides pueden reducir las molestias asociadas con el uso de la administración "alrededor del reloj" de fármacos con una corta duración de acción. Actualmente, hay formulaciones de liberación controlada disponibles para administración por vía oral, transdérmica y rectal. La experiencia clínica sugiere que las formulaciones de liberación controlada no deben usarse para titulación rápida de la dosis en pacientes con dolor severo. El tiempo necesario para alcanzar la concentración plasmática de estado estable después de iniciar o cambiar la dosificación (al menos 24 horas) puede complicar los esfuerzos para identificar rápidamente la dosis apropiada. Los ajustes repetidos de dosis para pacientes con dolor severo se realizan de manera más eficiente con preparaciones de acción corta, que pueden cambiarse a una preparación de liberación controlada cuando se identifica la dosis efectiva "alrededor del reloj".[150]

Dosis "según sea necesario"

En algunas situaciones, la administración de opioides según sea necesario, sin un régimen de dosificación "alrededor del reloj", puede ser beneficiosa. En el paciente con opioides, la dosificación "según sea necesario" puede proporcionar seguridad adicional durante el inicio de la terapia con opioides, especialmente cuando se necesita una rápida escalada de dosis o se inicia la terapia con un opioides de vida media larga como la metadona o la levorfanol. La dosificación "según sea necesario" también puede ser apropiada para pacientes que tienen una necesidad analgésica que disminuye rápidamente o que experimentan dolor intermitente separado por intervalos sin dolor.[151]

Analgesia controlada por el paciente

La analgesia controlada por el paciente (PCA, por sus siglas en inglés) generalmente se refiere a una técnica de administración de fármacos parenterales en la que el paciente controla un dispositivo de infusión que entrega un bolo del fármaco analgésico "a demanda" según los parámetros establecidos por el médico. El uso de un dispositivo PCA permite al paciente superar variaciones tanto en factores farmacocinéticos como farmacodinámicos, titulando cuidadosamente la tasa de administración de opioides para satisfacer las necesidades analgésicas individuales. Aunque se debe reconocer que el uso de "dosis de rescate" oral es, de hecho, una forma de PCA, el término comúnmente no se aplica a esta situación. La PCA a largo plazo en pacientes postoperatorios se logra más comúnmente a través de la vía intravenosa utilizando un dispositivo de infusión ambulatorio. En la mayoría de los casos, la PCA se añade a una tasa de infusión basal y actúa esencialmente como una dosis de rescate. La PCA intravenosa a largo plazo puede usarse para pacientes que requieren dosis que no pueden tolerarse cómodamente a través de la vía subcutánea o en aquellos que desarrollan reacciones locales a la infusión subcutánea.[148,150,151]

En la edad pediátrica, la PCA se recomienda para niños de 8 años o más, sin discapacidades, en quienes se anticipa dolor moderado a severo durante 24 horas o más. La mayoría de los niños mayores de 7 años entienden el concepto de PCA, y a veces incluso niños más pequeños pueden aprender a usar PCA, pero algunos pueden no tener los recursos cognitivos o emocionales para usarlo. En niños tan jóvenes como de 5 o 6 años también se ha utilizado la PCA, sin embargo, el alivio del dolor no siempre es satisfactorio debido a la pobre comprensión del paciente. En estos pacientes, la Analgesia Controlada por la Enfermera o los Padres (NCA/PCA) representa una modalidad más adecuada de administración de fármacos. Como infusión continua, la PCA permite concentraciones séricas analgésicas estables con seguridad y eficacia en el control del dolor.[151]

La morfina es el fármaco más común usado en PCA, seguido por Fentanilo y Hidromorfona. La selección del opioide usado en PCA es quizás más crítica que la selección adecuada de parámetros como la dosis de bolo, el bloqueo y la tasa de infusión de fondo. Los regímenes de dosificación de PCA deben individualizarse en base a la intensidad del dolor y la monitorización de parámetros de dolor debe ser apropiada para la edad.[149] La monitorización implica mediciones de la tasa respiratoria, nivel de sedación y saturación de oxígeno. La eficacia de la terapia PCA se evalúa mediante autoinformes, escalas analógicas visuales, escalas de dolor de caras y patrones de uso. La efectividad de las técnicas analgésicas puede estar limitada por la incidencia y severidad de efectos adversos; los posibles efectos adversos de la terapia PCA, incluyendo depresión respiratoria, náuseas, vómitos y picazón, pueden prevenirse o controlarse con el uso de fármacos adyuvantes y mediante una titulación cuidadosa.[150] El paciente debe ser instruido en el uso de PCA antes de llegar al quirófano o incluso en la sala de anestesia antes de la inducción. Los clínicos deben ser conscientes de las diferencias relacionadas con la edad y el desarrollo en los parámetros farmacocinéticos, farmacodinámicos y de monitorización para los pacientes con terapia PCA. Hasta la fecha, se ha establecido la seguridad y eficacia de la PCA también en pacientes pediátricos y se ha propuesto un papel de este procedimiento en el manejo del dolor postoperatorio, así como en quemaduras, oncología y cuidados paliativos.[151]

Adyuvantes analgésicos

El término 'adyuvante analgésico' describe un fármaco que tiene una indicación primaria que no es el dolor, pero que es analgésico en algunas condiciones. Un gran grupo de tales fármacos, derivados de diferentes clases farmacológicas, se utiliza ahora para tratar el dolor no maligno.

Estos fármacos pueden combinarse con analgésicos primarios en cualquiera de los tres pasos de la 'escalera analgésica' para mejorar el resultado en pacientes que de otro modo no pueden lograr un equilibrio aceptable entre el alivio y los efectos secundarios. La utilidad potencial de un adyuvante analgésico generalmente se sugiere por las características del dolor o por la existencia de otro síntoma que pueda ser susceptible a un efecto no analgésico del fármaco. Siempre que se seleccione un adyuvante analgésico, se deben apreciar las diferencias entre el uso del fármaco para su indicación primaria y su uso como analgésico. Dado que la naturaleza de los efectos analgésicos dependientes de la dosis no se ha caracterizado para la mayoría de estos fármacos, la titulación de la dosis es razonable con prácticamente todos ellos. Las dosis iniciales bajas son apropiadas dado el deseo de evitar efectos secundarios tempranos. El uso de dosis iniciales bajas y la titulación de la dosis pueden retrasar el inicio del efecto analgésico. Sin embargo, los pacientes deben ser advertidos de esta posibilidad para mejorar la adherencia a la terapia. Existe una gran variabilidad interindividual en la respuesta a todos los adyuvantes analgésicos y una notable variabilidad intraindividual en la respuesta a diferentes fármacos, incluidos los de la misma clase. Estas observaciones sugieren la utilidad potencial de ensayos secuenciales de adyuvantes analgésicos. El proceso de ensayos secuenciales de fármacos, al igual que el uso de dosis iniciales bajas y la titulación de la dosis, deben explicarse al paciente al inicio de la terapia para mejorar la adherencia y reducir el malestar que puede ocurrir si los tratamientos fallan. Los fármacos adyuvantes más utilizados son los corticosteroides, los anestésicos tópicos y locales, los neurolépticos y los benzodiazepinas.[136,146,150]

Corticosteroides

Los corticosteroides se encuentran entre los adyuvantes analgésicos más ampliamente utilizados. Se ha demostrado que tienen efectos analgésicos en diferentes condiciones, mejorando significativamente la calidad de vida y teniendo efectos beneficiosos sobre el apetito, las náuseas, el estado de ánimo y el malestar. El mecanismo de la analgesia producida por estos fármacos puede implicar efectos antiinflamatorios, anti-edematosos y una influencia directa sobre la actividad eléctrica en los nervios dañados. Los riesgos y beneficios relativos de los diversos corticosteroides son desconocidos y la dosificación es en gran parte empírica. En Estados Unidos, el fármaco más comúnmente utilizado es la dexametasona, una elección que recibe apoyo teórico debido al efecto mineralocorticoide relativamente bajo de este agente.[139] La dexametasona también se ha utilizado convencionalmente en casos de aumento de la presión intracraneal y compresión de la médula espinal. La prednisona, la metilprednisolona y la prednisolona también se han utilizado ampliamente para otras indicaciones. Los pacientes que experimentan dolor y otros síntomas pueden responder favorablemente a una dosis relativamente pequeña de corticosteroide (por ejemplo, dexametasona 1-2 mg dos veces al día). Sin embargo, en algunos casos, puede ser apropiado un régimen de dosis alta. Aunque las dosis altas de esteroides son más propensas a causar efectos adversos, la experiencia clínica con este enfoque ha sido favorable.[139]

Anestésicos locales y tópicos

Los anestésicos locales son medicamentos asombrosos que se utilizan comúnmente en la prevención y el manejo del dolor postoperatorio. Inyectados en tejido, alrededor de un nervio o para un bloqueo regional, producen un bloqueo reversible. El uso de anestésicos locales puede producir una reducción de la pérdida de sangre, una cirugía más rápida, una menor morbilidad y una rehabilitación más rápida. La infiltración local, el bloqueo de los nervios periféricos y los plexos, el bloqueo epidural y la analgesia regional representan las técnicas más frecuentes adoptadas. La lidocaína y la bupivacaína son los anestésicos locales más comunes utilizados en la práctica clínica. Se requiere atención particular a la dosificación máxima del fármaco; dosis excesivas pueden causar convulsiones, depresión cardíaca y anomalías del ritmo.[140]

Las formulaciones tópicas son útiles para procedimientos con aguja, incluida la EMLA, una crema que contiene una mezcla eutéctica de 2 anestésicos locales (lidocaína al 2,5% y prilocaína al 2,5%). Es muy eficaz para adormecer la piel y los tejidos justo debajo de la piel. Los anestésicos locales tópicos se pueden utilizar en el manejo de lesiones cutáneas y mucosas dolorosas y como premedicación antes de la punción cutánea. Sin embargo, la profundidad de la piel que se adormece depende de cuánto tiempo se deja la crema. La profundidad máxima es de aproximadamente seis a siete milímetros, después de que la crema ha estado en la piel durante dos horas. Este medicamento se ha utilizado con éxito para una serie de procedimientos dolorosos, como la aspiración de médula ósea y la punción lumbar; la crema debe aplicarse de 30 minutos a 1 hora antes de la inyección o procedimiento con aguja. La adormecimiento satisfactorio de la piel ocurre 1 hora después de la aplicación, alcanza un máximo a las 2 o 3 horas (1 hora para niños menores de 3 meses) y dura 1 hora después de su retirada. EMLA ha demostrado ser seguro, con baja concentración plasmática de anestésico local. Los efectos secundarios leves generalmente desaparecen espontáneamente dentro de 1 o 2 horas. No debe usarse en niños afectados por una rara condición de metahemoglobinemia congénita o idiopática, o en bebés menores de 12 meses que estén recibiendo tratamiento con agentes inductores de metahemoglobinemia.[156,157]

Neurolépticos

Los neurolepticos, como la metotrimeprazina, han demostrado ser analgésicos útiles en pacientes encamados con dolor postoperatorio que experimentan dolor asociado con ansiedad, inquietud o náuseas. En este contexto, los efectos sedantes, ansiolíticos y antieméticos de este fármaco pueden ser altamente favorables, y los efectos secundarios, como la hipotensión ortostática, son menos problemáticos. La metotrimeprazina puede administrarse mediante administración continua subcutánea (SC), inyección en bolo SC o infusión intravenosa (IV) breve (administración durante 20-30 minutos). Un esquema de dosificación prudente comienza con 5-10 mg cada 6 horas o una dosis comparable administrada por infusión, que se aumenta gradualmente según sea necesario. La mayoría de los pacientes no requerirán más de 20-50 mg cada 6 horas para obtener los efectos deseados. Dado su potencial de toxicidad grave y la evidencia limitada en apoyo de la eficacia analgésica, otros neurolépticos deben usarse solo para el tratamiento del delirio y las náuseas.[124,138.146]

Benzodiacepinas

Los benzodiacepinas tienen poca evidencia de poseer propiedades analgésicas significativas en la mayoría de las circunstancias clínicas, e incluso, hay alguna evidencia de que, en ciertas circunstancias, pueden antagonizar la analgesia opioide. Estos fármacos pueden desempeñar un papel en el manejo de la ansiedad y el espasmo muscular.[154]

La gestión del dolor agudo pediátrico es crucial por razones éticas y por la morbilidad asociada. Se utilizan intervenciones psicológicas, conductuales y físicas, además de tratamientos farmacológicos. Los enfoques no farmacológicos incluyen medidas de confort físico y actividades distractoras. Los padres juegan un papel fundamental en el apoyo durante los procedimientos dolorosos y en el contexto hospitalario. Es esencial establecer una alianza positiva con los padres para fortalecer la relación médico-paciente. Es necesario desarrollar más programas específicos para el dolor postoperatorio pediátrico y fomentar la colaboración entre centros para recopilar más datos sobre diferentes condiciones dolorosas. Un enfoque estructurado en la gestión del dolor, que incluya la recopilación de una historia del dolor, la evaluación utilizando herramientas adecuadas y la estimación regular de la eficacia de las intervenciones, es fundamental. La cooperación y comunicación entre anestesiólogos, cirujanos y pediatras son esenciales para el manejo exitoso del dolor.[157,158]

2.4.8. Pronóstico del Dolor en Pacientes Pediátricos en la Unidad de Terapia Intensiva Pediátrica (UTIP).

El pronóstico del dolor en pacientes pediátricos en la Unidad de Terapia Intensiva Pediátrica (UTIP) depende de diversos factores, como la causa subyacente, la intensidad y duración del dolor, la respuesta al tratamiento y el contexto clínico general del paciente.

Factores Determinantes del Pronóstico

La etiología del dolor juega un rol crucial; condiciones transitorias, como procedimientos quirúrgicos o traumatismos leves, suelen tener un pronóstico favorable cuando se manejan de manera efectiva. El dolor asociado con enfermedades crónicas, como neuropatías o cáncer, puede ser más difícil de controlar y requerir un manejo multimodal prolongado.

La intensidad y duración del dolor influyen directamente en el pronóstico. Un dolor agudo bien tratado suele tener una resolución completa, mientras que el dolor persistente puede evolucionar hacia una condición crónica.

El acceso a intervenciones analgésicas tempranas y adecuadas mejora significativamente el pronóstico, minimizando el riesgo de complicaciones a largo plazo.

Complicaciones Asociadas con un Manejo Inadecuado

El manejo ineficaz del dolor puede llevar a consecuencias adversas, como la sensibilización central, que incrementa la percepción del dolor incluso después de que la causa inicial haya desaparecido. La presencia de dolor prolongado puede contribuir a problemas psicológicos como ansiedad, depresión y estrés postraumático. En pacientes críticos, el dolor no controlado puede interferir con la recuperación y prolongar la estancia en la UTIP.

Pronóstico en Contextos Específicos

En procedimientos invasivos o postoperatorios, el pronóstico suele ser bueno si se implementa analgesia preventiva y multimodal. En enfermedades graves, como sepsis o trauma severo, el pronóstico del dolor depende de la evolución de la enfermedad subyacente y la estabilidad clínica del paciente. En pacientes con dolor crónico o neuropático, el pronóstico puede ser reservado y requerir un enfoque interdisciplinario.

Mejoras Pronósticas Potenciales

La implementación de protocolos específicos para la evaluación y manejo del dolor en la UTIP puede mejorar significativamente el pronóstico. El uso de herramientas de evaluación del dolor adaptadas a la edad y el desarrollo del paciente permite un manejo más preciso. La colaboración con el equipo multidisciplinario, incluidos especialistas en manejo del dolor, psicólogos y fisioterapeutas, optimiza los resultados.

Un manejo adecuado y continuo del dolor no solo mejora el bienestar del paciente pediátrico sino que también reduce las complicaciones asociadas y facilita la recuperación integral.

2.4.9. Complicaciones del Dolor en Pacientes Pediátricos en la Unidad de Terapia Intensiva Pediátrica (UTIP).

El dolor no controlado en pacientes pediátricos en la Unidad de Terapia Intensiva Pediátrica (UTIP) puede tener consecuencias físicas, psicológicas y funcionales significativas, tanto a corto como a largo plazo. Estas complicaciones subrayan la importancia de una evaluación y manejo efectivos.

Complicaciones Fisiológicas

Activación sostenida del sistema nervioso simpático, que puede provocar taquicardia, hipertensión arterial y aumento del consumo de oxígeno, lo que compromete aún más a los pacientes críticos.

Alteraciones metabólicas como hiperglucemia, debido a la liberación de hormonas de estrés (cortisol, adrenalina).

Sensibilización central, en la que el sistema nervioso se vuelve hiperreactivo al dolor, aumentando la percepción incluso de estímulos no nocivos.

Retardo en la cicatrización de heridas y recuperación de procedimientos quirúrgicos debido al impacto del estrés en los procesos inflamatorios y de reparación tisular.

Complicaciones Psicológicas

Desarrollo de trastornos de ansiedad, depresión o estrés postraumático, especialmente en pacientes expuestos a dolor persistente o severo.

Miedo y evitación de procedimientos médicos futuros, lo que dificulta el manejo de condiciones subyacentes.

Complicaciones Funcionales

Alteración en el sueño, que compromete la recuperación física y mental.

Retraso en el desarrollo, especialmente en lactantes y niños pequeños, debido a la interferencia del dolor con actividades esenciales como la alimentación y el movimiento.

Disminución de la movilidad y fuerza muscular, con un mayor riesgo de desarrollar contracturas o atrofia muscular en pacientes inmovilizados.

Complicaciones Sociales

Impacto negativo en la relación entre el paciente y los cuidadores, ya que los niños pueden desarrollar desconfianza hacia el entorno hospitalario o las personas involucradas en su atención.

Alteración en la dinámica familiar debido a la carga emocional asociada con el manejo del dolor crónico o mal controlado.

Complicaciones Crónicas

Evolución del dolor agudo a dolor crónico, lo que requiere intervenciones prolongadas y puede limitar la calidad de vida a largo plazo.

Neuropatías dolorosas asociadas con procedimientos invasivos repetidos o daño neurológico.

El control efectivo del dolor en pacientes pediátricos en UTIP no solo mejora su calidad de vida durante la hospitalización, sino que también previene complicaciones potencialmente debilitantes a largo plazo. Esto requiere un enfoque integral y multidisciplinario.

2.4.10. Consultas de Especialidades para el Manejo del Dolor en Pacientes Pediátricos en la Terapia Intensiva Pediátrica (UTIP).

El manejo del dolor en la Unidad de Terapia Intensiva Pediátrica (UTIP) puede requerir la intervención de múltiples especialidades para garantizar un enfoque integral, especialmente en casos complejos o refractarios. Estas consultas se centran en identificar la causa del dolor, optimizar el tratamiento y prevenir complicaciones.

1. Medicina Intensiva Pediátrica

Supervisión y manejo integral del paciente crítico.

Monitoreo continuo de signos vitales y evaluación del impacto del dolor en la estabilidad hemodinámica.

Implementación de protocolos de analgesia multimodal y manejo invasivo del dolor.

2. Anestesiología y Manejo del Dolor

Especialistas en técnicas avanzadas de control del dolor, como bloqueos nerviosos, catéteres epidurales o infusiones de analgesia controlada por el paciente (PCA).

Selección de analgésicos óptimos y ajustes según la respuesta del paciente, minimizando efectos secundarios.

3. Psicología Pediátrica

Evaluación del impacto emocional y psicológico del dolor, especialmente en pacientes con hospitalizaciones prolongadas o dolor crónico.

Terapias no farmacológicas como técnicas de relajación, distracción o terapia cognitivo-conductual para reducir la percepción del dolor.

4. Fisioterapia y Rehabilitación

Intervenciones para prevenir complicaciones musculoesqueléticas asociadas con inmovilización prolongada.

Programas de movilidad adaptados para aliviar el dolor musculoesquelético y mejorar la funcionalidad del paciente.

5. Neurología Pediátrica

Evaluación en casos de dolor neuropático o asociado con enfermedades neurológicas, como neuropatías periféricas o daño central.

Asesoramiento sobre el uso de medicamentos específicos para el dolor neuropático, como antidepresivos tricíclicos o anticonvulsivantes.

6. Cirugía Pediátrica

Consulta en pacientes con dolor postoperatorio o relacionado con complicaciones quirúrgicas.

Intervenciones específicas para manejar dolor secundario a drenajes, infecciones o problemas de cicatrización.

7. Cuidados Paliativos Pediátricos

Soporte en pacientes con dolor refractario o enfermedades terminales, proporcionando manejo del dolor centrado en la calidad de vida.

Orientación en el uso de opioides y otros analgésicos fuertes de manera segura.

8. Nutrición Clínica

Evaluación de déficits nutricionales que puedan exacerbar el dolor o retrasar la recuperación.

Recomendaciones sobre suplementos o modificaciones en la dieta que contribuyan a la resolución de condiciones asociadas con dolor inflamatorio o crónico.

9. Farmacia Clínica

Asesoramiento sobre interacciones farmacológicas y optimización de regímenes analgésicos.

Monitoreo de efectos secundarios relacionados con los analgésicos, especialmente en pacientes con insuficiencia renal o hepática.

10. Trabajo Social

Apoyo a las familias para entender el manejo del dolor y garantizar su participación en el proceso de recuperación.

Gestión de recursos externos para soporte en casa en casos de dolor crónico o necesidades posthospitalarias.

La coordinación entre estas especialidades es esencial para proporcionar un manejo efectivo y centrado en el paciente, minimizando el impacto del dolor tanto a corto como a largo plazo.

2.4.11. Educación a Pacientes y Familiares sobre el Dolor en Pacientes Pediátricos en la Terapia Intensiva Pediátrica (UTIP).

La educación a pacientes y familiares sobre el manejo del dolor en la Unidad de Terapia Intensiva Pediátrica (UTIP) es un componente clave del cuidado integral. Brindar información clara y adecuada fomenta la confianza, reduce la ansiedad y mejora la participación en el proceso terapéutico.

Objetivos de la Educación

Proporcionar información sobre las posibles causas del dolor y su relación con la enfermedad o procedimiento.

Explicar las estrategias disponibles para aliviar el dolor, incluyendo enfoques farmacológicos y no farmacológicos.

Enseñar a identificar señales de dolor en el paciente pediátrico, especialmente en aquellos que no pueden expresarlo verbalmente.

Fortalecer la confianza en el equipo médico y promover la colaboración en el manejo del dolor.

Aspectos Clave a Abordar

1. **Explicación del Dolor**

   Describir cómo se origina el dolor, su propósito (protección del cuerpo) y cómo se clasifica (agudo o crónico).

   Aclarar que el manejo del dolor es una prioridad para garantizar la comodidad y el bienestar del paciente.

2. **Métodos de Evaluación del Dolor**

   Enseñar a los familiares a observar signos de dolor como cambios en la conducta, expresiones faciales, llanto o alteraciones en signos vitales.

   Explicar el uso de herramientas específicas para evaluar el dolor en función de la edad y el desarrollo del niño.

3. **Opciones de Manejo del Dolor**

   Enfoques farmacológicos: Explicar el uso de analgésicos como paracetamol, opioides o medicamentos adyuvantes, destacando su seguridad y monitoreo estricto.

   Técnicas no farmacológicas: Mostrar cómo el contacto físico, la distracción (juegos, música) o la relajación pueden ayudar a reducir la percepción del dolor.

4. **Rol de la Familia en el Manejo del Dolor**

   Animar a los familiares a participar activamente en el cuidado, como consolar al niño, proporcionar distracción y reportar cualquier signo de dolor.

   Reforzar la importancia de la comunicación abierta con el equipo de salud sobre cambios en el comportamiento o la efectividad de los tratamientos.

5. **Efectos Secundarios y Riesgos Asociados con el Manejo del Dolor**

   Explicar de manera sencilla los posibles efectos secundarios de los medicamentos y las medidas para minimizarlos.

   Tranquilizar a las familias sobre el uso seguro de opioides y otros analgésicos bajo supervisión médica.

6. **Importancia de la Continuidad del Manejo del Dolor**

Educar sobre la necesidad de seguir las recomendaciones médicas al alta, incluyendo terapias analgésicas y citas de seguimiento.

Asegurar que los familiares comprendan cómo administrar los medicamentos en casa, si es necesario.

Materiales de Apoyo

Folletos informativos, videos educativos o guías visuales pueden ser útiles para reforzar la información proporcionada.

Incluir ejemplos prácticos y responder a las preguntas específicas de cada familia.

Beneficios de la Educación

Reduce la ansiedad y el estrés de los familiares, mejorando su capacidad para apoyar al paciente.

Facilita una detección más temprana de dolor persistente o complicaciones.

Promueve la confianza y la cooperación entre el equipo médico y las familias, mejorando los resultados clínicos y la experiencia general del paciente.

La educación debe adaptarse al nivel de comprensión y las necesidades emocionales de cada familia, asegurando que se sientan empoderadas para contribuir al bienestar del niño.

2.4.12. Mejorando el Equipo de Salud en el Manejo del Dolor en Pacientes Pediátricos en la Unidad de Terapia Intensiva Pediátrica (UTIP).

El manejo efectivo del dolor en la Unidad de Terapia Intensiva Pediátrica (UTIP) requiere un equipo de salud bien preparado, coordinado y con acceso a recursos adecuados. Mejorar la capacidad del equipo para abordar el dolor puede traducirse en una mejor experiencia para el paciente y en mejores resultados clínicos.

Estrategias para Mejorar el Equipo de Salud

1. Capacitación y Educación Continua

Implementar programas regulares de capacitación sobre la evaluación, manejo y monitoreo del dolor en pacientes pediátricos.

Actualizar al equipo sobre protocolos basados en evidencia, nuevas técnicas y tratamientos disponibles.

Fomentar la educación interdisciplinaria para integrar perspectivas de pediatría, anestesiología, psicología, fisioterapia y enfermería.

2. Implementación de Protocolos Estandarizados

Desarrollar y aplicar guías clínicas específicas para el manejo del dolor en UTIP, incluyendo estrategias farmacológicas y no farmacológicas.

Asegurar que las herramientas de evaluación del dolor, como escalas y algoritmos, sean accesibles y aplicadas de manera uniforme.

Incluir protocolos para el manejo de situaciones complejas, como dolor neuropático o dolor refractario.

3. Comunicación Efectiva

Fomentar reuniones interdisciplinarias regulares para discutir el manejo del dolor en pacientes críticos.

Promover la comunicación abierta entre el equipo médico, los pacientes y sus familias, asegurando que las preocupaciones sobre el dolor sean escuchadas y atendidas.

4. Fortalecimiento de la Enfermería en el Manejo del Dolor

Capacitar al personal de enfermería en la identificación temprana de signos de dolor y en la administración segura de analgesia.

Fomentar su rol como enlace directo con los pacientes y sus familias, proporcionando apoyo continuo.

5. Acceso a Especialistas en Manejo del Dolor

Integrar especialistas en manejo del dolor pediátrico para casos complejos.

Facilitar la consulta oportuna con anestesiólogos, neurólogos, psicólogos y fisioterapeutas cuando sea necesario.

6. Fomento de Intervenciones No Farmacológicas

Capacitar al equipo en técnicas complementarias como la distracción, el contacto físico, la relajación guiada o la musicoterapia.

Promover la integración de estas técnicas como parte del plan de manejo integral del dolor.

7. Evaluación de Desempeño y Mejora Continua

Establecer indicadores de calidad relacionados con el manejo del dolor, como la frecuencia de evaluaciones del dolor, el tiempo de respuesta y la efectividad de las intervenciones.

Implementar auditorías regulares para identificar áreas de mejora y actualizar protocolos.

8. Provisión de Recursos Adecuados

Asegurar la disponibilidad de herramientas para la evaluación del dolor adaptadas a la edad y condición del paciente.

Garantizar el acceso a medicamentos analgésicos seguros, incluyendo opioides, adyuvantes y opciones para analgesia regional.

9. Apoyo Emocional y Prevención del Desgaste Profesional

Proporcionar soporte psicológico y estrategias de manejo del estrés para el equipo de salud, reduciendo el riesgo de desgaste profesional.

Fomentar un ambiente laboral positivo que valore la colaboración y el aprendizaje continuo.

10. Participación Familiar y Educación Comunitaria

Involucrar a las familias en la planificación y evaluación del manejo del dolor.

Proporcionar educación a los cuidadores sobre el papel que pueden desempeñar para apoyar al equipo en la reducción del dolor del paciente.

Mejorar el equipo de salud en el manejo del dolor en UTIP no solo beneficia directamente a los pacientes, sino que también fortalece la cohesión del equipo y fomenta un entorno de atención centrado en la calidad y la seguridad.

2.5. Coma en pacientes pediátricos en la Unidad de Terapia Intensiva Pediátrica (UTIP).

El estado mental alterado es un término general que incluye un espectro de comportamientos del paciente que van desde la confusión hasta la falta de respuesta profunda. El coma se encuentra en un extremo de ese espectro y se define de manera más rigurosa como un estado de inconsciencia profunda con los ojos cerrados y una respuesta inapropiada a la estimulación que dura un período prolongado de tiempo. El primer objetivo en el manejo de un paciente en coma es estabilizar al paciente y diagnosticar cualquier causa rápidamente reversible del coma, como la hipoglucemia. Después de la estabilización, el cuidador puede realizar una evaluación que clasificará la etiología del coma en causa estructural o no estructural.

El coma es un estado de alteración del nivel de conciencia en el que hay una pérdida tanto de la vigilia como de la conciencia del yo y del entorno. Es una condición muy grave que requiere toma de decisiones médicas inmediatas al llegar al departamento de emergencias pediátricas o a la unidad de cuidados intensivos pediátricos (UTIP).[153] El sistema de puntuación más común utilizado para la evaluación de la conciencia es la escala de coma de Glasgow (GCE), y se utiliza una versión modificada del Glasgow en pacientes pediátricos.[154,155]

El coma pediátrico se define generalmente como tener una GCE de <12 durante al menos 6 horas.[156] El coma, sin antecedentes de un evento traumático, es una característica acompañante de muchas condiciones diferentes, incluyendo etiologías infecciosas, metabólicas-tóxicas y epilépticas. Estas condiciones, o el coma resultante de ellas, pueden ser mortales si no se identifican rápidamente y se tratan suficientemente.[157,158]

En la población pediátrica, la discriminación entre coma traumático y no traumático (NTC) es un paso diagnóstico inicial común. Sin embargo, determinar la causa del NTC y su etiología es un desafío para los médicos, pero crucial para tomar decisiones de tratamiento adecuadas. La etiología del coma y el estado clínico al momento del ingreso son posibles predictores de resultado. Aunque las causas estructurales y no estructurales del coma pueden superponerse, es importante distinguir entre lesiones cerebrales destructivas y alteraciones fisiológicas globales agudas mediante investigaciones específicas del caso.[159] La mayoría de los estudios epidemiológicos sobre coma en niños se han centrado en el coma traumático.[160,161] La mayoría de los estudios de NTC en niños han investigado el análisis pronóstico de etiologías específicas. Hay pocos estudios en los que el NTC ha sido evaluado en cuanto a gravedad, etiología y pronóstico.[162,163,164]

El coma refleja una falla cerebral que puede originarse en el sistema nervioso central o puede reflejar un proceso metabólico sistémico. Las causas del coma van desde anomalías metabólicas fácilmente corregibles hasta lesiones masivas potencialmente mortales. El proveedor debe comprometerse en pasos de reanimación y diagnóstico simultáneamente.[165]

El coma suele ser un estado transitorio, aunque puede durar un período indefinido o incluso prolongado. Las funciones de alerta y despertar del cerebro se ven afectadas, así como la conciencia y el contenido de la misma. La pérdida breve de la conciencia con un completo retorno a la alerta define el síncope.[16t]

Existen gradaciones de alteración del estado mental que van desde una confusión leve hasta condiciones descritas como letargo, estupor y obnubilación. Aunque los términos pueden estar claramente definidos en la literatura, a menudo se usan de manera incorrecta, lo que lleva a malas comunicaciones. El letargo indica un defecto en la atención con una disminución mínima de la vigilia. La obnubilación se refiere a una conciencia más embotada y una respuesta reducida al entorno. El estupor describe un estado de inconsciencia más profundo del que el paciente solo puede ser despertado transitoriamente con estimulación vigorosa. Los proveedores deben determinar la respuesta del paciente a la estimulación y describir esa respuesta en lugar de usar términología imprecisa. Las escalas de gradación del coma pueden proporcionar una manera simplificada de rastrear el nivel de conciencia de un paciente con el tiempo y pueden ayudar a identificar tendencias.

El primer objetivo del clínico es estabilizar al paciente en coma y diagnosticar y tratar cualquier causa reversible de coma, como la hipoglucemia. Luego se realiza una evaluación adicional que identificará una causa probable de coma o realizará la clasificación inicial crítica en causas estructurales o no estructurales del coma.[167]

2.5.1. Causas del coma en pacientes pediátricos admitidos en la Terapia Intensiva Pediátrica (UTIP).

El coma representa una falla cerebral. Puede ser causado por disfunción neuronal debido a diversas causas, incluyendo procesos estructurales o no estructurales que afectan al sistema nervioso central.[168]

Etiologías metabólicas o infecciosas pueden afectar difusamente al cerebro y provocar un coma. Causas tóxicas o metabólicas comunes de coma incluyen hipoglucemia, hiperglucemia, ingesta excesiva de alcohol, sobredosis de medicamentos o uso de drogas ilícitas. De todas las causas no estructurales de coma, la hipoglucemia y las infecciones sistémicas probablemente representan la mayoría de los pacientes que presentan coma. Otros causas metabólicas menos comunes incluyen encefalopatía hepática, hiponatremia, hipernatremia, hipercalcemia, anomalías endocrinas, entre otras. Las infecciones primarias del sistema nervioso central como la meningitis o la encefalitis pueden llevar al coma, pero son relativamente poco comunes aunque es vital detectarlas.[168]

Enfermedades cerebrales estructurales como hematomas subdurales o epidurales traumáticos, hemorragias intracraneales espontáneas, trombosis venosas, tumores, hidrocefalia aguda, aumento de la presión intracraneal, lesiones cerebrales anóxicas o accidentes cerebrovasculares en el tronco encefálico pueden causar un estado mental alterado o coma.[168]

El estado epiléptico generalizado puede evolucionar hacia una forma sutil o no convulsiva, a veces llamada estado epiléptico transformado o en fase terminal, donde predomina la falta de respuesta en la imagen clínica y solo hay actividad motora menor o incluso ninguna asociada. Además, con el uso cada vez más frecuente de la monitorización electroencefalográfica (EEG) en las unidades de cuidados intensivos, ahora se identifican pacientes con hallazgos electroencefalográficos altamente anormales que sugieren estado epiléptico no convulsivo en pacientes que clínicamente no tienen convulsiones generalizadas.[168]

2.5.2. Epidemiología del coma en pacientes pediátricos en la Unidad de Terapia Intensiva Pediátrica (UTIP).

Aunque el coma es una presentación clínica común en el departamento de emergencias (ED), la frecuencia real de coma al presentarse en urgencias es difícil de determinar. El número de estudios publicados sobre pacientes que se presentan con coma es sorprendentemente pequeño.[169] El uso de varios términos para describir a pacientes con estados mentales deprimidos genera múltiples opciones de codificación, lo que dificulta las revisiones retrospectivas. Dentro de un registro clínico, a menudo existe variación en las evaluaciones realizadas por diferentes proveedores. Además, la codificación diagnóstica frecuentemente refleja la etiología del estado mental alterado sin codificación específica para el coma. El hecho de que una causa común de coma, como la hipoglucemia, a menudo sea tratada por los servicios médicos de emergencia con resolución antes de la llegada al departamento de urgencias, contribuye a la confusión en la codificación.

Un estudio más reciente de un solo centro, que incluyó a más de 1000 pacientes consecutivos con coma de etiología desconocida, excluyendo el traumatismo craneoencefálico y los sobrevivientes de paro cardíaco, encontró que los pacientes con coma de etiología desconocida comprendían el 0.4% de todos los pacientes del ED. Los principales diagnósticos se clasificaron en lesiones cerebrales agudas primarias, como hemorragias y tumores (39%), patologías cerebrales primarias sin lesiones agudas, mayormente epilepsia (25%), y patologías que afectaban al cerebro de manera secundaria, como sepsis, intoxicaciones o condiciones metabólicas (36%). Un tercio de los sujetos tenía más de una patología explicativa del coma.[170]

In 2021, Wong y colaboradores[171] realizaron un estudio en pacientes pediátricos para determinar etiología, epidemiología y resultados del tratamiento del coma. Encontraron que la incidencia de coma no traumático fue de **30.8 por cada 100,000 niños menores de 16 años por año** (6.0 por cada 100,000 en la población general por año). La incidencia específica por edad fue notablemente mayor en el primer año de vida, con **160 por cada 100,000 niños por año**. Las presentaciones específicas del sistema nervioso central se hicieron más comunes con el aumento de la edad. En los lactantes, casi dos tercios de las presentaciones fueron con signos sistémicos no específicos. La **infección** fue la etiología más común en general. La etiología permaneció desconocida en el **14% de los casos**, a pesar de una investigación exhaustiva y/o autopsia. La mortalidad dependió en gran medida de la etiología, con tasas de mortalidad específicas que variaron entre **3% y 84%.** Con un seguimiento aproximado de hasta 12 meses, la mortalidad global de la serie fue del **46%.**[171]

2.5.3. Fisiopatología del coma en pacientes pediátricos admitidos en la Terapia Intensiva Pediátrica (UTIP).

La fisiopatología aceptada de un coma implica disfunción neuronal debido a una disminución en el suministro de glucosa u oxígeno al cerebro. Una miríada de etiologías puede llevar a una interrupción esencial del sustrato con disfunción del sistema nervioso central (SNC) difuso y coma como la condición clínica extrema. Por ejemplo, cualquier proceso clínico que cause colapso circulatorio o hipoxemia profunda puede manifestarse como un coma. Tan solo quince segundos de colapso circulatorio resultarán en pérdida de conciencia. Si la causa del colapso circulatorio es breve y se restablece rápidamente, como en el caso de un simple desmayo, la conciencia se recupera. Si la hipotensión o la hipoxemia continúan, el estado mental alterado persiste, y puede producirse daño secundario en el SNC. La hipoglucemia se encuentra frecuentemente en la práctica clínica, más a menudo en asociación con el tratamiento de la diabetes mellitus o como complicación del alcoholismo. Las anormalidades electrolíticas como la hiponatremia o la hipercalcemia pueden alterar el metabolismo neuronal normal. La fisiopatología de otras causas de coma metabólico no está clara, pero puede involucrar falsos neurotransmisores, como se sugiere en la encefalopatía hepática. La depresión global del funcionamiento neuronal es el mecanismo más común de coma en intoxicaciones y envenenamientos.

Las lesiones estructurales del SNC, como la hemorragia intracerebral, pueden provocar coma por la destrucción directa de las áreas de alerta del cerebro o por daño secundario debido al desplazamiento de estructuras intracraneales, compresión vascular o aumento de la presión intracraneal. Los síndromes de herniación describen características de examen físico clínicamente reconocibles que pueden sugerir la ubicación anatómica de la lesión del SNC. El más discutido de los síndromes de herniación es la herniación uncal, donde la porción medial de los lóbulos temporales se desplaza con la consiguiente pérdida de conciencia debido a la compresión del tronco encefálico. Los hallazgos fisiopatológicos suelen ser compresión del tronco encefálico y del nervio craneal III mientras sale del tronco encefálico y cruza la tienda del cerebelo. Esto resulta en la alteración de las fibras parasimpáticas (pupiloesfínteres) que viajan con el tercer nervio, y en la mayoría de los casos, dilatación pupilar en el mismo lado (aproximadamente el 90%) de la lesión en masa.[172]

La presión intracraneal aumentada es una causa frecuente de coma. Dado que el cerebro está encerrado en el cráneo cerrado, las condiciones que aumentan la presión intracraneal pueden afectar la perfusión cerebral. La ecuación que aproxima esta relación es CPP (presión de perfusión cerebral) = MAP (presión arterial media estimada como 1/3 de la presión arterial sistólica + 2/3 de la presión arterial diastólica) - PIC (presión intracraneal). A medida que la PIC se acerca a la MAP, la perfusión cerebral disminuye. Es esencial mantener la CPP reduciendo la presión intracraneal aumentada mientras se evita la hipotensión.[173,174]

2.5.4. Manifestaciones clínicas del coma en pacientes pediátricos admitidos en la Terapia Intensiva Pediátrica (UTIP).

Existe una paradoja en la evaluación del paciente comatoso. La historia clínica revelaría la etiología del estado mental alterado, pero este mismo estado mental alterado puede oscurecer la información sobre eventos recientes. Después de estabilizar al paciente, se deben hacer esfuerzos para obtener información de los proveedores de servicios médicos de emergencia (EMS), familiares, compañeros de trabajo o cualquier testigo presente.

Al evaluar al paciente comatoso, es axiomático abordar los fundamentos del cuidado de emergencia: vía aérea, respiración, circulación. El examen físico debe dirigirse a detectar signos de trauma durante el examen físico general. El examen neurológico inicial debe incluir la respuesta al dolor, una evaluación breve de la función motora, apertura ocular y verbalización. El examen de los nervios craneales debe incluir una evaluación de los movimientos oculares, pupilares, corneales, el reflejo de la tos y el reflejo del vómito. Cualquier postura anormal debe ser registrada. La presencia de dilatación ipsilateral de la pupila sugiere el síndrome de herniación uncal con compresión del tercer nervio craneal debido a una masa. La ausencia de hallazgos focales en el examen sugiere una causa metabólica, infecciosa o toxicológica del coma.[165,175]

El registro del examen neurológico se puede cuantificar aproximadamente mediante la Escala de Coma de Glasgow (Ver tabla 2.6), el puntaje FOUR (Ver tabla 2.5) u otras escalas de evaluación. Las escalas de puntuación breves son útiles para el monitoreo secuencial del paciente, pero tienen limitaciones. [176,177,178,179]

Escala de Coma de Glasgow:

Respuesta ocular: 4 = ojos abiertos espontáneamente, 3 = apertura ocular al comando verbal, 2 = apertura ocular al dolor, 1 = sin apertura ocular

Respuesta motora: 6 = obedece órdenes, 5 = localización del dolor, 4 = retirada del dolor, 3 = respuesta de flexión al dolor, 2 = respuesta de extensión al dolor, 1 = sin respuesta motora

Respuesta verbal: 5 = orientado, 4 = confuso, 3 = palabras inapropiadas, 2 = sonidos incomprensibles, 1 = sin respuesta verbal

Tabla 2.6. Escala de Coma de Glasgow Pediátrica Modificada:

Área evaluada	Lactantes	Niños	Puntuación
Apertura de los ojos	Abre espontáneamente	Abre espontáneamente	4
	Abre en respuesta a los estímulos verbales	Abre en respuesta a los estímulos verbales	3
	Abre sólo en respuesta al dolor	Abre sólo en respuesta al dolor	2
	Ausencia de respuesta	Ausencia de respuesta	1
	Arrullos y balbuceos	Orientada y apropiada	5

Respuesta verbal	Llanto irritable	Confusa	4
	Llora en respuesta al dolor	Palabras inadecuadas	3
	Se queja en respuesta al dolor	Palabras incomprensibles o sonidos inespecíficos	2
	Ausencia de respuesta	Ausencia de respuesta	1
Respuesta motora	Se mueve espontánea e intencionalmente	Obedece las indicaciones	6
	Se retira al tocarlo	Localiza el estímulo doloroso	5

	Se retira en respuesta al dolor	Se retira en respuesta al dolor	4
	Responde al dolor con una postura de decorticación	Responde al dolor con una postura de decorticación	3
	Responde al dolor con una postura de descerebración	Responde al dolor con una postura de descerebración	2
	Ausencia de respuesta	Ausencia de respuesta	1

Fuente: Kuczkowski KM. Glasgow Coma Scale in Pediatrics. [Updated 2022 Jul 27]. In: StatPearls [Internet]. Treasure Island (FL): StatPearls Publishing; 2022 Jan-. Available from: https://www.ncbi.nlm.nih.gov/books/NBK441871/

Respuesta ocular: 4 = ojos abiertos espontáneamente, 3 = apertura ocular al comando verbal, 2 = apertura ocular al dolor, 1 = sin apertura ocular

Respuesta motora: 6 = obedece órdenes, 5 = localización del dolor, 4 = retirada del dolor, 3 = respuesta de flexión al dolor, 2 = respuesta de extensión al dolor, 1 = sin respuesta motora

Respuesta verbal: 5 = orientado, 4 = confuso, 3 = palabras inapropiadas, 2 = sonidos incomprensibles, 1 = sin respuesta verbal

Puntaje FOUR

La **Escala FOUR (Full Outline of UnResponsiveness – Por sus siglas en inglés)** es una herramienta utilizada para evaluar el nivel de conciencia en pacientes comatosos, incluidas aplicaciones en pediatría. (Ver tabla 2.7). A diferencia de la Escala de Glasgow, la Escala FOUR ofrece una evaluación más detallada de las funciones neurológicas, proporcionando información clave sobre el estado de conciencia, la función del tronco encefálico y la respiración.[181]

Componentes de la Escala FOUR

La Escala FOUR consta de cuatro componentes principales, cada uno puntuado de 0 a 4, con un puntaje total máximo de 16. Estos son:[181]

1. Respuestas oculares (O):

- 4: Apertura ocular espontánea

- 3: Apertura ocular al estímulo verbal

- 2: Apertura ocular al estímulo doloroso

- 1: No hay apertura ocular, pero las pupilas responden a la luz

- 0: No hay apertura ocular ni respuesta pupilar

2. Respuestas motoras (M):

- 4: Responde con movimientos apropiados o sigue órdenes

- 3: Flexión anormal (respuesta flexora al dolor)

- 2: Extensión anormal (respuesta extensora al dolor)

- 1: No hay respuesta motora, pero presenta posturas de descerebración o decorticación

- 0: No hay respuesta motora

3. Reflejos del tronco encefálico (B):

- 4: Reflejos de tos, parpadeo y respuesta pupilar presentes

- 3: Pupilas dilatadas o no reactivas

- 2: Ausencia de reflejo corneal o de tos

- 1: Ausencia de reflejo pupilar o corneal

- 0: Ausencia total de reflejos del tronco encefálico

4. **Respiración (R)**:

- 4: Respira de manera espontánea

- 3: Respira con ventilación asistida, pero con un patrón rítmico

- 2: Apnea o respiración irregular con ventilación asistida

- 1: Apnea, pero respira espontáneamente al ser estimulado

- 0: Apnea sin respiración espontánea

Tabla. 2.7. La Escala FOUR (Full Outline of UnResponsiveness – Por sus siglas en inglés)

Componente	Puntaje	Descripción
Respuestas oculares (O)	4	Apertura ocular espontánea
	3	Apertura ocular al estímulo verbal
	2	Apertura ocular al estímulo doloroso
	1	Sin apertura ocular, pero pupilas responden a luz
	0	Sin apertura ocular ni respuesta pupilar

	4	Movimientos apropiados o sigue órdenes
	3	Flexión anormal (respuesta flexora)
Respuestas motoras (M)	2	Extensión anormal (respuesta extensora)
	1	Postura de descerebración o decorticación
	0	Sin respuesta motora
	4	

Reflejos del tronco (B)		Reflejos de tos, parpadeo y respuesta pupilar presentes
	3	Pupilas dilatadas o no reactivas
	2	Sin reflejo corneal o de tos
	1	Sin reflejo pupilar o corneal
	0	Sin reflejos del tronco encefálico
	4	Respira de manera espontánea

Respiración (R)	3	Ventilación asistida con patrón rítmico
	2	Apnea o respiración irregular con ventilación asistida
	1	Apnea, pero respira con estímulo
	0	Apnea sin respiración espontánea

Fuente: MDCalc. FOUR (Full Outline of Unresponsiveness) Score [Internet]. Disponible en: https://www.mdcalc.com/calc/10028/four-full-outline-unresponsiveness-score

Aplicación en Pediatría

En pacientes pediátricos, la Escala FOUR es útil para evaluar el estado neurológico en casos de coma no traumático, estado vegetativo y otras afecciones neurológicas graves. Se utiliza como una alternativa a la Escala de Glasgow cuando es necesario evaluar con mayor precisión la función del tronco encefálico y la respiración, ya que la Escala FOUR incluye parámetros que no están presentes en la Escala de Glasgow.[181]

Ventajas de la Escala FOUR

- **Evaluación del tronco encefálico:** A diferencia de la Escala de Glasgow, la Escala FOUR permite evaluar los reflejos del tronco encefálico, lo que es esencial en el diagnóstico de condiciones neurológicas graves.

- **Evaluación respiratoria:** La Escala FOUR ofrece una comprensión más detallada de los patrones respiratorios del paciente, lo cual es vital en la evaluación del estado neurológico.

- **Mejor diferenciación del coma profundo:** Esta escala permite una evaluación más precisa de pacientes en coma profundo o en estado vegetativo persistente.

Limitaciones

Al igual que otras escalas, la Escala FOUR puede presentar limitaciones en pacientes pediátricos muy pequeños, donde la evaluación de la respuesta motora y ocular puede ser más difícil de interpretar correctamente.[181]

2.5.5. Evaluación del coma en pacientes pediátricos en la Terapia Intensiva Pediátrica (UTIP).

La evaluación inicial del paciente comatoso siempre debe incluir la evaluación con intervención según sea necesario de la vía aérea, la respiración y las condiciones circulatorias (ABC). El diagnóstico diferencial del coma es extenso. A menos que se establezca rápidamente una causa infecciosa o metabólica reconocible del coma, será necesario realizar pruebas adicionales. Se deben obtener pruebas de laboratorio y toxicológicas según corresponda. Las pruebas iniciales incluirían electrolitos, hemograma completo, análisis de gases sanguíneos arteriales o venosos y posiblemente pruebas toxicológicas. A medida que avanza el caso, puede ser necesario realizar neuroimagen. La tomografía computarizada (TC) y la resonancia magnética (RM) cerebral pueden detectar hemorragias, efectos de masa u otras anomalías estructurales. La imagen vascular puede revelar oclusión de vasos grandes. Los esfuerzos iniciales serán determinar una causa probable del coma, ya sea estructural o no estructural, lo que llevará a intervenciones y consultas apropiadas. Se debe considerar un electroencefalograma (EEG) en un paciente después de un estado epiléptico convulsivo generalizado con continuo estado mental alterado, ya que el estado epiléptico puede continuar con movimientos motores mínimos o nulos. Se sugiere un enfoque de lista de verificación para indicar si se necesita una imagen avanzada o pruebas de laboratorio avanzadas.[166,167]

2.5.6. Diagnóstico diferencial del coma en pacientes pediátricos en la Terapia Intensiva Pediátrica (UTIP).

El diagnóstico diferencial del coma en pacientes pediátricos representa un desafío crítico en la Unidad de Terapia Intensiva Pediátrica (UTIP), dado que abarca un espectro amplio de etiologías que requieren una evaluación inmediata y sistemática. Este estado clínico, caracterizado por una alteración profunda y prolongada de la conciencia, puede ser consecuencia de trastornos metabólicos, neurológicos, tóxicos, hipóxico-isquémicos, endocrinos, inmunológicos, genéticos o ambientales. La identificación precoz de la causa subyacente es esencial para instaurar un tratamiento dirigido, minimizar el daño neurológico y mejorar el pronóstico del paciente. (Ver tabla 2.8).

1. Causas metabólicas

Incluyen hipoglucemia, hiperglucemia, alteraciones electrolíticas como hiponatremia o hipernatremia, y disfunción hepática. La hipoglucemia se presenta con letargia, convulsiones y diaforesis, mientras que la hiperglucemia puede asociarse a poliuria, deshidratación y respiración de Kussmaul. Las alteraciones electrolíticas, como la hiponatremia o hipernatremia, provocan convulsiones e irritabilidad, respectivamente. La insuficiencia hepática puede causar encefalopatía hepática, caracterizada por confusión, letargia y fetor hepático.

2. Causas neurológicas

Involucran infecciones del sistema nervous central, convulsiones, trauma craneoencefálico, tumores cerebrales y eventos cerebrovasculares. Las infecciones, como meningitis o encefalitis, suelen acompañarse de fiebre, rigidez de nuca y alteraciones del estado mental. Los eventos cerebrovasculares pueden causar déficits neurológicos focales. Los tumores cerebrales frecuentemente producen hipertensión intracraneal con vómitos y cefalea.

3. Causas tóxicas o exógenas

Incluyen intoxicaciones por medicamentos, drogas o sustancias tóxicas. Las manifestaciones varían según el agente, e incluyen alteraciones pupilares, bradicardia o arritmias, y síntomas específicos de cada tóxico.

4. Causas hipóxico-isquémicas

Se encuentran el paro cardiorrespiratorio y la asfixia. El coma por causas hipóxicas suele asociarse a historia de reanimación, disfunción multiorgánica y cianosis. El antecedente de casi ahogamiento es un dato clave en la evaluación.

5. Causas endocrinas

Incluyen crisis adrenal y coma mixedematoso. La crisis adrenal se caracteriza por hipotensión, hipoglucemia e hiperkalemia. El coma mixedematoso, causado por hipotiroidismo severo, se presenta con hipotermia, bradicardia y edema generalizado.

6. Causas inmunológicas

Las enfermedades autoinmunes del sistema nervioso central, como la encefalitis autoinmune, pueden causar síntomas progresivos que incluyen alteración cognitiva, convulsiones y cambios conductuales.

7. Causas genéticas o congénitas

Las enfermedades metabólicas hereditarias frecuentemente se asocian a acidosis metabólica, hipotonía, retraso del desarrollo y letargia.

8. Causas ambientales

El golpe de calor, asociado a hipertermia, y la hipotermia, relacionada con exposición prolongada al frío, pueden ocasionar coma debido a disfunción térmica.

Tabla 2.8. Diagnóstico diferencial del coma en pacientes pediátricos.

Causas Estructurales/Intrínsecas	Causas Metabólico-Tóxicas
Trauma: concusión, contusión, hematomas epidurales o subdurales, lesión axonal difusa, lesión no accidental	**Hipoxia-isquemia**: shock, casi ahogamiento, insuficiencia cardíaca o pulmonar, intoxicación por CO, estrangulación
Neoplasia: tumores que bloquean el drenaje del LCR, causando hidrocefalia o herniación	**Trastornos metabólicos**: hipoglucemia, cetoacidosis diabética (CAD), encefalopatía hepática, uremia, deficiencia vitamínica, desequilibrio de líquidos/electrolitos

Vascular: infarto cerebral, hemorragia cerebral, vasculitis, anomalías congénitas del suministro sanguine	**Toxinas y venenos exógenos**: narcóticos, IMAO, antidepresivos, medicamentos antiepilépticos, cianuro, metales pesados, etanol, cocaína, heroína
Infección focal**: empiema, absceso, cerebritis**	**Infecciones**: bacterianas (ej., Rickettsia), virales
Hidrocefalia**: bloqueo del shunt, tumor**	**Trastornos paroxísticos**: epilepsia, migraña

Fuente: Approach to the Comatose Child. UBC Pediatrics [Internet]. Available from: https://learn.pediatrics.ubc.ca/body-systems/nervous-syste/approach-to-the-comatose-child/

El mnemotécnico ***"TIPS VOWELS"*** **(AEIOU)** se utiliza comúnmente para recordar las causas del coma. A continuación te dejo su significado en español:

- **T**: Trauma

- **I**: Infección (sistémica y neurológica)

- **P**: Psiquiátrico

- **S**: Lesión ocupante de espacio, accidente cerebrovascular (stroke)

- **A**: Alcohol y drogas/toxinas

- **E**: Endocrino, ambiental

- **I**: Insulina (hipoglucemia/hiperglucemia)

- **O**: Oxígeno (hipoxia), opiáceos

- **U**: Uremia

Este mnemotécnico ayuda a recordar de manera rápida las principales categorías de causas que pueden llevar a un estado de coma en los pacientes.[182]

Otros estados de conciencia alterada pueden parecer superficialmente coma. Quizás el más importante de estos es el síndrome de enclavamiento. Si se les pregunta, los pacientes no pueden responder hablando ni realizar movimientos de las extremidades. Sus ojos pueden estar abiertos. Típicamente, esto es causado por daño en el puente debido a un accidente cerebrovascular isquémico o hemorrágico. Los centros cerebrales superiores están intactos y funcionales y los pacientes tienen conciencia. Los pacientes están conscientes y son conscientes de su entorno pero no pueden responder debido al daño de las vías motoras. Un examen cuidadoso puede mostrar una respuesta a las preguntas con pacientes que solo pueden responder con parpadeos y movimientos oculares verticales. Los cuidadores deben asumir que los pacientes pueden comprender las comunicaciones aunque parezcan no responder.[183]

Ha habido una descripción reciente de un estado mínimamente consciente caracterizado por falta de respuesta con evidencia intermitente de conciencia. Con una observación prolongada, estos pacientes pueden seguir intermitentemente o de manera inconsistente comandos simples, seguir visualmente objetos u mostrar otros signos de respuesta.

El fingimiento de inconsciencia raramente es prolongado. La observación y el examen atentos a menudo revelarán respuesta e alerta intermitentes. La prueba de los nervios craneales estará intacta, incluida la prueba calórica. Un maniobra de sobresalto con sonidos fuertes puede ser diagnóstica. Demostrar la presencia de nistagmo con la prueba calórica es consistente con la alerta y puede ser probado si hay dudas.

Las causas comunes de coma incluyen:'- Lesión cerebral anóxica, - Infarto cerebral, - Hemorragia cerebral, - Espontánea, - Traumática, - Neoplasias cerebrales, - Encefalopatía hipertensiva, - Hipoglucemia, - Encefalopatía metabólica, - Mixedema, - Estado epiléptico, - Encefalopatía tóxica.[183]

2.5.7. Manejo y tratamiento del coma en pacientes pediátricos en la Terapia Intensiva Pediátrica (UTIP).

Se recomienda determinar la glucosa sérica mediante pruebas en el punto de atención o administración empírica de glucosa para todos los pacientes con alteración del estado mental. Se debe considerar la naloxona en pacientes con elementos del toxidromo narcótico, como una frecuencia respiratoria reducida, pupilas pequeñas o alteración del estado mental. Si no se descubre una causa de coma fácilmente reversible, se indica una evaluación adicional. Simplificadamente, el tratamiento de un coma consiste en tratar las condiciones que lo causan. Se fomenta una neuroimagen liberal si la historia clínica, el examen físico y los resultados de laboratorio no determinan un curso de tratamiento.[184]

La tiamina debe administrarse a individuos en riesgo de mala nutrición, como alcohólicos, pacientes con cirugía bariátrica o pacientes con estados de malabsorción crónicos.[184,185] Se desaconseja la administración rutinaria de un cóctel para el coma.[167,186] Mantener la presión de perfusión cerebral preservando la presión arterial media mediante la evitación de la hipotensión es clave en la estrategia de manejo. Se requiere la continuación del cuidado de apoyo con protección de la vía aérea y presión arterial. Si los hallazgos clínicos o la imagen sugieren aumento de la presión intracraneal, se debe considerar la terapia hiperosmolar con la consulta adecuada.

Resumen del tratamiento de pacientes pediátricos en coma:[188]

El tratamiento de un coma en un niño depende de la causa y puede incluir:

1. Reanimación: Reanimación inmediata para garantizar la vida del niño, lo que puede incluir intubación endotraqueal y control activo de la respiración.

2. Rehidratación: Rehidratación rápida si el niño no tiene una circulación adecuada por sí mismo.

3. Medicamentos: Administración intravenosa de vasopresores u otros medicamentos para mantener la presión arterial o apoyar otras funciones vitales.

4. Alivio de la presión cerebral: Procedimientos o medicamentos para aliviar la presión en el cerebro causada por inflamación o hinchazón.

5. Imágenes diagnósticas: Tomografía computarizada (TC) o resonancia magnética (RM) para ayudar a determinar la causa del coma.

6. Otras pruebas: Análisis de sangre, monitoreo de los niveles de glucosa y detección de sustancias tóxicas en la sangre.

7. Cuidados básicos: Atención a la vejiga, evaluación de la piel y acciones preventivas para evitar úlceras por presión (decúbito).

Una vez que el niño esté médicamente estable, puede ser trasladado a un programa de rehabilitación que podría incluir fisioterapia y reaprendizaje de habilidades básicas.

2.5.8. Pronóstico del coma en pacientes pediátricos en la Terapia Intensiva Pediátrica (UTIP).

Los pacientes con causas reversibles de coma, como la hipoglucemia, pueden ser dados de alta después de la intervención adecuada y considerando un entorno doméstico seguro. Aquellos con coma persistente necesitan ser hospitalizados con monitorización continua, cuidados de apoyo y atención dirigida a la causa subyacente del coma. La etiología del coma determina el servicio de admisión.

Los pacientes con coma traumático necesitarán monitorización, intervenciones según sea necesario para lesiones masivas y cuidados de apoyo para prevenir lesiones secundarias. El pronóstico es difícil y puede ser claro solo después de un período de observación. Los resultados de los pacientes con coma post-paro cardíaco han mejorado significativamente con la llegada de la hipotermia terapéutica. Con el uso de la hipotermia terapéutica, la capacidad para juzgar los resultados debe retrasarse varios días. El pronóstico de los pacientes que presentan coma no traumático depende en gran medida tanto de la etiología del coma como del nivel de conciencia al ingreso. Un estudio de un solo centro de pacientes con coma no traumático encontró una tasa de mortalidad hospitalaria del 26.5% y una mortalidad acumulada a dos años del 43%. La mortalidad por envenenamiento fue inferior al 15%, mientras que la mortalidad por presentaciones relacionadas con malignidad fue casi del 90%. Encontraron que una escala de coma de Glasgow (GCE) de 3-6 al ingreso se asoció con una tasa de mortalidad hospitalaria más alta que un GCE de 7-10.[189]

2.5.9. Complicaciones del coma en pacientes pediátricos en la Terapia Intensiva Pediátrica (UTIP).

Si el cerebro de una persona está gravemente dañado o privado de oxígeno durante mucho tiempo, pueden encontrarse en un estado vegetativo. Si esto dura más de un mes aproximadamente, se conoce como estado vegetativo persistente. Esto significa que pueden respirar, tragar y reaccionar a estímulos como ruidos fuertes, pero han perdido las funciones cerebrales superiores que permiten la conciencia y la personalidad.

Mientras que los coma generalmente solo duran algunas semanas, un estado vegetativo puede continuar durante meses o incluso años. Cuanto más tiempo permanezca la persona en este estado, más sombrías serán sus posibilidades de recuperación.

Algunas de las características de un coma en estado vegetativo incluyen:- La persona parece estar dormida, - No pueden despertar, hablar o responder a órdenes, - Los ojos pueden abrirse en respuesta a estímulos, - La persona puede mover su cuerpo, - El ritmo cardíaco, la presión arterial y la respiración continúan, - La persona puede reír, llorar o hacer muecas de manera aleatoria.

Complicaciones del coma en estado vegetativo: - Infecciones, - Neumonía, - Úlceras por presión (úlceras en la piel), - Contracturas (acortamiento y deformación de los músculos del cuerpo).[190,191]

Consejos y otros temas relevantes:

Se recomienda realizar una pausa diagnóstica con una lista de verificación de causas reversibles del coma.

La oclusión de la arteria basilar u otras oclusiones de grandes vasos pueden ser tratables. La historia de un inicio abrupto de la inconsciencia puede ser una pista clave. La tomografía computarizada sin contraste puede no detectar la oclusión de grandes vasos hasta que la infartación haya progresado; a menudo se necesita una imagen vascular avanzada. Las técnicas de radiología intervencionista con o sin trombolisis pueden permitir una recuperación a veces dramática.

La hemorragia cerebelosa debe detectarse mediante una tomografía computarizada sin contraste. Los pacientes pueden estar profundamente inconscientes con reflejos craneales ausentes, sin embargo, la evacuación rápida de la hemorragia puede permitir en algunos casos una recuperación significativa.

Hay muchas causas de coma, pero independientemente de la causa, el tratamiento inicial básico es similar para todos. Estos pacientes pueden requerir cuidado de muchos sistemas de órganos y un enfoque de equipo interprofesional es esencial. Un sistema europeo ha desarrollado una "alarma de coma" para la participación temprana de un equipo multidisciplinario de especialistas. Evaluación por Neurología y Neurocirugía son recomendaciones tempranas importantes.

A menos que el estado mental alterado mejore, los pacientes con coma necesitan atención en la UTIP ya que muchos necesitarán soporte respiratorio. Hay muy pocos datos a largo plazo disponibles sobre personas que sobreviven al coma. Si bien el pronóstico a corto plazo varía de bueno a malo dependiendo de la etiología, a veces la recuperación completa puede llevar meses o años. Dos factores pronósticos negativos incluyen la profundidad del coma y la duración. La causa del estado comatoso es la variable más importante. Algunos pacientes pueden permanecer en un estado vegetativo persistente u otros estados mínimamente responsivos crónicos, y la recuperación de estas personas es variable.

Las recomendaciones actuales son que una vez que un paciente ha desarrollado coma prolongado u otros estados no responsivos, un equipo de profesionales de la salud debe determinar el pronóstico. Si se determina que el tratamiento es fútil, esto debe comunicarse a la familia. El soporte vital no debe retirarse hasta estar completamente seguro de que la recuperación no es posible. Decidir prematuramente poner fin a la vida puede provocar disputas medicolegales y manchar la reputación de los proveedores de atención médica.

2.5.10. Consultas de especialidades para el manejo del coma en pacientes pediátricos en la Terapia Intensiva Pediátrica (UTIP).

1. Neurología Pediátrica

- **Rol**: Evaluación integral del estado neurológico, identificación de causas estructurales o funcionales, y manejo específico del coma.

- **Intervenciones clave**:

    - Interpretación de estudios de neuroimagen (TC, RM).

- Electroencefalograma para descartar estatus epiléptico no convulsivo.

- Manejo de hipertensión intracraneal.

2. Medicina Intensiva Pediátrica

- Rol: Liderar el manejo multidisciplinario del paciente en coma, estabilizando funciones vitales.

- Intervenciones clave:

- Monitoreo continuo de signos vitales.

- Optimization del soporte ventilatorio.

- Manejo hemodinámico avanzado.

- Control de parámetros metabólicos (glucosa, electrolitos, osmolaridad).

3. Endocrinología Pediátrica

- Rol: Evaluación y manejo de descompensaciones endocrinas que pueden causar coma, como cetoacidosis diabética, hipoglucemia, o insuficiencia suprarrenal.

- Intervenciones clave:

- Corrección de trastornos metabólicos agudos.

- Monitoreo de niveles hormonales (cortisol, hormona tiroidea).

4. Toxicología Pediátrica

- **Rol**: Identificación y manejo de intoxicaciones que pueden causar coma.

- **Intervenciones clave**:

  - Administración de antídotos específicos (ej.: naloxona, flumazenil).

  - Lavado gástrico o carbón activado si es apropiado.

  - Hemodiálisis para sustancias eliminables por este método.

5. Infectología Pediátrica

- **Rol**: Manejo de infecciones graves que pueden originar encefalopatía infecciosa o séptica.

- **Intervenciones clave**:

  - Iniciación temprana de antibióticos o antivirales de amplio espectro.

  - Diagnóstico de encefalitis, meningitis, o infecciones sistémicas.

6. Nefrología Pediátrica

- **Rol**: Evaluación y tratamiento de trastornos renales que pueden llevar al coma (uremia, desequilibrio electrolítico).

- **Intervenciones clave**:

  - Manejo de la diálisis en caso de insuficiencia renal aguda.

  - Monitoreo y corrección de alteraciones hidroelectrolíticas.

7. Cardiología Pediátrica

- **Rol**: Evaluar y tratar alteraciones cardiovasculares asociadas a encefalopatías hipóxico-isquémicas.

- **Intervenciones clave**:

  - Monitoreo y manejo de insuficiencia cardíaca o arritmias.

  - Optimización del gasto cardíaco.

8. Neurocirugía Pediátrica

- **Rol**: Evaluación quirúrgica de pacientes con hipertensión intracraneal severa o trauma craneoencefálico.

- **Intervenciones clave**:

  - Realización de procedimientos como colocación de catéter de presión intracraneal o craniectomía descompresiva.

9. Psicología y Psiquiatría Infantil

- **Rol**: Evaluación de la familia y del impacto psicosocial del coma en el paciente y su entorno.

- **Intervenciones clave**:

  - Brindar soporte emocional a los familiares.

  - Evaluar secuelas neuropsiquiátricas tras la recuperación.

10. Nutrición Clínica Pediátrica

- **Rol**: Asegurar el soporte nutricional adecuado mientras el paciente se encuentra en coma.

- **Intervenciones clave**:

    - Iniciación de nutrición enteral o parenteral.

    - Monitoreo de requerimientos calóricos y de micronutrientes.

Recomendaciones Generales

1. Establecer un enfoque multidisciplinario desde el ingreso del paciente en coma.
2. Implementar protocolos institucionales para manejo de coma pediátrico en la UTIP.
3. Garantizar la comunicación efectiva entre los especialistas y el equipo de salud para un manejo integral.

2.5.11. Educación a pacientes y familiares sobre el coma en pacientes pediátricos en la Terapia Intensiva Pediátrica (UTIP).

Introducción

El coma es un estado de inconsciencia prolongado que puede ser causado por múltiples factores, como infecciones graves, alteraciones metabólicas, intoxicaciones, traumatismos o enfermedades neurológicas. En la Unidad de Terapia Intensiva Pediátrica (UTIP), el manejo de los pacientes en coma requiere la colaboración del equipo de salud y la comprensión activa de los familiares para optimizar el cuidado y el pronóstico del paciente.

1. Conceptos Básicos

Definición: El coma es un estado de falta de respuesta a estímulos externos, debido a una alteración en el sistema nervioso central.

Causas comunes:

- Infecciones graves: meningitis, encefalitis, sepsis.

- Traumatismos craneoencefálicos.

- Desequilibrios metabólicos: hipoglucemia, hipernatremia, uremia.

- Intoxicaciones o envenenamientos.

Importancia del manejo temprano: El reconocimiento y tratamiento inmediato son cruciales para prevenir complicaciones y preservar funciones neurológicas.

2. Objetivos de la Atención en la UTIP

- Estabilizar funciones vitales: asegurar la oxigenación, la ventilación y la circulación adecuadas.

- Identificar y tratar la causa subyacente: mediante pruebas de laboratorio, neuroimagen y otros estudios.

- Prevenir complicaciones: infecciones secundarias, daño cerebral permanente o insuficiencia multiorgánica.

- Proveer soporte integral: nutricional, farmacológico y psicológico.

3. Rol del Equipo de Salud

Médico intensivista pediátrico:

- Coordina el manejo integral del paciente.
- Decide el soporte ventilatorio y hemodinámico necesario.

Neurología pediátrica:

- Identifica causas neurológicas específicas.
- Realiza monitoreo con electroencefalograma o potenciales evocados.

Enfermería especializada:

- Monitoreo continuo del paciente.
- Manejo de dispositivos como sondas, catéteres y ventiladores.

Psicología y trabajo social:

- Soporte emocional a la familia durante la estancia en la UTIP.

4. Participación Activa de los Familiares

Comprender el estado del paciente:

- Los familiares deben estar informados sobre la causa del coma, los procedimientos realizados y el estado actual del niño.

- Pedir explicaciones claras al equipo médico sobre el plan de manejo.

Mantener la calma y la paciencia:

- El proceso de recuperación puede ser largo e incierto.

- Es fundamental mantener una actitud positiva y de apoyo hacia el paciente.

Colaborar con el equipo médico:

- Permitir procedimientos médicos necesarios.

- Informar sobre antecedentes médicos y eventos previos al coma.

5. Información sobre el Cuidado del Paciente

Monitoreo constante:

- La condición del paciente se evalúa continuamente con equipos especializados.

Soporte ventilatorio:

- Puede requerirse ventilación mecánica si el paciente no respira adecuadamente.

Nutrición:

- La alimentación enteral por sonda o la nutrición parenteral se administran para mantener un estado nutricional óptimo.

Tratamientos específicos:

- Uso de medicamentos como antibióticos, anticonvulsivantes o corticosteroides, según la causa.

6. Posibles Complicaciones y Pronóstico

Complicaciones:

- Hipertensión intracraneal.

- Infecciones como neumonía asociada a ventilación.

- Alteraciones metabólicas recurrentes.

Pronóstico:

- Depende de la causa subyacente, la rapidez en la intervención y la respuesta al tratamiento.

- Algunos niños pueden recuperarse completamente, mientras que otros podrían necesitar rehabilitación prolongada.

7. Rehabilitación y Cuidados Posteriores

Tras la recuperación, el paciente puede requerir:

- Terapias físicas, ocupacionales y del habla.

- Seguimiento con neurólogos, endocrinólogos o especialistas según el caso.

La familia debe prepararse para el manejo de posibles secuelas físicas o neurológicas.

8. Preguntas Frecuentes

¿Mi hijo puede escucharme mientras está en coma?

- Aunque no es posible confirmarlo, se aconseja hablarle como si pudiera escucharlo.

¿Cuánto tiempo estará en coma?

- El tiempo varía según la causa y la respuesta al tratamiento.

¿Qué puedo hacer como padre o madre?

- Brindar apoyo emocional al paciente y al equipo médico, además de mantenerse informado.

9. Apoyo Psicológico a la Familia

Es normal que los familiares experimenten estrés, ansiedad o desesperación.

Se recomienda:

- Buscar ayuda en el personal de psicología del hospital.
- Participar en grupos de apoyo para familias en situaciones similares.

10. Conclusión

El manejo del coma en pacientes pediátricos es un desafío que requiere la participación activa de un equipo multidisciplinario y el apoyo constante de los familiares. La educación, la paciencia y la colaboración con el equipo de salud son pilares fundamentales para garantizar el mejor resultado posible.

2.5.12. Mejorando el equipo de Salud en el manejo del coma en pacientes pediátricos en la Terapia Intensiva Pediátrica (UTIP).

El manejo del coma en la Unidad de Terapia Intensiva Pediátrica (UTIP) requiere un enfoque multidisciplinario altamente coordinado para garantizar la atención integral de los pacientes. Optimizar el desempeño del equipo de salud es crucial para mejorar los resultados clínicos y minimizar las complicaciones. A continuación, se presentan estrategias clave para fortalecer las capacidades del equipo de salud en el manejo del coma pediátrico.

1. Educación y Capacitación Continua

Proveer al personal médico, enfermería y otros especialistas acceso a capacitaciones periódicas sobre el diagnóstico diferencial del coma, protocolos avanzados de soporte vital y nuevas terapias aplicables.

Realizar ejercicios prácticos en escenarios simulados para entrenar al equipo en la respuesta rápida ante emergencias neurológicas.

Promover la especialización mediante certificaciones en áreas críticas como neurología pediátrica, neurointensivismo y enfermería especializada.

2. Comunicación Efectiva

Establecer rondas clínicas diarias con la participación de todos los especialistas involucrados en el manejo del paciente.

Implementar checklists y sistemas de registro electrónico para garantizar un monitoreo integral.

Crear espacios para compartir observaciones y propuestas de mejora de los protocolos.

3. Protocolos Estandarizados

Asegurar que todos los miembros del equipo sigan algoritmos específicos, desde la evaluación inicial hasta la rehabilitación.

Utilizar guías claras para el monitoreo neurológico, incluyendo escalas de valoración como Glasgow modificado y parámetros de presión intracraneal.

Desarrollar planes detallados para el manejo de complicaciones como convulsiones, hipertensión intracraneal y disfunción multiorgánica.

4. Tecnología y Equipamiento

Actualizar los dispositivos disponibles, como monitores multiparámetro avanzados, sistemas de monitoreo cerebral y neuroimágenes de alta resolución.

Capacitar al personal en el uso óptimo de todos los equipos tecnológicos.

Incorporar herramientas de telemedicina para consultas remotas con especialistas en tiempo real.

5. Soporte Psicológico y Emocional

Proveer acceso a programas de manejo del estrés y prevención del agotamiento para el equipo médico y de enfermería.

Fomentar un ambiente de trabajo colaborativo y de apoyo.

Brindar recursos psicológicos y educativos para los familiares, ayudándolos a comprender la situación y a colaborar en el cuidado del paciente.

6. Evaluación y Mejora Continua

Establecer indicadores de desempeño como tiempos de respuesta, reducción de complicaciones y resultados clínicos.

Realizar auditorías periódicas de los casos tratados en la UTIP para identificar áreas de mejora.

Incorporar las lecciones aprendidas en la actualización de protocolos y capacitaciones.

7. Fomento del Trabajo Multidisciplinario

Definir claramente las responsabilidades de cada miembro del equipo, desde intensivistas hasta terapeutas de rehabilitación.

Garantizar la participación activa de especialistas como neurólogos, infectólogos, endocrinólogos y nutricionistas desde el ingreso del paciente.

Asignar un líder del equipo que facilite la comunicación y el cumplimiento del plan terapéutico.

8. Investigación y Desarrollo

Promover estudios en el manejo del coma pediátrico para identificar estrategias más efectivas y fomentar la participación en redes científicas.

Colaborar con otras UTIP para compartir experiencias y protocolos exitosos.

Asegurar que las decisiones clínicas estén basadas en guías actualizadas y estudios de alta calidad.

Conclusión

Mejorar el equipo de salud en el manejo del coma en pacientes pediátricos en la UTIP requiere un enfoque integral que combine capacitación, tecnología, protocolos claros y comunicación efectiva. Al fortalecer estas áreas, se optimiza la calidad del cuidado y se maximiza el potencial de recuperación de los pacientes pediátricos en coma.

Bibliografía:

1. Bhutta BS, Alghoula F, Berim I. Hypoxia. [Updated 2022 Aug 9]. In: StatPearls [Internet]. Treasure Island (FL): StatPearls Publishing; 2024 Jan-. Available from: https://www.ncbi.nlm.nih.gov/books/NBK482316/

2. Brugniaux JV, Coombs GB, Barak OF, Dujic Z, Sekhon MS, Ainslie PN. Highs and lows of hyperoxia: Physiological, performance, and clinical aspects. Am J Physiol Regul Integr Comp Physiol. 2018;315:R1-R27.

3. Samaja M, Chiumello D. Oxygen administration during general anaesthesia for surgery. BMJ. 2022;379:o2823.

4. Hadanny A, Efrati S. The Hyperoxic-Hypoxic Paradox. Biomolecules. 2020;10:958.

5. Salvagno M, Coppalini G, Taccone FS, Strapazzon G, Mrakic-Sposta S, Rocco M, Khalife M, Balestra C. The Normobaric Oxygen Paradox-Hyperoxic Hypoxic Paradox: A Novel Expedient Strategy in Hematopoiesis Clinical Issues. Int J Mol Sci. 2022;'24:82.

6. Cimino F, Balestra C, Germonpre P, De Bels D, Tillmans F, Saija A, Speciale A, Virgili F. Pulsed high oxygen induces a hypoxic-like response in Human Umbilical Endothelial Cells (HUVECs) and in humans. J Appl Physiol. 2012;113:1684-1689.

7. Arieli R, Yalov A, Goldenshluger A. Modeling pulmonary and CNS O2 toxicity and estimation of parameters for humans. J Appl Physiol. 2002;92:248-256.

8. Samaja M, Ottolenghi S. The Oxygen Cascade from Atmosphere to Mitochondria as a Tool to Understand the (Mal)adaptation to Hypoxia. Int J Mol Sci. 2023;24:3670.

9. Mancardi D, Ottolenghi S, Attanasio U, Tocchetti CG, Paroni R, Pagliaro P, Samaja M. Janus, or the Inevitable Battle Between Too Much and Too Little Oxygen. Antioxid Redox Signal. 2022;37:972-989.

10. Balestra C, Arya AK, Leveque C, Virgili F, Germonpre P, Lambrechts K, Lafere P, Thom SR. Varying Oxygen Partial Pressure Elicits Blood-Borne Microparticles Expressing Different Cell-Specific Proteins-Toward a Targeted Use of Oxygen? Int J Mol Sci. 2022;23:7888.

11. Bhopale VM, Ruhela D, Brett KD, Nugent NZ, Fraser NK, Levinson SL, DiNubile MJ, Thom SR. Plasma gelsolin modulates the production and fate of IL-1β-containing microparticles following high-pressure exposure and decompression. J Appl Physiol. 2021;130:1604-1613.

12. Thom SR, Bhopale VM, Yu K, Huang W, Kane MA, Margolis DJ. Neutrophil microparticle production and inflammasome activation by hyperglycemia due to cytoskeletal instability. J Biol Chem. 2017;292:18312-18324.

13. Thom SR, Hampton M, Troiano MA, Mirza Z, Malay DS, Shannon S, Jennato NB, Donohue CM, Hoffstad O, Woltereck D, et al. Measurements of CD34+/CD45-dim Stem Cells Predict Healing of Diabetic Neuropathic Wounds. Diabetes. 2016;65:486-497.

14. Fratantonio D, Virgili F, Zucchi A, Lambrechts K, Latronico T, Lafere P, Germonpre P, Balestra C. Increasing Oxygen Partial Pressures Induce a Distinct Transcriptional Response in Human PBMC: A Pilot Study on the "Normobaric Oxygen Paradox". Int J Mol Sci. 2021;22:458.

15. Camacho-Cardenosa A, Burtscher J, Burtscher M, Camacho-Cardenosa M. Editorial: Hypoxia as a therapeutic tool in search of healthy aging. Front Physiol. 2023;13:1112129.

16. Leveque C, Mrakic Sposta S, Theunissen S, Germonpré P, Lambrechts K, Vezzoli A, Gussoni M, Levenez M, Lafère P, Guerrero F, et al. Oxidative Stress Response Kinetics after 60 Minutes at Different Levels (10% or 15%) of Normobaric Hypoxia Exposure. Int J Mol Sci. 2023;24:10188.

17. Peacock AJ. ABC of oxygen: Oxygen at high altitude. BMJ. 1998;317:1063-1066.

18. Bavunoglu I, Genc H, Konukoglu D, Cicekci H, Sozer V, Gelisgen R, Uzun H. Oxidative stress parameters and inflammatory and immune mediators as markers of the severity of sepsis. J Infect Dev Ctries. 2016;10:1045-1052.

19. Mrakic-Sposta S, Gussoni M, Marzorati M, Porcelli S, Bosco G, Balestra C, Montorsi M, Lafortuna C, Vezzoli A. The "ON-OFF" Switching Response of Reactive Oxygen Species in Acute Normobaric Hypoxia: Preliminary Outcome. Int J Mol Sci. 2023;24:4012.

20. Sies H, Jones DP. Reactive oxygen species (ROS) as pleiotropic physiological signalling agents. Nat Rev Mol Cell Biol. 2020;21:363-383.

21. Mathew T, Sarada SKS. Intonation of Nrf2 and Hif1-α pathway by curcumin prophylaxis: A potential strategy to augment survival signaling under hypoxia. Respir Physiol Neurobiol. 2018;258:12-24.

22. Joanny P, Steinberg J, Robach P, Richalet JP, Gortan C, Gardette B, Jammes Y. Operation Everest III (Comex'97): The effect of simulated sever hypobaric hypoxia on lipid peroxidation and antioxidant defence systems in human blood at rest and after maximal exercise. Resuscitation. 2001;49:307-314.

23. Schmidt MC, Askew EW, Roberts DE, Prior RL, Ensign WY Jr, Hesslink RE Jr. Oxidative stress in humans training in a cold, moderate altitude environment and their response to a phytochemical antioxidant supplement. Wilderness Environ Med. 2002;13:94-105.

24. Araneda OF, García C, Lagos N, Quiroga G, Cajigal J, Salazar MP, Behn C. Lung oxidative stress as related to exercise and altitude. Lipid peroxidation evidence in exhaled breath condensate: A possible predictor of acute mountain sickness. Eur J Appl Physiol. 2005;95:383-390.

25. Møller P, Loft S, Lundby C, Olsen NV. Acute hypoxia and hypoxic exercise induce DNA strand breaks and oxidative DNA damage in humans. FASEB J. 2001;15:1181-1186.

26. Shao Q, Liu J, Li G, Gu Y, Guo M, Guan Y, Tian Z, Ma W, Wang C, Ji X. Proteomic Analysis Reveals That Mitochondria Dominate the Hippocampal Hypoxic Response in Mice. Int J Mol Sci. 2022;23:14094.

27. Li AL, Lian L, Chen XN, Cai WH, Fan XB, Fan YJ, Li TT, Xie YY, Zhang JP. The role of mitochondria in myocardial damage caused by energy metabolism disorders: From mechanisms to therapeutics. Free Radic Biol Med. 2023;208:236-251.

28. Baude J, Cooper JS. Hyperbaric Contraindicated Chemotherapeutic Agents. In StatPearls. Treasure Island (FL): StatPearls Publishing; 2023.

29. Yehiam SZ, Simkin SK, Al-Taie R, Wong M, Battin M, Dai S. Incomplete peripheral retinal vascularisation in retinopathy of prematurity: Is it the consequence of changing oxygen saturation? Front Pediatr. 2023;11:1203068.

30. Shetty S, Tolentino D, Kulkarni A, Duffy D, Greenough A. Comparison of Outcomes of Less Invasive Surfactant Administration in Prematurely Born Infants in the Delivery Suite and the Neonatal Unit. Am J Perinatol. 2023.

31. Kim ES, Calkins KL, Chu A. Retinopathy of Prematurity: The Role of Nutrition. Pediatr Ann. 2023;52:e303-e308.

32. Dormishian A, Schott A, Aguilar AC, Jimenez V, Bancalari E, Tolosa J, Claure N. Etiology and Mechanism of Intermittent Hypoxemia Episodes in Spontaneously Breathing Extremely Premature Infants. J Pediatr. 2023;262:113623.

33. Georgeson GD, Szony BJ, Streitman K, Varga IS, Kovács A, Kovács L, László A. Antioxidant enzyme activities are decreased in preterm infants and in neonates born via caesarean section. Eur J Obstet Gynecol Reprod Biol. 2002;103:136-139.

34. Chu YT, Chen BH, Chen HH, Lee JC, Kuo TJ, Chiu HC, Lu WH. Hypoxia-Induced Kidney Injury in Newborn Rats. Toxics. 2023;11:260.

35. Perrone S, Mussap M, Longini M, Fanos V, Bellieni CV, Proietti F, Cataldi L, Buonocore G. Oxidative kidney damage in preterm newborns during perinatal period. Clin Biochem. 2007;40:656-660.

36. Torbati D, Tan GH, Smith S, Frazier KS, Gelvez J, Fakioglu H, Totapally BR. Multiple-organ effect of normobaric hyperoxia in neonatal rats. J Crit Care. 2006;21:85-93; discussion 93-84.

37. Huang LT, Chen CM. Kidney Injuries and Evolution of Chronic Kidney Diseases Due to Neonatal Hyperoxia Exposure Based on Animal Studies. Int J Mol Sci. 2022;23:8492.

38. Leveque C, Mrakic-Sposta S, Lafere P, Vezzoli A, Germonpre P, Beer A, Mievis S, Virgili F, Lambrechts K, Theunissen S, et al. Oxidative Stress Response's Kinetics after 60 Minutes at Different (30% or 100%) Normobaric Hyperoxia Exposures. Int J Mol Sci. 2022;24:664.

39. Vinkel J, Arenkiel B, Hyldegaard O. The Mechanisms of Action of Hyperbaric Oxygen in Restoring Host Homeostasis during Sepsis. Biomolecules. 2023;13:1228.

40. Gottfried I, Schottlender N, Ashery U. Hyperbaric Oxygen Treatment-From Mechanisms to Cognitive Improvement. Biomolecules. 2021;11:1520.

41. Robba C, Battaglini D, Cinotti R, Asehnoune K, Stevens R, Taccone FS, Badenes R, Pelosi P. Individualized Thresholds of Hypoxemia and Hyperoxemia and their Effect on Outcome in Acute Brain Injured Patients: A Secondary Analysis of the ENIO Study. Neurocritical Care. 2023.

42. Yılmaz A, Kaya N, Meriç R, Bayramli Z, Öroğlu B, Celkan TT, Vural M, Perk Y. Use of hyperbaric oxygen therapy of purpura fulminans in an extremely low birth weight preterm: A case report. J Neonatal Perinatal Med. 2023;16:339-342.

43. Jeremic R, Pekovic S, Lavrnja I, Bjelobaba I, Djelic M, Dacic S, Brkic P. Hyperbaric Oxygenation Prevents Loss of Immature Neurons in the Adult Hippocampal Dentate Gyrus Following Brain Injury. Int J Mol Sci. 2023;24:4261.

44. Lavrnja I, Parabucki A, Brkic P, Jovanovic T, Dacic S, Savic D, Pantic I, Stojiljkovic M, Pekovic S. Repetitive hyperbaric oxygenation attenuates reactive astrogliosis and suppresses expression of inflammatory mediators in the rat model of brain injury. Mediat Inflamm. 2015;2015:498405.

45. Parabucki AB, Bozić ID, Bjelobaba IM, Lavrnja IC, Brkić PD, Jovanović TS, Savić DZ, Stojiljković MB, Peković SM. Hyperbaric oxygenation alters temporal expression pattern of superoxide dismutase 2 after cortical stab injury in rats. Croat Med J. 2012;53:586-597.

46. Brkic P, Stojiljkovic M, Jovanovic T, Dacic S, Lavrnja I, Savic D, Parabucki A, Bjelobaba I, Rakic L, Pekovic S. Hyperbaric oxygenation improves locomotor ability by enhancing neuroplastic responses after cortical ablation in rats. Brain Inj. 2012;26:1273-1284.

47. Arya AK, Balestra C, Bhopale VM, Tuominen LJ, Raisanen-Sokolowski A, Dugrenot E, L'Her E, Bhat AR, Thom SR. Elevations of Extracellular Vesicles and Inflammatory Biomarkers in Closed Circuit SCUBA Divers. Int J Mol Sci. 2023;24:5969.

48. De Wolde SD, Hulskes RH, de Jonge SW, Hollmann MW, van Hulst RA, Weenink RP, Kox M. The Effect of Hyperbaric Oxygen Therapy on Markers of Oxidative Stress and the Immune Response in Healthy Volunteers. Front Physiol. 2022;13:826163.

49. Leveque C, Mrakic Sposta S, Theunissen S, Germonpré P, Lambrechts K, Vezzoli A, Bosco G, Lévénez M, Lafère P, Guerrero F, et al. Oxidative Stress Response Kinetics after 60 Minutes at Different (1.4 ATA and 2.5 ATA) Hyperbaric Hyperoxia Exposures. Int J Mol Sci. 2023;24:12361.

50. Louge P, Pignel R, Serratrice J, Stirnemann J. Validation of sham treatment in hyperbaric medicine: A randomised trial. Diving Hyperb Med. 2023;53:51-54.

51. Mozayeni BR, Duncan W, Zant E, Love TL, Beckman RL, Stoller KP. The National Brain Injury Rescue and Rehabilitation Study. A multicenter observational study of hyperbaric oxygen for mild traumatic brain injury with post-concussive symptoms. Med Gas Res. 2019;9:1-12.

52. MacLaughlin KJ, Barton GP, Braun RK, MacLaughlin JE, Lamers JJ, Marcou MD, Eldridge MW. Hyperbaric air mobilizes stem cells in humans; a new perspective on the hormetic dose curve. Front Neurol. 2023;14:1192793.

53. Bhutta BS, Alghoula F, Berim I. Hypoxia. [Updated 2024 Mar 4]. In: StatPearls [Internet]. Treasure Island (FL): StatPearls Publishing; 2024 Jan-. Available from: https://www.ncbi.nlm.nih.gov/books/NBK482316/

54. Rawat D, Modi P, Sharma S. Hypercapnea. [Updated 2023 Jul 24]. In: StatPearls [Internet]. Treasure Island (FL): StatPearls Publishing; 2024 Jan-. Available from: https://www.ncbi.nlm.nih.gov/books/NBK500012/

55. Bangiyev JN, Traboulsi H, Abdulhamid I, Rozzelle A, Thottam PJ. Sleep architecture in Pierre-Robin sequence: The effect of mandibular distraction osteogenesis. Int J Pediatr Otorhinolaryngol. 2016;89:72-75.

56. Fernando SM, Charbonneau V, Rosenberg H. Hypercapnea and Acidemia despite Hyperventilation following Endotracheal Intubation in a Case of Unknown Severe Salicylate Poisoning. Case Rep Crit Care. 2017;2017:6835471.

57. Weinberger SE, Schwartzstein RM, Weiss JW. Hypercapnia. N Engl J Med. 1989;321(18):1223-1231.

58. Eckert DJ, Jordan AS, Merchia P, Malhotra A. Central sleep apnea: Pathophysiology and treatment. Chest. 2007;131(2):595-607.

59. West JB. Causes of carbon dioxide retention in lung disease. N Engl J Med. 1971;284(22):1232-1236.

60. Brinkman JE, Sharma S. Physiology, Pulmonary. In: StatPearls [Internet]. Treasure Island (FL): StatPearls Publishing; 2023 Jul 17.

61. Lally KP. Congenital diaphragmatic hernia - the past 25 (or so) years. J Pediatr Surg. 2016;51(5):695-698.

62. Brinkman JE, Sharma S. Respiratory Alkalosis. In: StatPearls [Internet]. Treasure Island (FL): StatPearls Publishing; 2023 Jul 24.

63. Williams MH, Shim CS. Ventilatory failure. Etiology and clinical forms. Am J Med. 1970;48(4):477-483.

64. Javaheri S, Blum J, Kazemi H. Pattern of breathing and carbon dioxide retention in chronic obstructive lung disease. Am J Med. 1981;71(2):228-234.

65. Hopkins E, Sanvictores T, Sharma S. Physiology, Acid Base Balance. In: StatPearls [Internet]. Treasure Island (FL): StatPearls Publishing; 2022 Sep 12.

66. Sharma S, Hashmi MF. Hypocarbia. In: StatPearls [Internet]. Treasure Island (FL): StatPearls Publishing; 2023 Feb 19.

67. Sharma S, Hashmi MF, Burns B. Alveolar Gas Equation. In: StatPearls [Internet]. Treasure Island (FL): StatPearls Publishing; 2022 Aug 22.

68. Castro D, Patil SM, Keenaghan M. Arterial Blood Gas. In: StatPearls [Internet]. Treasure Island (FL): StatPearls Publishing; 2022 Sep 12.

69. Aubier M, Murciano D, Fournier M, Milic-Emili J, Pariente R, Derenne JP. Central respiratory drive in acute respiratory failure of patients with chronic obstructive pulmonary disease. Am Rev Respir Dis. 1980;122(2):191-198.

70. Mokhlesi B, Tulaimat A. Recent advances in obesity hypoventilation syndrome. Chest. 2007;132(4):1322-1336.

71. O'Donnell DE, Ora J, Webb KA, Laveneziana P, Jensen D. Mechanisms of activity-related dyspnea in pulmonary diseases. Respir Physiol Neurobiol. 2009;167(1):116-132.

72. Povitz M, Hanly PJ, Pendharkar SR, James MT, Tsai WH. Treatment of Sleep Disordered Breathing Liberates Obese Hypoxemic Patients from Oxygen. PLoS One. 2015;10(10):e0140135.

73. Piper AJ, Yee BJ. Hypoventilation syndromes. Compr Physiol. 2014;4(4):1639-1676.

74. Parot S, Miara B, Milic-Emili J, Gautier H. Hypoxemia, hypercapnia, and breathing pattern in patients with chronic obstructive pulmonary disease. Am Rev Respir Dis. 1982;126(5):882-886.

75. Patel S, Sharma S. Respiratory Acidosis. In: StatPearls [Internet]. Treasure Island (FL): StatPearls Publishing; 2023 Jun 12.

76. Aubier M, Murciano D, Milic-Emili J, Touaty E, Daghfous J, Pariente R, Derenne JP. Effects of the administration of O2 on ventilation and blood gases in patients with chronic obstructive pulmonary disease during acute respiratory failure. Am Rev Respir Dis. 1980;122(5):747-754.

77. Sorli J, Grassino A, Lorange G, Milic-Emili J. Control of breathing in patients with chronic obstructive lung disease. Clin Sci Mol Med. 1978;54(3):295-304.

78. Paschoal IA, Villalba Wde O, Pereira MC. Chronic respiratory failure in patients with neuromuscular diseases: diagnosis and treatment. J Bras Pneumol. 2007;33(1):81-92.

79. Gerson R, Malas N, Feuer V, Silver GH, Prasad R, Mroczkowski MM. Best Practices for Evaluation and Treatment of Agitated Children and Adolescents (BETA) in the Emergency Department: Consensus Statement of the American Association for Emergency Psychiatry. West J Emerg Med. 2019;20(2):409-418.

80. Malas N, Spital L, Fischer J, et al. National Survey on Pediatric Acute Agitation and Behavioral Escalation in Academic Inpatient Pediatric Care Settings. Psychosomatics. 2017;58(3):299-306.

81. Dorfman DH, Kastner B. The use of restraint for pediatric psychiatric patients in emergency departments. Pediatr Emerg Care. 2004;20(3):151-156.

82. Dorfman DH, Mehta SD. Restraint use for psychiatric patients in the pediatric emergency department. Pediatr Emerg Care. 2006;22(1):7-12.

83. Weiss EM. Deadly restraint: a Hartford Courant investigative report. Hartford Courant. 1998.

84. Services Centers for Medicare and Medicaid. 42 CRF Part 482 and 483. Medicare and Medicaid Programs; Hospital Conditions of Participation: Patients' Rights; Final Rule. [Accessed 2017 Nov 22]. Available from: https://www.cms.gov/Regulations-and-Guidance/Legislation/CFCsAndCoPs/downloads/finalpatientrightsrule.pdf.

85. Hilt RJ, Woodward TA. Agitation treatment for pediatric emergency patients. J Am Acad Child Adolesc Psychiatry. 2008;47(2):132-138.

86. Sonnier L, Barzman D. Pharmacologic management of acutely agitated pediatric patients. Paediatr Drugs. 2011;13(1):1-10.

87. Feuer V, Rocker J, Saggu BM, et al. Best practices in managing child and adolescent behavioral health emergencies. Pediatr Emerg Med Pract. 2018;15(1):1-28.

88. Yudofsky SC, Silver JM, Jackson W, Endicott J, Williams D. The Overt Aggression Scale for the objective rating of verbal and physical aggression. Am J Psychiatry. 1986;143(1):35-39.

89. Coccaro EF, Berman ME, Kavoussi RJ. Assessment of life history of aggression: Development and psychometric characteristics. Psychiatry Res. 1997;73(3):147-157.

90. Kay SR, Wolkenfeld F, Murrill LM. Profiles of aggression among psychiatric patients: I. Nature and prevalence. J Nerv Ment Dis. 1988;176(9):539-546.

91. Adimando AJ, Poncin YB, Baum CR. Pharmacological management of the agitated pediatric patient. Pediatr Emerg Care. 2010;26(11):856-860.

92. Wilson MP, Pepper D, Currier GW, et al. The psychopharmacology of agitation: consensus statement of the American Association for Emergency Psychiatry Project Beta Psychopharmacology Workgroup. West J Emerg Med. 2012;13(1):26-34.

93. Pappadopulos E, Macintyre JC, Crimson ML, et al. Treatment recommendations for the use of antipsychotics for aggressive youth (TRAAY). Part II. J Am Acad Child Adolesc Psychiatry. 2003;42(2):145-161.

94. Scotto Rosato N, Correll CU, Pappadopulos E, et al. Treatment of maladaptive aggression in youth: CERT guidelines II. Treatments and ongoing management. Pediatrics. 2012;129(6):e1577-1586.

95. Vitiello B, Hill JL, Elia J, et al. P.R.N. medications in child psychiatric patients: a pilot placebo-controlled study. J Clin Psychiatry. 1991;52(12):499-501.

96. Vitiello B, Ricciuti AJ, Behar D. P.R.N. medications in child state hospital inpatients. J Clin Psychiatry. 1987;48(9):351-354.

97. Swart GT, Siman E, Stewart SL. The use of Pro Re Nata or Statim medications for behavioral control: a summary of experience at a tertiary care children's mental health center. J Child Adolesc Psychopharmacol. 2011;21(1):67-77.

98. Khan SS, Mican LM. A naturalistic evaluation of intramuscular ziprasidone versus intramuscular olanzapine for the management of acute agitation and aggression in children and adolescents. J Child Adolesc Psychopharmacol. 2006;16(6):671-677.

99. Jangro WC, Preval H, Southard R, Klotz, et al. Conventional intramuscular sedatives versus ziprasidone for severe agitation in adolescents: case-control study. Child Adolesc Psychiatry Ment Health. 2009;3(1):9.

101. Dalkey N, Helmer O. An Experimental application of the DELPHI method to the use of experts. Manage Sci. 1963;9(3):458-467.

102. Murphy MK, Black NA, Lamping DL, et al. Consensus development methods and their use in clinical guideline development. Health Technol Assess. 1998;2(3):1-88.

103. Heyneman EK. The aggressive child. Child Adolesc Psychiatr Clin. 2003;12:667-677.

104. Fiks AG, Mayne SL, Song L, et al. Changing patterns of alpha agonist medication use in children and adolescents 2009-2011. J Child Adolesc Psychopharmacol. 2015;25(4):362-367.

105. Eli Lilly USA. Manufacturer prescribing guidelines for Zyprexa. Indianapolis, Indiana: 2018. pp. 1-54.

106. Malas N, Brahmbhatt K, McDermott C, et al. Pediatric delirium: evaluation, management, and special considerations. Curr Psychiatry Rep. 2017;19(9):65.

107. Grover S, Kumar V, Chakrabarti S. Comparative efficacy study of haloperidol, olanzapine and risperidone in delirium. J Psychosom Res. 2011;71:277-281.

108. Slooff VD, Spaans E, van Puijenbroek E, et al. Adverse events of haloperidol for the treatment of delirium in critically ill children. Intensive Care Med. 2014;40(10):1602-1603.

109. Joyce C, Witcher R, Herrup E, et al. Evaluation of the safety of quetiapine in treating delirium in critically ill children: a retrospective review. J Child Adolesc Psychopharmacol. 2015;25(9):666-670.

110. Janssens A, Hayen S, Walraven V, et al. Emergency psychiatric care for children and adolescents: a literature review. Pediatr Emerg Care. 2013;29(9):1041-1050.

111. Goldstein AB, Horwitz SM. Child and adolescent psychiatric emergencies in nonsuicide-specific samples: the state of the research literature. Pediatr Emerg Care. 2006;22(5):379-384.

112. Gai N, Naser B, Hanley J, Peliowski A, Hayes J, Aoyama K. A practical guide to acute pain management in children. J Anesth. 2020;34(3):421-433.

113. Gallastegui-Brana A, Rodríguez-Nunez A, Palacios J, et al. Development and validation a tool to assess the structural quality of palliative care services. J Pain Symptom Manage. 2023.

114. Rav E, Sheth R, Ahmad AH. Systemic lidocaine infusions for pediatric patients with cancer-related pain. Children (Basel). 2022;9:1934.

115. Chiaretti A, Viola L, Pietrini D, et al. Preemptive analgesia with tramadol and fentanyl in pediatric neurosurgery. Childs Nerv Syst. 2000;16:93-101.

116. Phelan I, Carrion-Plaza A, Furness PJ, et al. Home-based immersive virtual reality physical rehabilitation in paediatric patients for upper limb motor impairment: a feasibility study. Virtual Real. 2023.

117. Page MJ, McKenzie JE, Bossuyt PM, et al. The PRISMA 2020 statement: an updated guideline for reporting systematic reviews. J Clin Epidemiol. 2021;134:178-189.

118. Johnston JD, Schatz J, Bills SE, et al. Preschool Pain Management Program for Young Children with Sickle Cell Disease: A Pre-Post Feasibility Study. J Pediatr Psychol. 2023.

119. Backström M, Vuorimaa H, Tarkiainen M, et al. Pain-coping scale for children and their parents: a cross-sectional study in children with musculoskeletal pain. Pediatr Rheumatol Online J. 2023;21:9.

120. Baroni DA, Corrêa-Faria P, Anabuki AA, et al. Nociception associated with pain/distress in young children sedated for dental treatment: a clinical study with objective and subjective measures. Eur Arch Paediatr Dent. 2023.

121. World Health Organization. Cancer pain relief: with a guide to opioid availability. 2nd ed. Geneva: WHO; 1996.

122. Kamki H, Kalaskar RR, Balasubramanian S. Evaluation of Effectiveness of Graphics Interchange Format and Wong-Baker FACES Pain Rating Scale as Pain Assessment Tool in Children. J Contemp Dent Pract. 2022;23:634-638.

123. de Jong AE, Bremer M, Schouten M, et al. Reliability and validity of the pain observation scale for young children and the visual analogue scale in children with burns. Burns. 2005;31:198-204.

124. Marseglia GL, Alessio M, Da Dalt L, et al. Acute pain management in children: a survey of Italian pediatricians. Ital J Pediatr. 2019;45:156.

125. Baker AH, Monuteaux MC, Michelson KA, et al. Acetaminophen Versus Ibuprofen for Fever Reduction in the Pediatric Emergency Department. Clin Pediatr (Phila). 2022.

126. De Ravin E, Banik GL, Buzi A. Effect of ibuprofen on severity of surgically-managed pediatric post-tonsillectomy hemorrhage. Int J Pediatr Otorhinolaryngol. 2023;164:111422.

127. Sharma S, Sharma A, Surya M, et al. Clinician's dilemma: Naproxen-induced liver injury. Indian J Pathol Microbiol. 2023;66:168-170.

128. Lence T, Thinnes R, Foster AJ, et al. Opioids and pediatric urology: A prospective study evaluating prescribing habits and patient postoperative pain and narcotic utilization. J Pediatr Urol. 2023.

129. Simons P, van der Schrier R, van Lemmen M, et al. Respiratory Effects of Biased Ligand Oliceridine in Older Volunteers: A Pharmacokinetic-Pharmacodynamic Comparison with Morphine. Anesthesiology. 2023;138:249-263.

130. Zimmerman GM, Douglas SD, Turchan BS, et al. The salience of social context, opioid antagonist use, and prior opioid exposure as determinants of fatal and non-fatal opioid overdoses. Health Place. 2023;79:102970.

131. Wiffen PJ, Cooper TE, Anderson AK, et al. Opioids for cancer-related pain in children and adolescents. Cochrane Database Syst Rev. 2017;7:CD012564.

132. Duncan L, Correia M, Mogane P. A Survey of Paediatric Rapid Sequence Induction in a Department of Anaesthesia. Children (Basel). 2022;9:1416.

133. Babaie S, Taghvimi A, Charkhpour M, et al. Optimization of Influential Variables in the Development of Buprenorphine and Bupivacaine Loaded Invasome for Dermal Delivery. Adv Pharm Bull. 2021;11:522-529.

134. Rao AV, Stowens JC. Intranasal Fentanyl: Assessing Analgesic Modalities in the Pediatric Emergency Department. Pediatr Emerg Care. 2023;39:e59.

135. Chiaretti A, Ruggiero A, Barone G, et al. Propofol/alfentanil and propofol/ketamine procedural sedation in children with acute lymphoblastic leukaemia: Safety, efficacy and their correlation with pain neuromediator expression. Eur J Cancer Care (Engl). 2010;19:212-220.

136. Alanazi E. The Effectiveness of Ketamine Compared to Opioid Analgesics for management of acute pain in Children in The Emergency Department: systematic Review. Am J Emerg Med. 2022;61:143-151.

137. Kinoshita M, Borges do Nascimento IJ, Styrmisdóttir L, et al. Systemic opioid regimens for postoperative pain in neonates. Cochrane Database Syst Rev. 2023;1:CD015016.

138. Donado C, Harris EM, Heeney MM, et al. Patient Controlled Analgesia for Vaso-Occlusive Episodes in Children: A Retrospective Study. J Pain Symptom Manage. 2023.

139. Ruggiero A, Barone G, Liotti L, et al. Safety and efficacy of fentanyl administered by patient controlled analgesia in children with cancer pain. Support Care Cancer. 2007;15:569-573.

140. Arafa SK, Elsayed AA, Hagras AM, et al. Pediatric Postoperative Pain Control With Quadratus Lumborum Block and Dexamethasone in Two Routes With Bupivacaine: A Prospective Randomized Controlled Clinical Trial. Pain Physician. 2022;25:E987-E998.

141. Miroshnychenko A, Ibrahim S, Azab M, et al. Injectable and topical local anesthetics for acute dental pain: 2 systematic reviews. J Am Dent Assoc. 2023;154:53-64.

142. Merry-Sperry AD, Alqudah E, Magner A, et al. Comparison of EMLA Cream versus Lidocaine Injection for Lumbar Puncture Pain Control in Pediatric Oncology Patients. Avicenna J Med. 2022;12:178-181.

143. Hohl CM, Stenekes S, Harlos MS, et al. Methotrimeprazine for the management of end-of-life symptoms in infants and children. J Palliat Care. 2013;29:178-185.

144. Baek SH, Shin JY, Sohn SY, et al. Safety and efficacy of clonazepam in patients with hemifacial spasm: A double-blind, randomized, placebo-controlled trial. Parkinsonism Relat Disord. 2022;103:1-6.

145. Krauss BS, Calligaris L, Green SM, et al. Current concepts in management of pain in children in the emergency department. Lancet. 2016;387:83-92.

146. Escobar-Castellanos M, Míguez-Navarro MC, García-Mancebo J, et al. How Much Do Parents Know About Pain in Their Children? Pediatr Emerg Care. 2023;39:40-44.

147. Ndengeyingoma A, Lebel V, Alvarez SB. Children and pain: Assessment and management according to parents' perspective. Res Nurs Health. 2023;46:93-100.

148. Bakir E, Briggs M, Mackintosh-Franklin C, et al. Interactions between children, parents and nurses during postoperative pain management: A grounded theory study. J Clin Nurs. 2023;32:558-573.

149. Krusenstjerna-Hafstr∅m MN, Jensen CS, Kirkegaard H, et al. Acute pain treatment of children in the Danish emergency departments. Dan Med J. 2023;70:A09220540.

150. Manworren RC, Stinson J. Pediatric Pain Measurement, Assessment, and Evaluation. Semin Pediatr Neurol. 2016;23:189-200.

151. Crellin DJ, Harrison D, Santamaria N, et al. Systematic review of the Face, Legs, Activity, Cry and Consolability scale for assessing pain in infants and children: is it reliable, valid, and feasible for use? Pain. 2015;156:2132-2151.

152. Zieliński J, Morawska-Kochman M, Zatoński T. Pain assessment and management in children in the postoperative period: A review of the most commonly used postoperative pain assessment tools, new diagnostic methods and the latest guidelines for postoperative pain therapy in children. Adv Clin Exp Med. 2020;29:365-374.

153. James S, Human D. Coma. [Updated 2022 Nov 23]. In: StatPearls [Internet]. Treasure Island (FL): StatPearls Publishing; 2022 Jan-. Available from: https://www.ncbi.nlm.nih.gov/books/NBK459235/

154. Nichols DG, editor. Evaluation of the comatose child. In: Pediatric Critical Care Medicine. 2008. p. 846-861.

155. Teasdale G, Jennett B. Assessment of coma and impaired consciousness: a practical scale. Lancet. 1974;304:81-84.

156. Kirschen MP, Snyder M, Smith K, Lourie K, Agarwal K. Inter-rater reliability between critical care nurses performing a pediatric modification to the Glasgow Coma Scale. Pediatr Crit Care Med. 2019;20:660-666.

157. Wong C, Forsyth R, Kelly T, Eyre J. Incidence, aetiology, and outcome of non-traumatic coma: a population-based study. Arch Dis Child. 2001;84:193-199.

158. Stevens RD, Bhardwaj A. Approach to the comatose patient. Crit Care Med. 2006;34:31-41.

159. Edlow JA, Rabinstein A, Traub SJ, Wijdicks EF. Diagnosis of reversible causes of coma. Lancet. 2014;384:2064-2076.

160. Wijdicks EF. The bare essentials: coma. Pract Neurol. 2010;10:51-60.

161. Dewan MC, Mummareddy N, Wellons JC, Bonfield CM. Epidemiology of global pediatric traumatic brain injury: qualitative review. World Neurosurg. 2016;9:497-509.

162. Sarnaik A, Ferguson NM, O'Meara AI, Agrawal D, Deep S. Age and mortality in pediatric severe traumatic brain injury: results from an international study. Neurocrit Care. 2018;28:302-313.

163. Lu Weng W-C, Wong L-C. The etiology and prognosis of super-refractory convulsive status epilepticus in children. Epilepsy Behav. 2018;86:66-71.

164. Fisler G, Monty MA, Kohn N, Assaad P, Trope R. Characteristics and outcomes of critically ill pediatric patients with posterior reversible encephalopathy syndrome. Neurocrit Care. 2020;32:145-151.

165. Mastrolia MV, Rubino C, Resti M, Trapani S. Characteristics and outcome of influenza-associated encephalopathy/encephalitis among children in a tertiary pediatric hospital in Italy. BMC Infect Dis. 2019;19:2019.

166. Huff JS, Stevens RD, Weingart SD, Smith WS. Emergency neurological life support: approach to the patient with coma. Neurocrit Care. 2012;17 Suppl 1:S54-S59.

167. Samuels MA. The evaluation of comatose patients. Hosp Pract (Off Ed). 1993;28(3):165-182.

168. Edlow JA, Rabinstein A, Traub SJ, Wijdicks EF. Diagnosis of reversible causes of coma. Lancet. 2014;384(9959):2064-2076.

169. Huff JS, Tadi P. Coma. [Updated 2023 Jul 3]. In: StatPearls [Internet]. Treasure Island (FL): StatPearls Publishing; 2024 Jan-. Available from: https://www.ncbi.nlm.nih.gov/books/NBK430722/

170. Forsberg S, Höjer J, Ludwigs U. Prognosis in patients presenting with non-traumatic coma. J Emerg Med. 2012;42(3):249-253.

171. Schmidt WU, Ploner CJ, Lutz M, Möckel M, Lindner T, Braun M. Causes of brain dysfunction in acute coma: a cohort study of 1027 patients in the emergency department. Scand J Trauma Resusc Emerg Med. 2019;27(1):101.

172. Wong CP, Forsyth RJ, Kelly TP, Eyre JA. Incidence, aetiology, and outcome of non-traumatic coma: a population-based study. Arch Dis Child. 2001;84(3):193-199.

173. Maramattom BV, Wijdicks EF. Uncal herniation. Arch Neurol. 2005;62(12):1932-1935.

174. Stevens RD, Shoykhet M, Cadena R. Emergency Neurological Life Support: Intracranial Hypertension and Herniation. Neurocrit Care. 2015;23 Suppl 2:S76-S82.

175. Ropper AH. Hyperosmolar therapy for raised intracranial pressure. N Engl J Med. 2012;367(8):746-752.

176. Wijdicks EFM. C. Miller Fisher and the Comatose Patient. Neurocrit Care. 2019;30(1):1-4.

177. Teasdale G, Jennett B. Assessment of coma and impaired consciousness. A practical scale. Lancet. 1974;2(7872):81-84.

178. Sternbach GL. The Glasgow coma scale. J Emerg Med. 2000;19(1):67-71.

179. Green SM. Cheerio, laddie! Bidding farewell to the Glasgow Coma Scale. Ann Emerg Med. 2011;58(5):427-430.

180. Wijdicks EF, Bamlet WR, Maramattom BV, Manno EM, McClelland RL. Validation of a new coma scale: The FOUR score. Ann Neurol. 2005;58(4):585-593.

181. Kuczkowski KM. Glasgow Coma Scale in Pediatrics. [Updated 2022 Jul 27]. In: StatPearls [Internet]. Treasure Island (FL): StatPearls Publishing; 2022. Available from: https://www.ncbi.nlm.nih.gov/books/NBK441871/.

182. Approach to the Comatose Child. UBC Pediatrics [Internet]. Available from: https://learn.pediatrics.ubc.ca/body-systems/nervous-syste/approach-to-the-comatose-child/

183. Huff JS, Stevens RD, Weingart SD, Smith WS. Emergency neurological life support: approach to the patient with coma. Neurocrit Care. 2012;17 Suppl 1:S54-S59.

184. Bernat JL. Current controversies in states of chronic unconsciousness. Neurology. 2010;75(18 Suppl 1):S33-S38.

185. Becker DA, Balcer LJ, Galetta SL. The Neurological Complications of Nutritional Deficiency following Bariatric Surgery. J Obes. 2012;2012:608534.

186. Donnino MW, Vega J, Miller J, Walsh M. Myths and misconceptions of Wernicke's encephalopathy: what every emergency physician should know. Ann Emerg Med. 2007;50(6):715-721.

187. Hoffman RS, Goldfrank LR. The poisoned patient with altered consciousness. Controversies in the use of a 'coma cocktail'. JAMA. 1995;274(7):562-569.

188. Stevens RD, Huff JS, Duckworth J, Papangelou A, Weingart SD, Smith WS. Emergency neurological life support: intracranial hypertension and herniation. Neurocrit Care. 2012;17 Suppl 1:S60-S65.

189. Hocker SE, Rabinstein AA. Management of coma and decreased consciousness in children. Continuum (Minneap Minn). 2018;24(6):1731-1746.

190. Forsberg S, Höjer J, Ludwigs U. Prognosis in patients presenting with non-traumatic coma. J Emerg Med. 2012;42(3):249-253.

191. Giacino JT, Katz DI, Schiff ND, et al. Practice guideline update recommendations summary: Disorders of consciousness. Neurology. 2018;91(10):450-460.

192. Menon DK, Schiff ND, Schnakers C, et al. The Lancet Neurology Commission: improving outcomes from disorders of consciousness. Lancet Neurol. 2020;19(1):1-12. doi:10.1016/S1474-4422(19)30188-7.

CAPÍTULO III: Atención Inicial, Procedimientos Diagnósticos y Terapéuticos en Afecciones y Emergencias del Sistema Respiratorio, del Sistema Cardiovascular y del Sistema Digestivo.

Figura 3.1. Sección sagital de la nariz, boca, faringe, laringe, hipertrofia de adenoides, patología, obstrucción de las vías respiratorias nasales.

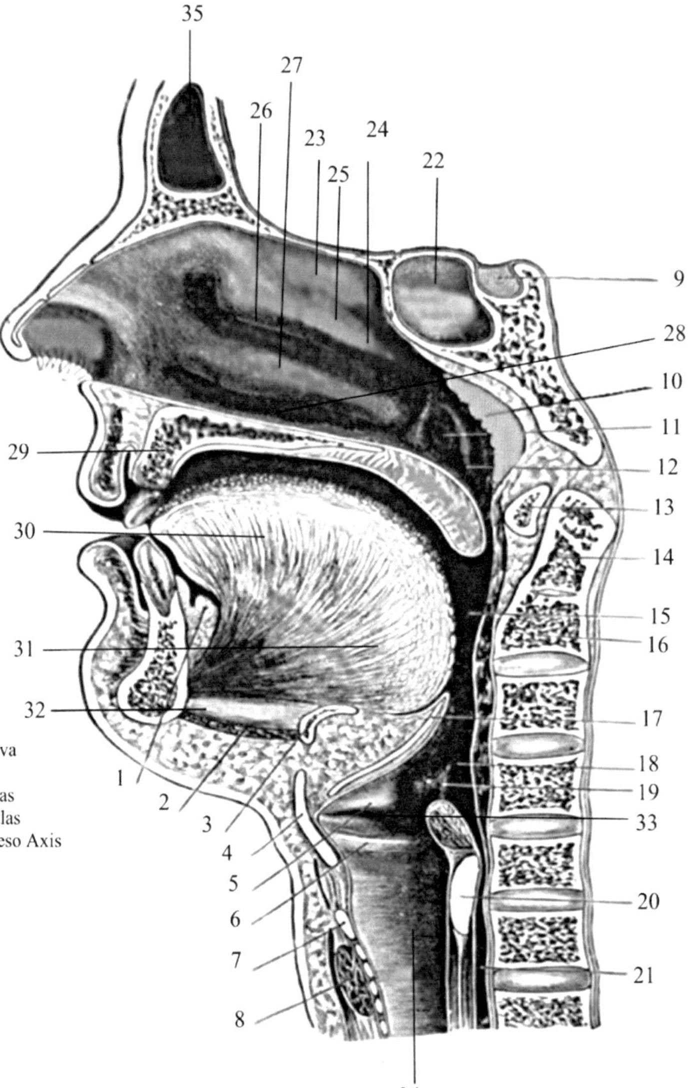

1. Frenillo lingual
2. Músculo milohidoideo
3. Hueso hioides
4. Cartilago tiroides
5. Pliegue ventricular
6. Cuerdas vocales
7. Cartílago cricoides
8. Istmo de la glándula tiroides
9. Hipófisis
10. Amigdala faríngea
11. Orificio de la trompa auditiva
12. Parte nasal de la faringe
13. Arco anterior del hueso Atlas
14. Surco anterior del hueso Atlas
15. Apófisis odontoidea del hueso Axis
16. Cuerpo del hueso Axis
17. Epiglotis
18. Parte laríngea de la faringe
19. Pliegue epiglótico
20. Cartilago cricoides
21. Esófago
22. Seno esfenoidal
23. Concha superior
24. Meato superior
25. Concha media
26. Meato medio
27. Concha inferior
28. Meato inferior
29. Paladar duro
30. Lengua
31. Músculo geniogloso
32. Músculo Geniohioideo
33. Laringe
34. Tráquea
35. Seno esfenoidal

3.1. Anatomía y fisiología de la vía aérea en pacientes pediátricos admitidos en la Unidad de Terapia Intensiva Pediátrica (UTIP).

La anatomía y fisiología de la vía aérea en pacientes pediátricos presenta características únicas en comparación con los adultos, lo que requiere una comprensión detallada para un manejo clínico óptimo. (Ver figura 3.1).

- Anatomía de la Vía Aérea Pediátrica:

Proporción cabeza-cuerpo: En los niños, la cabeza representa una proporción mayor del cuerpo en comparación con los adultos. Esta relación puede afectar la posición y la alineación de la vía aérea, lo que hace que la manipulación de la misma durante procedimientos médicos sea más delicada.[1,2,3,4]

Tamaño de las vías respiratorias: Las vías respiratorias del niño son más pequeñas y estrechas en comparación con los adultos. Esto se debe al menor tamaño corporal y a la proporción cabeza-cuerpo diferente en los niños. Como resultado, los dispositivos de vía aérea, como los tubos endotraqueales o las mascarillas laríngeas, deben ser seleccionados cuidadosamente para adaptarse al tamaño de las vías respiratorias del niño.[5,6,7]

Tamaño y forma de la laringe: La laringe en los niños es proporcionalmente más pequeña y tiene una forma diferente en comparación con los adultos. Esto puede influir en la colocación de dispositivos de vía aérea artificial, como tubos endotraqueales o mascarillas laríngeas.[8,9] Muchos niños tienen una mayor resistencia al flujo de aire en comparación con los adultos. Esto puede tener implicaciones en la ventilación mecánica y en la necesidad de ajustar los parámetros respiratorios durante el manejo de la vía aérea.[10,11.12]

Respuesta a la hipoxia e hipercapnia: La respuesta fisiológica de los niños a la hipoxia y la hipercapnia puede ser diferente a la de los adultos, lo que puede afectar el control respiratorio y la respuesta a la ventilación asistida.[13]

Desarrollo pulmonar en curso: La vía aérea pediátrica está inmersa en un proceso continuo de desarrollo pulmonar, lo que puede influir en la capacidad de los niños para adaptarse a cambios en la ventilación y la oxigenación.[14]

La vía aérea pediátrica presenta características anatómicas y funcionales únicas que la diferencian de la del adulto. Estas particularidades tienen implicaciones importantes en el manejo clínico, especialmente en situaciones de urgencia o en terapia intensiva pediátrica.

Características anatómicas de la vía aérea pediátrica

1. **Nariz y cavidad nasal**

   Los neonatos y lactantes son respiradores nasales obligados hasta aproximadamente los 6 meses.

   Las fosas nasales son estrechas y pueden obstruirse fácilmente.

   La mucosa nasal es altamente vascularizada, lo que aumenta el riesgo de sangrado y edema.

2. **Boca y orofaringe**

   La lengua es proporcionalmente más grande que en los adultos, ocupando más espacio relativo en la cavidad oral.

   El paladar blando es más largo y puede entrar en contacto con la epiglotis en reposo.

3. **Laringe**

   La laringe está ubicada en una posición más alta y anterior en comparación con los adultos (C2-C3 en neonatos y lactantes; C3-C4 en niños mayores).

La epiglotis es más larga, estrecha y en forma de "omega".

Las cuerdas vocales son más cortas y menos distensibles.

La forma del cartílago cricoides, que es el punto más estrecho de la vía aérea pediátrica (hasta los 8-10 años), tiene una configuración subglótica más cónica.

4. **Tráquea**

La tráquea es más corta y tiene un diámetro más estrecho:

- Neonatos: aproximadamente 4 mm de diámetro interno.

- Niños mayores: entre 5-7 mm de diámetro interno.

Es más susceptible al colapso y a la obstrucción por edema debido al menor calibre.

5. **Pulmones**

Menor capacidad funcional residual (CFR) en relación con la demanda metabólica.

Alvéolos menos desarrollados y menor superficie para el intercambio gaseoso.

Implicaciones clínicas

Riesgo elevado de obstrucción. El menor diámetro de la vía aérea significa que incluso un leve edema puede reducir significativamente el flujo de aire debido a la relación proporcional entre radio y resistencia (Ley de Poiseuille).[8.9]

Dificultad en la intubación. La anatomía cónica subglótica y la forma de la epiglotis pueden dificultar la visualización directa y la colocación del tubo endotraqueal.[10,11,12]

Mayor riesgo de hipoxemia. El menor volumen pulmonar y la alta tasa metabólica aumentan la susceptibilidad a la desaturación durante periodos de apnea.

Ventilación mecánica. El ajuste de volúmenes y presiones debe ser cuidadoso para evitar barotrauma o volutrauma, dado el menor tamaño pulmonar y la fragilidad de las estructuras.[13,14]

Consideraciones en el manejo[14]

Equipo adecuado: Los tamaños de las máscaras, tubos endotraqueales y otros dispositivos deben seleccionarse cuidadosamente según la edad y el peso.

Protección de la vía aérea: Es crucial mantener la vía aérea permeable con métodos no invasivos o invasivos según sea necesario.

Monitoreo continuo: Uso de capnografía y oximetría para evaluar la eficacia de la ventilación y la oxigenación.

En resumen, comprender las características anatómicas y fisiológicas únicas de la vía aérea pediátrica es crucial para proporcionar un manejo clínico efectivo y seguro en pacientes pediátricos. La atención especial a la proporción cabeza-cuerpo, la posición de la laringe y la estrechez de la vía respiratoria es esencial para evitar complicaciones y optimizar los resultados clínicos en esta población.

3.2. Obstrucción aguda/crónica de las vías respiratorias superiores en pacientes pediátricos en la Terapia Intensiva Pediátrica (UTIP).

La obstrucción de las vías respiratorias superiores (VRS) es una complicación frecuente en pacientes pediátricos ingresados en unidades de terapia intensiva. Tanto la obstrucción aguda como la crónica de las VRS pueden tener consecuencias graves, que van desde la dificultad respiratoria hasta el fallo respiratorio.[15]

3.2.1¿Qué es una obstrucción de las vías respiratorias?

Una obstrucción de las vías respiratorias es un bloqueo en cualquier parte de las vías respiratorias. Las vías respiratorias son un sistema complejo de tubos que transmiten el aire inhalado desde la nariz y la boca hacia los pulmones. Una obstrucción puede impedir parcial o totalmente que el aire llegue a los pulmones.[15,16]

Algunas obstrucciones de las vías respiratorias son menores, mientras que otras son emergencias potencialmente mortales que requieren atención médica inmediata. (Ver figura 3.2).

Figura 3.2. Representación artística de la vía respiratoria obstruida de un infante.

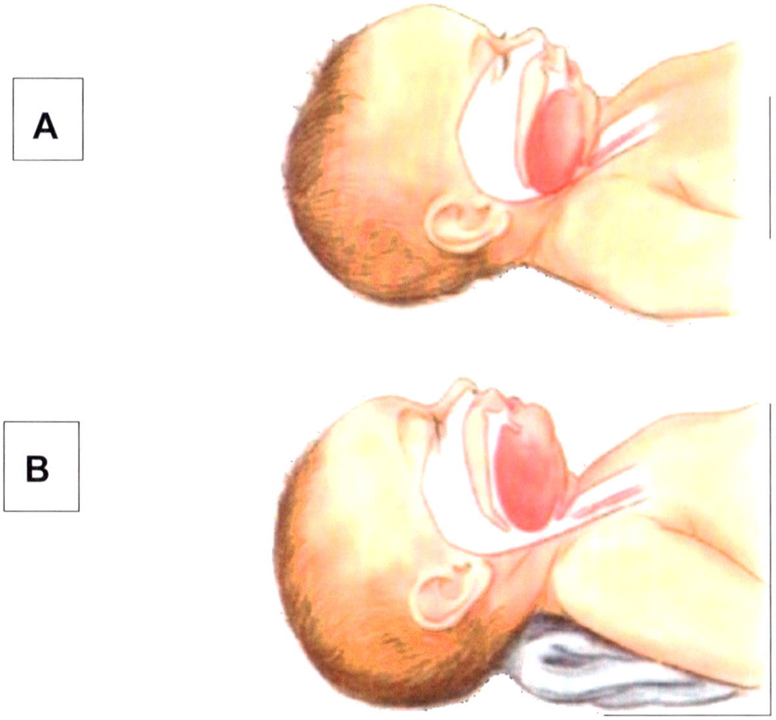

(a) En la imagen a, observe el gran occipucio que ha causado flexión de la cabeza y, posteriormente, ha provocado que la base de la lengua obstruya las vías respiratorias superiores. Esta obstrucción ha sido aliviada (b) colocando una toalla bajo los hombros y el cuello, permitiendo una mayor extensión de la cabeza y una apertura de las vías respiratorias superiores. Fuente: Contribuido por Harless J, Ramaiah R, Bhananker SM. Manejo de la vía respiratoria pediátrica. Int J Crit Illn Inj Sci [serial en línea] 2014 [citado el 3 de diciembre de 2017];4:65-70. Disponible en: http://www.ijciis.org/text.asp?2014/4/1/65/128015

3.2.2 Tipos de obstrucciones de las vías respiratorias en pacientes pediátricos en la Terapia Intensiva Pediátrica (UTIP).

Las obstrucciones de las vías respiratorias se clasifican según dónde ocurre la obstrucción y cuánto bloquea:[17,18]

1. Obstrucciones de las vías respiratorias superiores: ocurren en el área desde la nariz y los labios hasta la laringe (caja de la voz).

2. Obstrucciones de las vías respiratorias inferiores: ocurren entre la laringe y los pasajes estrechos de los pulmones.

3. Obstrucciones parciales de las vías respiratorias: permiten que pase algo de aire. Todavía puedes respirar con una obstrucción parcial de las vías respiratorias, pero es difícil.

4. Obstrucciones completas de las vías respiratorias: no permiten que pase ningún aire. No puedes respirar si tienes una obstrucción completa de las vías respiratorias.

5. Obstrucciones agudas de las vías respiratorias: son bloqueos que ocurren rápidamente. La asfixia con un objeto extraño es un ejemplo de obstrucción aguda de las vías respiratorias.

6. Obstrucciones crónicas de las vías respiratorias: ocurren de dos formas: por bloqueos que tardan mucho tiempo en desarrollarse o por bloqueos que duran mucho tiempo.

Hay muchas causas de obstrucción aguda severa de las vías respiratorias superiores (OVRS) en niños.[18] El momento de inicio de los síntomas y la presencia de fiebre ayudarán a distinguir entre condiciones infecciosas y no infecciosas. Los signos y síntomas de las malformaciones congénitas a menudo se presentan al nacer pero también pueden desarrollarse con el tiempo.[19,20]

Las obstrucciones de las vías respiratorias pueden ser causadas por una variedad de factores además de la asfixia con alimentos, como inhalar o tragar un objeto extraño, reacciones alérgicas, trauma en las vías respiratorias por accidentes, problemas en las cuerdas vocales, inhalación de humo en grandes cantidades, infecciones virales o bacterianas, enfermedades respiratorias que causan inflamación de las vías respiratorias superiores (como el crup), hinchazón de la lengua o la epiglotis, abscesos en la garganta o las amígdalas, colapso de la pared traqueal (traqueomalacia), asma, bronquitis crónica, enfisema, fibrosis quística y enfermedad pulmonar obstructiva crónica (EPOC).[21,22]

La causa más común de OVRS (obstrucción aguda severa de las vías respiratorias superiores en niños) es el crup.[23] La aspiración de un cuerpo extraño también ocurre relativamente con frecuencia.[24] La evaluación del niño con OVRS comienza con una historia detallada seguida de un examen físico completo, incluida una evaluación de la gravedad. Una obstrucción grave de las vías respiratorias provocará insuficiencia respiratoria. Esta situación requiere una respuesta inmediata. Un niño con obstrucción parcial de las vías respiratorias puede tener inicialmente una vía aérea adecuada. Sin embargo, esta situación puede deteriorarse rápidamente. Por lo tanto, proporcionar cuidados de apoyo y movilizar recursos para el manejo definitivo de la vía aérea pueden ser las intervenciones más apropiadas.[25,26,27]

3.2.3. Fisiopatología de las obstrucciones de las vías respiratorias en pacientes pediátricos en la Terapia Intensiva Pediátrica (UTIP).

La fisiopatología de las obstrucciones de las vías respiratorias en pacientes pediátricos en la Unidad de Terapia Intensiva Pediátrica (UTIP) es multifactorial y depende de la localización y la causa de la obstrucción. Estas pueden clasificarse en obstrucciones de las vías aéreas superiores e inferiores, cada una con características fisiopatológicas específicas.

Obstrucciones de las vías aéreas superiores

Las vías aéreas superiores, desde la cavidad nasal hasta la glotis, son especialmente vulnerables en niños debido a su anatomía, que incluye un diámetro reducido de la vía aérea, laringe más alta y epiglotis más prominente. Estas características hacen que incluso pequeños cambios, como edema, inflamación o la presencia de un cuerpo extraño, aumenten significativamente la resistencia al flujo aéreo.

Las principales causas incluyen infecciones como el crup y la epiglotitis, las cuales generan inflamación y edema que disminuyen la luz de la vía aérea. Otras causas mecánicas, como cuerpos extraños o estenosis subglótica, provocan un aumento en la resistencia inspiratoria y espiratoria, lo que incrementa el esfuerzo respiratorio y puede llevar a hipoxemia y retención de dióxido de carbono. Además, el colapso dinámico asociado a laringomalacia puede obstruir parcialmente las vías aéreas durante la inspiración, reduciendo la ventilación efectiva.[28]

La aspiración de cuerpos extraños generalmente lleva a que estos se alojen en uno de tres sitios anatómicos: la laringe, la tráquea o los bronquios. De estos, **el 80-90% de los cuerpos extraños aspirados se alojan en los bronquios**.[28]

Aspiración de cuerpos extraños en los bronquios

- En **adultos**, los cuerpos extraños tienden a alojarse en el **bronquio principal derecho**, debido a:

    - Un **ángulo de convergencia menor** del bronquio derecho en comparación con el izquierdo.

    - La **ubicación de la carina**, que está ligeramente desplazada hacia la izquierda de la línea media.

- En **niños**, varios estudios han demostrado una **frecuencia igual de cuerpos extraños en los bronquios derecho e izquierdo**. Esto difiere del patrón en adultos, probablemente por diferencias anatómicas y de desarrollo en las vías respiratorias pediátricas.[28]

Cuerpos extraños más grandes

- Los cuerpos extraños más grandes tienden a **alojarse en la laringe o la tráquea**, ya que el diámetro más reducido de estas estructuras provoca una obstrucción más inmediata.

Implicaciones clínicas

- Es fundamental identificar de manera oportuna el sitio anatómico de obstrucción para manejar adecuadamente la aspiración de cuerpos extraños.
- Las diferencias en la anatomía de las vías respiratorias entre adultos y niños deben ser tomadas en cuenta al momento de planificar el diagnóstico y el tratamiento.

Obstrucciones de las vías aéreas inferiores

Las vías aéreas inferiores incluyen la tráquea y los bronquios, donde las obstrucciones pueden ser causadas por enfermedades como el asma, bronquiolitis o cuerpos extraños. El asma, por ejemplo, provoca broncoespasmo, edema de la mucosa y aumento de la secreción de moco, lo que reduce el diámetro bronquial y eleva la resistencia al flujo aéreo. Esto resulta en una mayor presión intratorácica durante la inspiración y dificultad para la espiración, favoreciendo la hiperinflación pulmonar y la alteración en la relación ventilación-perfusión.

Por otro lado, las compresiones externas por masas mediastínicas o malformaciones vasculares pueden comprimir la tráquea o los bronquios principales, generando un flujo de aire restringido y alteraciones severas en el intercambio gaseoso.[29]

Consecuencias fisiológicas generales

Independientemente del nivel de obstrucción, estas pueden provocar hipoventilación, hipoxemia e hipercapnia. El esfuerzo respiratorio incrementado lleva a la fatiga muscular, lo que puede progresar a insuficiencia respiratoria si no se interviene de manera oportuna. La hipoxemia persistente y la hipercapnia resultante de la alteración ventilatoria pueden causar acidosis respiratoria, disfunción orgánica y, en casos graves, paro cardiorrespiratorio.

El conocimiento de la fisiopatología permite establecer estrategias de manejo basadas en la causa y el nivel de la obstrucción, optimizando así el soporte ventilatorio y la oxigenación en pacientes pediátricos críticos.[28,29]

3.2.4. Manifestaciones Clínicas, historia y examen físico de la obstrucción de las vías respiratorias en pacientes pediátricos en la Terapia Intensiva Pediátrica (UTIP).

Incluyen obstrucción nasal, estridor inspiratorio o espiratorio, retracción de los espacios intercostales, aumento de la frecuencia respiratoria, cambios en la coloración de la piel y signos de fatiga respiratoria. Subrayamos la importancia de la vigilancia continua de estos signos y síntomas para una detección precoz y un manejo oportuno.

Los signos y síntomas de una obstrucción de las vías respiratorias dependen de la causa y la ubicación de la obstrucción. Pueden incluir agitación, cianosis (piel de color azulado), confusión, alteraciones en el patrón normal de respiración, dificultad para respirar o ausencia de respiración, jadeos, pánico, ruidos respiratorios agudos llamados estridor o estertor, disminución de los sonidos respiratorios en los pulmones y paro cardiorrespiratorio, así como pérdida de la conciencia.[28,29]

Historia clínica

La recopilación de antecedentes en pacientes pediátricos con sospecha de obstrucción de las vías respiratorias es esencial para identificar la causa subyacente y orientar el manejo. Los aspectos clave incluyen:[28]

- Inicio y progresión de los síntomas:

Obstrucciones de inicio agudo pueden sugerir aspiración de un cuerpo extraño, mientras que un inicio gradual es más característico de infecciones, tumores o anomalías congénitas.

- Síntomas asociados:

- Estridor: Asociado a obstrucción de las vías aéreas superiores.
- Sibilancias: Indican obstrucción de las vías aéreas inferiores.
- Tos: Productiva en infecciones o seca en obstrucción mecánica.
- Disnea: Indica severidad y compromiso respiratorio.
- Cianosis o apnea: Sugieren hipoxemia grave.

- Antecedentes personales:

- Episodios previos de infecciones respiratorias, alergias, asma o anomalías congénitas.
- Historia de trauma, cirugía previa o intubaciones prolongadas.

- Exposición a alérgenos, infecciones recientes o contacto con objetos pequeños (riesgo de aspiración).

- Historia familiar:

Incluye antecedentes de enfermedades alérgicas, asma, fibrosis quística u otros trastornos hereditarios.

Examen físico[28,29]

El examen físico debe realizarse de forma rápida pero completa, priorizando la identificación de signos de obstrucción grave y la estabilización inmediata del paciente.

1. Inspección:

- Observación del patrón respiratorio:
    - Retracciones intercostales, supraesternales o subcostales indican esfuerzo respiratorio incrementado.
    - Uso de músculos accesorios en inspiración sugiere obstrucción crítica.
    - Bradipnea o movimientos respiratorios ineficaces indican riesgo de insuficiencia respiratoria.
- Coloración de la piel y mucosas:
    - Palidez y cianosis periférica o central reflejan hipoxemia.
- Postura del paciente:
    - La posición de trípode es común en obstrucciones severas de las vías aéreas superiores.

2. Auscultación:

- Sonidos respiratorios anormales:

  - Estridor: Indica obstrucción en la laringe o tráquea.

  - Sibilancias: Sugieren obstrucción bronquial (asma, cuerpo extraño).

  - Roncus o crepitantes: Asociados a secreciones o infecciones.

  - Ausencia de sonidos respiratorios: Puede indicar colapso pulmonar o obstrucción completa.

3. Palpación:

- Evaluación de vibraciones torácicas o subcutáneas:

  - Enfisema subcutáneo puede sugerir ruptura traqueal.

- Expansión torácica asimétrica: Sugiere obstrucción unilateral.

4. Percusión:

- Hiperresonancia: Puede indicar atrapamiento aéreo (asma, cuerpo extraño).

- Matidez: Sugiere colapso pulmonar o derrame pleural.

Interpretación y manejo inicial:

El conjunto de las manifestaciones clínicas, de la historia y el examen físico permite categorizar la obstrucción como aguda o crónica, completa o parcial, y guiar el uso de intervenciones diagnósticas, como radiografías, broncoscopía o estudios funcionales, según sea necesario. La prioridad es garantizar una vía aérea permeable mediante maniobras no invasivas o invasivas en casos graves.

3.2.5. Evaluación Diagnóstica de la obstrucción de las vías respiratorias en pacientes pediátricos en la Terapia Intensiva Pediátrica (UTIP).

Puede implicar el uso de técnicas de imagen como la radiografía de tórax, la tomografía computarizada (TC) de cuello y tórax, así como la endoscopia respiratoria flexible para visualizar directamente las vías respiratorias superiores (laringoscopía y broncoscopía). Si la radiografía no ayuda en el diagnóstico, la tomografía computarizada (TC) permite determinar otras fuentes de obstrucción, como la epiglotitis, una infección e inflamación de la epiglotis.[28] La epiglotis es el colgajo de tejido que protege y cubre la tráquea para evitar que los alimentos y cuerpos extraños entren. La broncoscopia también puede ayudar a identificar las causas infecciosas al muestrear el moco y enviarlo para cultivo.[31,32] También se puede utilizar para eliminar tapones de moco, que pueden ocurrir en pacientes con afecciones pulmonares crónicas como enfisema y fibrosis quística. Además, se consideran pruebas de laboratorio como gasometría arterial, hemograma completo y marcadores inflamatorios para evaluar la gravedad y la etiología de la obstrucción de las VRS.[28,29]

3.2.6. Diagnóstico diferencial de la obstrucción de las vías respiratorias en pacientes pediátricos en la Terapia Intensiva Pediátrica (UTIP).

El diagnóstico diferencial de la obstrucción de las vías respiratorias en pacientes pediátricos en la Unidad de Terapia Intensiva Pediátrica (UTIP) incluye una variedad de condiciones agrupadas en categorías según su etiología. A continuación, se explican las principales causas:

Causa estructural

Estas obstrucciones son consecuencia de anomalías anatómicas que comprometen el flujo de aire.

- **Malformaciones congénitas** como la atresia de coanas (bloqueo nasal), laringomalacia (colapso de la laringe) o traqueomalacia (debilidad de la tráquea) pueden dificultar la respiración desde el nacimiento.

- **Masas o tumores**, como hemangiomas o linfangiomas, pueden crecer en o cerca de las vías respiratorias, comprimiéndolas.

- **Trauma**, ya sea por fracturas faciales o cuerpos extraños, puede obstruir las vías aéreas superiores o inferiores.

Causa infecciosa

Las infecciones son una causa común y pueden presentarse con inflamación y obstrucción.

- **Epiglotitis**, una infección bacteriana grave, puede causar inflamación severa en la epiglotis y obstrucción crítica.

- **Crup** (laringotraqueobronquitis) es más frecuente en niños pequeños y se caracteriza por una tos perruna y dificultad respiratoria.

- **Abscesos retrofaríngeos o periamigdalinos** pueden desplazar estructuras de las vías respiratorias y causar obstrucción.

- **Neumonía obstructiva** ocurre cuando infecciones graves bloquean los bronquios.

Causa inflamatoria/alérgica

Estas afecciones resultan de reacciones exageradas del sistema inmunológico.

- **Reacciones anafilácticas** pueden causar un edema rápido y severo de las vías respiratorias.

- **Edema angioneurótico** (angioedema) puede ocurrir como reacción a medicamentos, alimentos o causas hereditarias.

- **Enfermedad de Kawasaki** puede involucrar inflamación de las vías respiratorias en casos severos.

Causa funcional

Problemas relacionados con el funcionamiento de las vías respiratorias.

- **Broncoespasmo severo**, como en el asma, puede causar obstrucción parcial o completa debido al estrechamiento de los bronquios.

- **Disfunción de cuerdas vocales** puede generar una obstrucción intermitente o crónica.

Causa neuromuscular

Trastornos que afectan el control o la fuerza de los músculos involucrados en la respiración.

- **Parálisis laríngea**, que puede ser congénita o adquirida, afecta la apertura de la glotis.

- **Miopatías o polineuropatías críticas** pueden debilitar los músculos respiratorios y afectar la capacidad de mantener la vía aérea abierta.

Otras causas

- **Cuerpo extraño en la vía aérea** es una emergencia frecuente en niños pequeños y puede requerir intervención inmediata.

- **Compresión externa**, como en casos de bocio voluminoso o aneurismas, puled desplazar estructuras y comprometer la vía aérea.

Este enfoque permite al equipo médico considerar múltiples etiologías y seleccionar los exámenes diagnósticos y tratamientos más adecuados según la causa subyacente.

3.2.7. Estrategias de Manejo de la obstrucción de las vías respiratorias en pacientes pediátricos en la Terapia Intensiva Pediátrica (UTIP).

El manejo de la obstrucción de las vías respiratorias en la Unidad de Terapia Intensiva Pediátrica (UTIP) requiere una aproximación sistemática e inmediata, adaptada a la causa subyacente y la severidad del cuadro clínico.[26,27,28]

1. Evaluación Inicial

- Asegurar la vía aérea permeable mediante maniobras básicas como la extensión de la cabeza y la elevación del mentón si está indicado.

- Identificar signos de obstrucción parcial o completa como estridor, tirajes, cianosis o dificultad respiratoria evidente.

- Evaluar parámetros vitales, incluyendo frecuencia respiratoria, saturación de oxígeno y esfuerzo respiratorio.

- Clasificar la severidad:

  - Obstrucción leve: Paciente con dificultad respiratoria sin signos de hipoxemia.

  - Obstrucción moderada a grave: Estridor en reposo, hipoxemia, fatiga respiratoria o parada respiratoria inminente.

2. Intervenciones Inmediatas

- Administrar oxígeno suplementario mediante mascarilla con reservorio, cánula nasal de alto flujo o dispositivo no invasivo según tolerancia y severidad.

- Aspirar secreciones o cuerpos extraños visibles con una sonda adecuada.

- Realizar maniobras específicas como la de Heimlich en cuerpos extraños sospechados, o golpes interescapulares y compresiones torácicas en lactantes según protocolos de reanimación pediátrica.

3. Tratamiento Específico Según la Causa

- En laringotraqueomalacia, realizar manejo conservador en casos leves y utilizar CPAP nasal o intubación en casos severos.

- En crup, administrar dexametasona (0.15–0.6 mg/kg) y nebulizaciones con epinefrina racémica en casos moderados o severos.

- En epiglotitis, realizar intubación inmediata bajo condiciones controladas y administrar antibioticoterapia empírica (e.g., ceftriaxona o cefotaxima).

- Para obstrucción por secreciones espesas, garantizar hidratación adecuada, fisioterapia respiratoria y nebulizaciones con solución salina hipertónica si está indicado.

- En edema severo de las vías aéreas, utilizar esteroides intravenosos, epinefrina nebulizada y considerar intubación o traqueotomía si el edema progresa.

4. Manejo Avanzado

- Realizar intubación endotraqueal en obstrucciones severas que comprometen la ventilación o en casos de parada respiratoria inminente.

- Utilizar un tubo de menor calibre si se sospecha edema de las vías respiratorias.

- Realizar broncoscopia terapéutica bajo sedación si hay sospecha de cuerpo extraño persistente o para evaluar y tratar la obstrucción.

- Considerar traqueotomía en obstrucciones crónicas o severas donde la intubación no es factible o no resuelve el problema.

5. Monitoreo y Soporte Adicional

- Monitorear parámetros respiratorios, saturación de oxígeno y signos de deterioro clínico de forma continua.

- Iniciar ventilación mecánica no invasiva (CPAP/BiPAP) en casos seleccionados de obstrucción parcial.

- Proveer ventilación mecánica invasiva en caso de intubación prolongada.

- Identificar y tratar complicaciones como infecciones, barotrauma o atelectasias.

6. Rol del Equipo Multidisciplinario

- Pediatría Intensiva: Coordinar el manejo global y la estabilización del paciente.

- Otorrinolaringología: Evaluar alteraciones estructurales o realizar procedimientos como traqueotomía.

- Neumología Pediátrica: Manejar condiciones como laringotraqueomalacia o traqueobronquitis.

- Cirugía Pediátrica: Abordar cuerpos extraños intratorácicos o traqueales complejos.

7. Educación y Prevención

- Educar a los cuidadores sobre medidas preventivas para evitar la aspiración de cuerpos extraños.

- Asegurar el seguimiento posterior con rehabilitación pulmonar o intervenciones quirúrgicas adicionales según sea necesario.

El manejo integral y la coordinación adecuada del equipo de salud son fundamentales para garantizar la estabilidad del paciente pediátrico y prevenir complicaciones mayores en la UTIP.

3.2.8. Pronóstico de la obstrucción de las vías respiratorias en pacientes pediátricos en la Terapia Intensiva Pediátrica (UTIP).

El pronóstico de la obstrucción de las vías respiratorias en pacientes pediátricos admitidos en la Unidad de Terapia Intensiva Pediátrica (UTIP) depende de múltiples factores que incluyen la causa subyacente, la rapidez del diagnóstico, la intervención terapéutica y la presencia de complicaciones asociadas.[26,27]

Causa de la obstrucción

Las obstrucciones agudas secundarias a cuerpos extraños suelen tener un buen pronóstico si se manejan rápidamente.

Las obstrucciones relacionadas con infecciones como el crup severo o la epiglotitis tienen un curso favorable si se inicia el tratamiento adecuado de manera temprana.

En casos de malformaciones congénitas como laringomalacia o estenosis traqueal, el pronóstico depende de la gravedad de la malformación y de la necesidad de intervención quirúrgica.[28]

Rapidez de la intervención

El retraso en el diagnóstico y manejo puede llevar a hipoxia prolongada, resultando en daño neurológico irreversible o incluso la muerte.

Edad del paciente

Los lactantes tienen mayor riesgo de complicaciones graves debido a la anatomía más estrecha de sus vías respiratorias y menor reserva fisiológica en comparación con niños mayores.[28]

Grado de hipoxia inicial

La duración y severidad de la hipoxia son predictores críticos del pronóstico neurológico y global. Hipoxia severa prolongada está asociada con mayores tasas de mortalidad y secuelas neurológicas.

Complicaciones asociadas

Pacientes con infecciones complicadas por abscesos, mediastinitis o sepsis tienen un pronóstico reservado dependiendo de la respuesta al tratamiento.

Las lesiones causadas por intubación prolongada o traqueostomía pueden afectar la calidad de vida a largo plazo.[29]

Intervención multidisciplinaria

El manejo por un equipo multidisciplinario que incluya intensivistas, otorrinolaringólogos, neumólogos pediátricos y cirujanos mejora significativamente el pronóstico.

Pronóstico general

El pronóstico es favorable en casos de obstrucciones agudas reversibles cuando se implementa un tratamiento oportuno y adecuado.

En obstrucciones crónicas o severas, el pronóstico depende de la causa subyacente, las intervenciones realizadas y el desarrollo de complicaciones a largo plazo.

La rehabilitación y el seguimiento posterior son esenciales para optimizar los resultados funcionales en pacientes con secuelas respiratorias o neurológicas.[29]

Un abordaje integral y la atención temprana son claves para mejorar el desenlace clínico de estos pacientes críticos.

3.2.9. Complicaciones de la obstrucción de las vías respiratorias en pacientes pediátricos en la Terapia Intensiva Pediátrica (UTIP).

La obstrucción de las vías respiratorias en pacientes pediátricos puede desencadenar diversas complicaciones dependiendo de la causa, la severidad de la obstrucción y la rapidez con que se implementen las intervenciones terapéuticas. Estas complicaciones pueden dividirse en agudas y crónicas.

Complicaciones agudas

Hipoxia severa: La obstrucción parcial o completa puede causar una disminución en el intercambio de oxígeno, llevando a hipoxemia y, en casos graves, a hipoxia tisular.

Hipercapnia: La acumulación de dióxido de carbono secundaria a la obstrucción puede provocar acidosis respiratoria.[29]

Paro cardiorrespiratorio: En obstrucciones críticas no tratadas, la hipoxia severa y la hipercapnia pueden llevar al colapso cardiorrespiratorio.[29]

Trauma de las vías respiratorias: Maniobras de emergencia como la intubación o la traqueotomía pueden causar lesiones en la mucosa, laceraciones o hematomas.

Infecciones secundarias: La acumulación de secreciones o la manipulación invasiva puede predisponer al paciente a neumonía, traqueítis o abscesos pulmonares.[29]

Complicaciones neurológicas

Daño cerebral hipóxico-isquémico: La falta de oxigenación adecuada durante un periodo prolongado puede causar encefalopatía o secuelas neurológicas permanentes, como parálisis cerebral.

Convulsiones: La hipoxia severa puede desencadenar actividad convulsiva.[28.29]

Complicaciones cardiovasculares

Hipertensión pulmonar: La hipoxia crónica puede incrementar la presión en la circulación pulmonar, generando hipertensión pulmonar y disfunción ventricular derecha.

Arritmias: Los desequilibrios ácido-base y electrolíticos pueden predisponer al desarrollo de arritmias.[29]

Complicaciones relacionadas con el manejo

Lesión por intubación prolongada: Puede ocurrir daño en las cuerdas vocales, estenosis subglótica o traqueomalacia.

Dependencia del ventilador: En obstrucciones severas con manejo ventilatorio prolongado, el destete del ventilador puede ser complicado.

Complicaciones de la traqueotomía: Infecciones del sitio quirúrgico, granulomas o fístulas traqueoesofágicas pueden surgir en pacientes que requieren este procedimiento.[25]

Complicaciones crónicas[26,27,28]

Estenosis de las vías respiratorias: Puede desarrollarse en pacientes que han requerido múltiples intubaciones o procedimientos invasivos.

Dificultad respiratoria crónica: Secuelas como traqueomalacia o colapso dinámico pueden persistir incluso después de resolver la obstrucción inicial.

Problemas del habla y deglución: La manipulación invasiva de las vías respiratorias puede generar alteraciones en estas funciones.

Complicaciones psicológicas y sociales

Ansiedad y estrés postraumático: La experiencia de una obstrucción grave y su manejo puede generar impacto emocional en el paciente y su familia.

Impacto en la calidad de vida: La dependencia de dispositivos como traqueostomías o el manejo de secuelas puede afectar el bienestar general del paciente y su entorno familiar.[29]

Prevención y manejo de complicaciones[26,27,28]

Identificación temprana de la obstrucción y de factores de riesgo asociados.

Intervenciones rápidas y basadas en protocolos para minimizar el impacto de la hipoxia.

Monitoreo continuo en la UTIP para prevenir complicaciones relacionadas con el tratamiento.

Rehabilitación temprana y seguimiento multidisciplinario para abordar secuelas crónicas.

La atención integral en la UTIP y un manejo coordinado con especialistas son clave para reducir la incidencia y gravedad de estas complicaciones en pacientes pediátricos.

3.2.10. Consultas de especialidades para el manejo de la obstrucción de las vías respiratorias en pacientes pediátricos en la Terapia Intensiva Pediátrica (UTIP).

La obstrucción de las vías respiratorias en pacientes pediátricos requiere un enfoque multidisciplinario para identificar la causa, estabilizar al paciente y prevenir complicaciones. A continuación, se detallan las especialidades involucradas y su papel en el manejo.

1. Medicina Intensiva Pediátrica

Rol: Liderar el manejo integral del paciente en la UTIP.

Intervenciones:

- Estabilización inicial de las vías respiratorias mediante ventilación mecánica o dispositivos avanzados.
- Manejo de la oxigenación y monitoreo continuo de gases arteriales y parámetros respiratorios.

- Coordinación de interconsultas con otras especialidades.

2. Otorrinolaringología Pediátrica

Rol: Evaluar y tratar causas estructurales o dinámicas de la obstrucción.

Intervenciones:

- Diagnóstico y tratamiento de laringomalacia, estenosis subglótica, epiglotitis o cuerpos extraños.
- Procedimientos quirúrgicos como traqueotomías, resección de estenosis o extracción de cuerpos extraños.

3. Neumología Pediátrica

Rol: Manejar alteraciones funcionales de las vías respiratorias.

Intervenciones:

- Identificación de enfermedades respiratorias crónicas subyacentes como asma o displasia broncopulmonar.
- Optimización del tratamiento con broncodilatadores, esteroides inhalados o ventilación no invasiva.
- Evaluación para broncoscopía diagnóstica y terapéutica.

4. Cirugía Pediátrica

Rol: Intervenir en casos de obstrucción causada por malformaciones congénitas o trauma.

Intervenciones:

- Reparación quirúrgica de anomalías traqueales o esofágicas.

- Manejo de complicaciones como fístulas traqueoesofágicas o estenosis graves.

5. Infectología Pediátrica

Rol: Diagnóstico y tratamiento de infecciones asociadas a la obstrucción.

Intervenciones:

- Tratamiento de infecciones como epiglotitis, laringotraqueítis, o abscesos peritonsilares.

- Ajuste de terapia antimicrobiana empírica y dirigida según cultivos.

6. Anestesiología Pediátrica

Rol: Manejo seguro de procedimientos que requieren sedación o anestesia general.

Intervenciones:

- Soporte durante intubaciones difíciles.

- Administración de anestesia en procedimientos quirúrgicos o diagnósticos.

7. Radiología Pediátrica

Rol: Proveer imágenes precisas para el diagnóstico de la obstrucción.

Intervenciones:

- Realización de radiografías, tomografías computarizadas o resonancias magnéticas para evaluar la anatomía de las vías respiratorias.

- Apoyo para guiar procedimientos invasivos si es necesario.

8. Gastroenterología Pediátrica

Rol: Evaluar la relación entre reflujo gastroesofágico y obstrucciones respiratorias.

Intervenciones:

- Diagnóstico de reflujo mediante pH-metría o estudios contrastados.
- Implementación de estrategias terapéuticas como cambios dietéticos, medicamentos o fundoplicatura.

9. Psicología Pediátrica

Rol: Brindar apoyo emocional a la familia y al paciente.

Intervenciones:

- Evaluación del impacto emocional de la hospitalización.
- Apoyo en la preparación para procedimientos invasivos.

10. Nutrición Clínica Pediátrica

Rol: Asegurar el soporte nutricional adecuado.

Intervenciones:

- Evaluación del estado nutricional y requerimientos calóricos.
- Implementación de nutrición enteral o parenteral según sea necesario.

Recomendaciones Finales

El manejo multidisciplinario es esencial para abordar las múltiples causas de la obstrucción de las vías respiratorias en pediatría. Las especialidades deben trabajar de manera coordinada para garantizar un diagnóstico oportuno, manejo efectivo y recuperación sin complicaciones. Una adecuada comunicación entre el equipo y la familia es fundamental para mejorar el pronóstico del paciente.

3.2.11. Educación a pacientes y familiares sobre la obstrucción de las vías aéreas en pacientes pediátricos en la Terapia Intensiva Pediátrica (UTIP).

La obstrucción de las vías aéreas en pacientes pediátricos es una condición que requiere atención especializada en la Unidad de Terapia Intensiva Pediátrica (UTIP). La educación de los pacientes y sus familiares es esencial para garantizar su comprensión sobre la condición, los procedimientos necesarios y el papel que desempeñan en el proceso de recuperación.

1. Comprensión de la Obstrucción de las Vías Aéreas

La obstrucción de las vías aéreas puede ser parcial o completa y afecta la capacidad del niño para respirar adecuadamente.

Las causas comunes incluyen infecciones respiratorias, cuerpos extraños, malformaciones congénitas, trauma o condiciones inflamatorias.

El tratamiento se enfoca en identificar y aliviar la obstrucción, estabilizando la función respiratoria.

2. Objetivos del Manejo en la UTIP

Restablecer la permeabilidad de las vías respiratorias mediante intervenciones como ventilación mecánica o procedimientos quirúrgicos si son necesarios.

Tratar la causa subyacente, ya sea una infección, inflamación o lesión.

Prevenir complicaciones asociadas con la obstrucción o los tratamientos aplicados.

3. Explicación de los Procedimientos y Tratamientos

Ventilación mecánica:

Se utiliza cuando el niño no puede respirar adecuadamente por sí mismo. Los familiares deben saber que este procedimiento es temporal y se monitorea cuidadosamente.

Broncoscopía:

Un procedimiento diagnóstico o terapéutico utilizado para identificar y, en algunos casos, remover obstrucciones en las vías respiratorias.

Traqueotomía:

En casos de obstrucciones severas o crónicas, se puede necesitar una apertura en la tráquea para facilitar la respiración. Este procedimiento se explica detalladamente a las familias, incluyendo cuidados posteriores.

4. Papel de los Padres y Familiares

Participación activa:

Proveer información sobre el historial médico del niño, incluyendo antecedentes de alergias, infecciones o exposiciones a cuerpos extraños.

Permanecer cerca del niño, ya que la presencia de los padres puede brindar confort incluso en estados críticos.

Aprender cuidados básicos:

Si el niño requiere una traqueotomía o dispositivos especiales, los familiares serán capacitados para participar en su cuidado.

5. Prevención de Complicaciones

Reconocer signos de empeoramiento:

Los padres deben ser informados sobre signos de alarma como dificultad respiratoria, cianosis (coloración azulada de la piel) o letargo.

Evitar exposiciones nocivas:

Eliminar factores de riesgo como humo de cigarrillos, alérgenos o ambientes contaminados que puedan agravar la condición respiratoria.

6. Impacto Psicológico y Manejo Emocional

Es normal que los familiares experimenten ansiedad, estrés o temor durante el proceso.

Se debe ofrecer apoyo emocional a través de psicólogos o grupos de apoyo, para ayudarles a manejar la situación.

7. Pronóstico y Recuperación

El pronóstico varía según la causa de la obstrucción y la rapidez del tratamiento. En la mayoría de los casos, la atención especializada en la UTIP mejora significativamente las posibilidades de recuperación.

Una vez estabilizado, el niño puede requerir seguimiento con especialistas como neumólogos o otorrinolaringólogos.

8. Involucramiento a Largo Plazo

Si el niño tiene una condición crónica o necesita cuidados especiales, los familiares serán capacitados para manejar los dispositivos o medicaciones requeridas en casa.

Se enfatiza la importancia del seguimiento regular con el equipo médico para prevenir recurrencias o complicaciones.

Conclusión

La obstrucción de las vías aéreas en pediatría es un desafío clínico que requiere un manejo multidisciplinario y la participación activa de los familiares. Educar a los padres sobre la condición, los procedimientos necesarios y su papel en el proceso de recuperación fortalece el cuidado del niño y mejora su pronóstico a largo plazo. La comunicación clara y el apoyo continuo son fundamentales para lograr un desenlace exitoso.

3.2.12. Mejorando el equipo de Salud en el manejo de la obstrucción de las vías respiratorias en pacientes pediátricos en la Terapia Intensiva Pediátrica (UTIP).

El manejo eficaz de la obstrucción de las vías respiratorias en pacientes pediátricos en la Unidad de Terapia Intensiva Pediátrica (UTIP) depende de un equipo de salud bien capacitado, coordinado y con acceso a herramientas diagnósticas y terapéuticas avanzadas. Aquí se presentan estrategias clave para optimizar el desempeño del equipo.

1. Educación y Capacitación Continua

Proveer programas regulares de capacitación para todo el equipo sobre las últimas guías y protocolos para el manejo de obstrucciones respiratorias.

Realizar simulaciones clínicas de emergencias respiratorias para entrenar en la identificación rápida de causas de obstrucción y en la aplicación de intervenciones críticas como intubación o traqueotomía.

Promover la certificación en soporte vital avanzado pediátrico (PALS) y manejo avanzado de vías respiratorias.

2. Coordinación Multidisciplinaria

Establecer un sistema de comunicación efectiva entre intensivistas, otorrinolaringólogos, neumólogos, anestesiólogos y cirujanos pediátricos para garantizar un enfoque integral.

Implementar rondas multidisciplinarias diarias para discutir el estado del paciente, los planes de manejo y los objetivos terapéuticos.

Designar un líder del equipo que coordine las intervenciones y facilite la comunicación entre las diferentes especialidades.

3. Protocolos Estandarizados

Desarrollar y aplicar guías claras para el manejo de la obstrucción de las vías respiratorias, que incluyan algoritmos para el diagnóstico rápido, el manejo inicial y el tratamiento definitivo.

Estandarizar el uso de escalas de severidad, como el índice de estridor o la clasificación de obstrucción laríngea, para evaluar de manera objetiva la condición del paciente.

Implementar protocolos específicos para el manejo de condiciones comunes como crup, epiglotitis, laringomalacia y cuerpos extraños.

4. Tecnología y Equipamiento Adecuado

Garantizar el acceso a equipos avanzados como broncoscopios flexibles y rígidos, dispositivos para intubación difícil y monitores de saturación de oxígeno de alta sensibilidad.

Actualizar y mantener los ventiladores mecánicos con modos avanzados de soporte respiratorio para pacientes pediátricos.

Asegurar la disponibilidad de insumos críticos, como sondas de aspiración, cánulas de traqueotomía y medicamentos de emergencia (adrenalina, dexametasona, entre otros).

5. Evaluación y Manejo Integral

Incluir un enfoque centrado en el paciente, considerando las características individuales y las posibles comorbilidades que pueden influir en el manejo.

Realizar una evaluación temprana y continua de la función respiratoria utilizando herramientas como gasometrías arteriales, capnografía y estudios radiológicos.

Brindar soporte nutricional y de rehabilitación respiratoria para prevenir complicaciones relacionadas con el manejo prolongado en la UTIP.

6. Prevención de Complicaciones Asociadas al Manejo

Minimizar el riesgo de trauma en las vías respiratorias durante procedimientos invasivos mediante técnicas adecuadas y personal capacitado.

Realizar monitoreo continuo para identificar complicaciones como neumotórax, infecciones o lesiones laríngeas.

Implementar cuidados meticulosos del sitio de traqueotomía y de dispositivos invasivos para prevenir infecciones asociadas.

7. Soporte Psicológico al Equipo y Familiares

Proveer programas de bienestar y manejo del estrés para el equipo médico, reconociendo la carga emocional y física asociada con el manejo de casos críticos.

Brindar apoyo psicológico a los familiares, explicando claramente el estado del paciente y los procedimientos necesarios, así como promoviendo su participación en el cuidado.

8. Investigación y Desarrollo

Promover la investigación clínica en el manejo de la obstrucción de las vías respiratorias para identificar nuevas estrategias terapéuticas y mejorar los protocolos existentes.

Participar en redes científicas y colaboraciones multicéntricas para compartir experiencias y resultados.

Fomentar la publicación de estudios realizados en la UTIP para contribuir al avance de la medicina crítica pediátrica.

9. Indicadores de Desempeño y Retroalimentación

Establecer métricas clave, como tasas de éxito en la intubación, reducción de complicaciones asociadas y tiempo de resolución de la obstrucción.

Realizar auditorías periódicas de los casos tratados para identificar áreas de mejora.
Incorporar la retroalimentación del equipo médico y de las familias para ajustar los planes de manejo y protocolos según las necesidades.

10. Cultura de Mejora Continua

Fomentar un ambiente de aprendizaje constante y colaboración entre los miembros del equipo.

Reconocer y recompensar el desempeño excepcional para motivar a los profesionales.

Establecer una visión común enfocada en la excelencia en la atención y el bienestar del paciente.

Conclusión

Optimizar el equipo de salud para el manejo de la obstrucción de las vías respiratorias en pacientes pediátricos en la UTIP requiere un enfoque integral que combine educación, tecnología, protocolos efectivos y un trabajo multidisciplinario coordinado.

Estas estrategias fortalecen la capacidad del equipo para abordar emergencias respiratorias con precisión, mejorando los resultados clínicos y la calidad del cuidado.

3.3. Infección (Laringotraqueobronquitis) en pacientes pediátricos admitidos en la Terapia Intensiva Pediátrica (UTIP).

La laringotraqueobronquitis, como su nombre lo indica, se refiere a la inflamación de la laringe, tráquea y bronquios. Los casos de laringotraqueobronquitis pueden ser más graves que la laringotraqueítis, ya que la primera se extiende hacia las vías respiratorias inferiores. Ambas pueden ser difíciles de distinguir clínicamente.[30,31]

El término "crup" describe coloquialmente tanto la laringotraqueobronquitis como la laringotraqueítis, y, por lo tanto, se utilizará para el resto de este capítulo para describir este espectro de enfermedades. El crup es una causa muy común de tos, estridor y ronquera en niños con fiebre. La mayoría de los niños que tienen crup se recuperan sin consecuencias. Sin embargo, raramente, esta infección puede ser mortal para los lactantes.[31,32,33]

3.3.1. Causas del Crup en pacientes pediátricos admitidos en la Terapia Intensiva Pediátrica (UTIP).

El crup es más frecuentemente una infección viral que afecta las vías respiratorias subglóticas, comúnmente causada por el virus parainfluenza. Otros virus conocidos por causar crup incluyen el virus respiratorio sincitial (VRS), rinovirus, enterovirus, influenza y adenovirus.[34]

3.3.2. Fisiopatología del Crup en pacientes pediátricos en la Terapia Intensiva Pediátrica (UTIP).

La inhalación del virus que causa el crup primero infecta el epitelio mucoso nasal y faríngeo, luego se propaga al espacio subglótico. Para niños de 8 años y menores, el espacio subglótico es la parte más estrecha de las vías respiratorias. El cartílago cricoides forma un anillo cartilaginoso completo que no se expande. Esta incapacidad del cartílago cricoides para expandirse conduce a un estrechamiento significativo de la región subglótica secundario a la mucosa inflamada. Cuando el niño llora o se agita, puede ocurrir una obstrucción dinámica adicional en y debajo del anillo cartilaginoso. Estos factores dan lugar al estridor agudo y de alta frecuencia que se escucha en reposo y cuando el paciente se agita. La extensión hacia los bronquios, como ocurre con la laringotraqueobronquitis, puede provocar sibilancias, estertores, atrapamiento de aire y aumento de la taquipnea; un cuadro clínico que puede confundirse con asma aguda.[35,36,37]

3.3.3. Epidemiología del Crup en pacientes pediátricos en la Terapia Intensiva Pediátrica (UTIP).

El crup, también conocido como laringotraqueítis, es una de las causas más comunes de obstrucción de las vías respiratorias superiores en niños pequeños. Aunque la mayoría de los casos son leves y se manejan en el ámbito ambulatorio, un pequeño porcentaje de pacientes requiere atención en la Unidad de Terapia Intensiva Pediátrica (UTIP) debido a complicaciones graves.

1. Definición y Presentación[49,50]

El crup es una inflamación aguda de la laringe, tráquea y bronquios, generalmente causada por infecciones virales, aunque también puede tener etiologías bacterianas menos comunes. Se presenta con un cuadro típico que incluye estridor inspiratorio, tos perruna, ronquera y dificultad respiratoria que puede variar de leve a severa.

2. Incidencia y Prevalencia

El crup viral tiene su mayor incidencia en niños entre 6 meses y 3 años de edad, con un pico de presentación alrededor de los 2 años.

Se estima que afecta a aproximadamente el 3% de los niños cada año, siendo más común en varones que en niñas.

La necesidad de ingreso a la UTIP ocurre en menos del 5% de los casos, y generalmente está asociada a complicaciones severas como obstrucción crítica de las vías respiratorias, hipoxemia o respuesta inadecuada al tratamiento inicial.[51,52]

3. Etiología y Factores de Riesgo

El crup viral es causado principalmente por el virus parainfluenza (tipos 1 y 3), que representa alrededor del 75% de los casos. Otros agentes virales incluyen adenovirus, virus sincitial respiratorio, y en menor medida, influenza A y B.

El crup bacteriano (crup membranoso) es menos frecuente, pero puede ser grave; los agentes etiológicos incluyen *Staphylococcus aureus*, *Streptococcus pneumonia* y *Haemophilus influenzae tipo B.*

Factores de riesgo para desarrollar crup severo incluyen antecedentes de prematuridad, enfermedad pulmonar crónica, inmunosupresión, y episodios previos de crup.[37]

4. Estacionalidad y Distribución Geográfica

El crup viral tiene una marcada estacionalidad, con picos de incidencia durante los meses de otoño e invierno en regiones de clima templado.

Es más prevalente en áreas con acceso limitado a vacunas y servicios médicos, donde las complicaciones pueden ser más comunes debido al retraso en el tratamiento.

5. Ingreso a la UTIP

El ingreso a la UTIP ocurre principalmente en niños con crup severo que presentan:

- Estridor en reposo persistente.
- Hipoxemia que requiere soporte ventilatorio.
- Fracaso del tratamiento con epinefrina nebulizada o corticosteroides.

- Complicaciones como neumonía asociada, abscesos peritraqueales o insuficiencia respiratoria.

6. Pronóstico en la UTIP

El pronóstico del crup en pacientes ingresados en la UTIP es generalmente favorable con el manejo adecuado. Sin embargo, factores como retraso en el diagnóstico, comorbilidades y obstrucción grave pueden aumentar la morbimortalidad.

7. Impacto de la Vacunación

La vacunación contra influenza y *Haemophilus influenzae tipo B* ha reducido significativamente la incidencia de crup severo y las complicaciones asociadas, particularmente en países con programas de vacunación establecidos.

8. Implicaciones para la Práctica Clínica

La epidemiología del crup enfatiza la importancia de un diagnóstico temprano, el manejo adecuado de los casos moderados a severos, y la prevención mediante medidas como la vacunación. En la UTIP, el enfoque multidisciplinario es clave para optimizar los resultados en pacientes críticos.

Conclusión

El crup sigue siendo una causa importante de ingreso a la UTIP en pacientes pediátricos con obstrucción de las vías respiratorias superiores. Aunque la mayoría de los casos son manejables con terapia médica estándar, comprender los factores epidemiológicos es crucial para mejorar la prevención, el tratamiento y los resultados en estos pacientes.

3.3.4 Manifestaciones clínicas, historia y examen físico del Crup en pacientes pediátricos en la Terapia Intensiva Pediátrica (UTIP).

Por lo general, de uno a tres días de rinorrea, congestión nasal y fiebre preceden al crup. Los síntomas típicos del crup incluyen una tos áspera o similar a un ladrido, voz ronca y estridor inspiratorio de alta frecuencia que los padres pueden describir incorrectamente como "sibilancias".[37,38,39]

Varios sistemas de puntuación pueden evaluar la gravedad de la dificultad respiratoria. El puntaje de Westley evalúa lo siguiente: (Ver tabla 3.1).

Tabla 3.1. Puntuación de Westley para Crup. El sistema de puntuación más utilizado para el Crup.

Indicador de gravedad	Categoría	Puntuación
Respiratorio	Ninguno	0
	En reposo, audible con fonendoscopio	1
	En reposo, audible sin fonendoscopio	2

Tiraje	Ausente	0
	Leve	1
	Moderado	2
	Grave	3
Ventilación (entrada de aire)	Normal	0
	Disminuida	1
	Muy disminuida	2
	Ausente	0

Cianosis	Con la agitación	4
	En reposo	5
Nivel de conciencia	Normal	0
	Alterado	5

Fuente: Puntaje de Crup de Westley calculado en MDCalc.com el 17/03/2024. Laringitis, crup y estridor [Internet]. Pediatr Integral. Disponible en: https://www.pediatriaintegral.es/publicacion-2017-10/laringitis-crup-y-estridor-2/

Diseñado para medir la gravedad en entornos de investigación, pero a menudo se aplica para pronosticar. Puede ser útil para determinar la eficacia del tratamiento y la disposición del paciente. Presenta una fiabilidad interobservador aceptable en usuarios clínicos (aunque mejor en estudios de investigación). El cambio en la puntuación se correlaciona bien con la disposición del paciente y la evaluación global según lo calificado tanto por los padres como por los médicos de urgencias. Continúa siendo utilizado en estudios para el tratamiento del crup desde que se demostró su validez y fiabilidad entre los usuarios. Cuantifica la gravedad del crup (aunque se utiliza principalmente para la investigación, no clínicamente).

El puntaje de Taussig evalúa lo siguiente: (Ver tabla 3.2).

Tabla 3.2. Escala de Taussig para valorar la gravedad del crup

Parámetro	0	1	2 (Leve)	3 (Intenso/ausente)
Estridor	No	Moderado	-	Intenso/ausente
Entrada de aire	Normal	Leve disminución	Disminuida	Muy disminuida
Color	Normal	Normal	Normal	Cianosis
Retracciones	No	Escasas	Moderadas	Intensas
Conciencia	Normal	Agitado si se molesta	Ansioso y agitado en reposo	Letargia

Interpretación de la escala: - Leve: < 5 puntos**, Leve-moderado**: 5-7 puntos, **Moderado**: 7-8 puntos**, Grave**: > 8 puntos. Fuente: Laringitis, crup y estridor [Internet]. Pediatr Integral. Disponible en: https://www.pediatriaintegral.es/publicacion-2017-10/laringitis-crup-y-estridor-2/

3.3.5 Evaluación diagnóstica del Crup en pacientes pediátricos en la Terapia Intensiva Pediátrica (UTIP).

La evaluación del paciente debe incluir descartar otras causas de estridor (discutidas en la sección de diagnóstico diferencial) y el reconocimiento rápido de la progresión rápida o el empeoramiento de la obstrucción de las vías respiratorias. Las radiografías no son necesarias para diagnosticar el crup, pero pueden obtenerse si el diagnóstico no está claro. El "signo de la aguja" debido al estrechamiento subglótico, puede observarse en las radiografías simples de tórax en pacientes con crup.[38,39] (Ver Figura 3.3).

Figura 3.3. Radiografía de tórax de pacientes con Crup

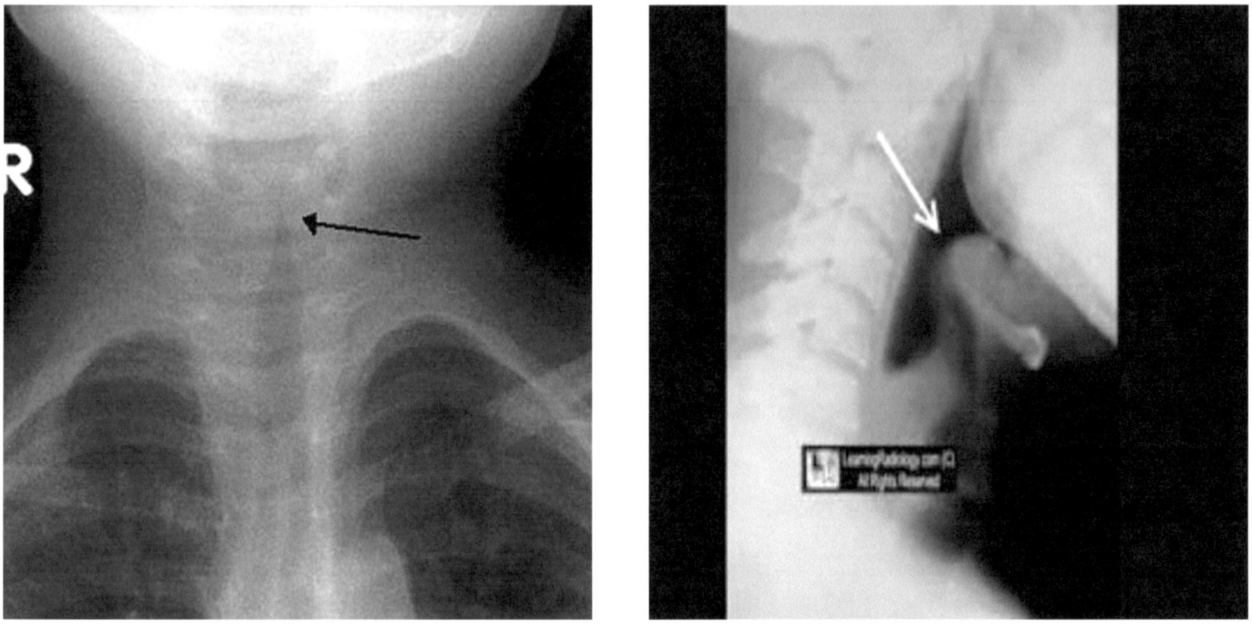

A. Radiografía AP del cuello en un niño con crup que muestra el signo de la aguja; estrechamiento de la tráquea.

B. Disminución de la columna de aire subglótico y en la proyección lateral la presencia de sobredistención de hipofaringe

A. Laringotraqueobronquitis." Fuente: *Wikipedia,La enciclopedia libre*. 24 ene 2024, 20:50 UTC. 24 ene 2024, 20:50 https://es.wikipedia.org/w/index.pho?title=Laringotraqueobronchitis&oldid=157654125. B. LeamingRadiology.com (C).

Los pacientes deben ser evaluados mientras están sentados cómodamente en el regazo del cuidador para evitar la agitación y el estrechamiento adicional de las vías respiratorias. El crup es un diagnóstico clínico que se realiza cuando los pacientes presentan una tos áspera con o sin estridor. Los pacientes con extensión de la inflamación hacia las vías respiratorias inferiores, o laringotraqueobronquitis, también pueden tener sibilancias, crepitantes, disminución del movimiento del aire y taquipnea.[39,40]

Los pacientes con crup pueden clasificarse en 3 grupos: leve, moderado o grave. La evaluación cuidadosa del empeoramiento del estridor, el trabajo respiratorio (retracciones de la pared torácica/subcostal, dilatación nasal, posición de sentado con la cabeza hacia adelante, retracciones supraesternales, gruñidos, uso de músculos accesorios), signos vitales, estado mental, estado de hidratación y movimiento del aire ayudan a determinar el tratamiento y la disposición. La presencia de sibilancias, crepitantes o disminución del movimiento del aire en la auscultación pulmonar sugiere laringotraqueobronquitis.[40]

3.3.6. Diagnóstico diferencial del Crup en pacientes pediátricos en la Terapia Intensiva Pediátrica (UTIP).

Para un paciente menor de 6 meses con estridor:[41,42,43]

El **diagnóstico diferencial del crup en pacientes pediátricos en la UTIP**, especialmente en aquellos que presentan **estridor**, es amplio y depende de la edad del paciente, ya que diferentes patologías pueden presentarse con síntomas similares. A continuación, se detallan los diagnósticos diferenciales para pacientes menores y mayores de 6 meses:

Pacientes menores de 6 meses con estridor:[41,42,43]

1. **Laringotraqueomalacia**: Es la causa más común de estridor congénito en neonatos y lactantes. Se debe al colapso de la laringe y la tráquea durante la inspiración.

2. **Estenosis subglótica**: Puede ser congénita o adquirida (secundaria a intubación prolongada). Se caracteriza por una estrechez en la región subglótica, provocando dificultad respiratoria y estridor.

3. **Parálisis de las cuerdas vocales**: Puede ser unilateral o bilateral, y es una causa importante de estridor en neonatos. Generalmente, está asociada con trauma de nacimiento, malformaciones congénitas o cirugía.

4. **Hemangioma subglótico**: Tumores vasculares que se desarrollan en la región subglótica y pueden provocar una obstrucción parcial de las vías respiratorias, causando estridor progresivo.

5. **Anillo vascular**: Malformaciones de los grandes vasos que comprimen la tráquea o el esófago, causando dificultad respiratoria y estridor.

6. **Aspiración de cuerpo extraño**: En lactantes, la aspiración de alimentos o pequeños objetos puede causar una obstrucción de las vías respiratorias superiores, produciendo estridor agudo.

7. **Anafilaxis**: Reacción alérgica grave que provoca edema de las vías respiratorias y, como resultado, estridor y dificultad respiratoria.

8. **Asma**: Aunque menos frecuente en menores de 6 meses, el asma puede presentarse con sibilancias y dificultad respiratoria.

9. **Absceso periamigdalino**: Infección localizada en el área alrededor de las amígdalas que puede causar dificultad para tragar, voz apagada, y en casos severos, estridor por compresión de las vías respiratorias.

10. **Absceso retrofaríngeo**: Infección bacteriana en la parte posterior de la faringe que puede comprimir las vías respiratorias, provocando estridor y dificultad respiratoria

Pacientes mayores de 6 meses con estridor:[41,42,43]

1. **Aspiración de cuerpo extraño**: A esta edad, los niños tienen mayor movilidad y exploración, lo que aumenta el riesgo de aspiración de objetos pequeños que pueden obstruir las vías respiratorias y causar estridor repentino.

2. **Traqueítis bacteriana**: Infección bacteriana que afecta la tráquea, produciendo inflamación severa, fiebre alta, tos productiva y estridor.

3. **Epiglotitis**: Infección aguda de la epiglotis, causada comúnmente por *Haemophilus influenzae tipo B* (en países sin vacunación), que provoca una rápida obstrucción de las vías respiratorias y estridor agudo, junto con fiebre y babeo.

4. **Absceso periamigdalino**: En niños mayores, es una causa frecuente de obstrucción de las vías respiratorias superiores, con síntomas de dolor de garganta, disfagia, fiebre y en casos graves, estridor.

5. **Absceso parafaríngeo**: Infección profunda del cuello que puede causar compresión de la vía aérea, dolor cervical y fiebre, además de estridor.

6. **Absceso retrofaríngeo**: Similar a los niños menores de 6 meses, esta infección en el espacio retrofaríngeo puede causar estridor, dificultad para tragar y fiebre.

7. Anafilaxis: Al igual que en los lactantes, la anafilaxis es una emergencia médica que causa edema de las vías respiratorias, erupción cutánea, hipotensión y estridor.

Puntos importantes a considerar:

- El **estridor** es un signo clínico que siempre debe ser evaluado minuciosamente para identificar la causa subyacente, ya que algunas de estas condiciones pueden evolucionar rápidamente y poner en peligro la vida.

- En la **UTIP**, es crucial realizar un manejo multidisciplinario que involucre intensivistas, otorrinolaringólogos, neumólogos pediátricos y, en ocasiones, cirujanos pediátricos, para abordar las causas obstructivas o infecciosas.

Evaluación diagnóstica:[41,43]

- **Radiografía de cuello**: Puede ayudar a identificar estenosis subglótica, epiglotitis o la presencia de cuerpos extraños.

- **Endoscopia**: Indispensable para visualizar las vías aéreas superiores en caso de laringotraqueomalacia, parálisis de cuerdas vocales, hemangiomas, o estenosis subglótica.

- **Tomografía computarizada (TC) o resonancia magnética (RM)**: Útiles en casos de abscesos o anillos vasculares.

El diagnóstico diferencial adecuado permite una intervención temprana y efectiva, mejorando los resultados en pacientes pediátricos con estridor en la UTIP.

3.3.7. Estrategias de manejo del Crup en pacientes pediátricos en la Terapia Intensiva Pediátrica (UTIP).

El objetivo del tratamiento es disminuir la obstrucción de las vías respiratorias. El tratamiento incluye epinefrina nebulizada, corticosteroides y al menos 3 horas de observación después de la última dosis de epinefrina. El oxígeno suplementario mediante la administración de flujo abierto o cánula nasal también puede utilizarse para pacientes hipóxicos con crup.[42]

Epinefrina Nebulizada en Crup

La epinefrina racémica al 2.25% en una dosis de 0.05 mL/kg nebulizada, con un máximo de 5 mL, o la L-epinefrina en una dosis de 0.5 mL/kg nebulizada, con un máximo de 5 mL, se reserva para el crup moderado y grave. Se debe hospitalizar a los pacientes que requieran más de 1 o 2 dosis de epinefrina nebulizada en el departamento de emergencias.[41,42]

Corticosteroides en Crup

Independientemente de la gravedad, todos los pacientes con crup se benefician de los esteroides orales. La dosis típica de dexametasona es de 0.15 mg/kg a 0.6 mg/kg por vía oral, con un máximo de 10 mg como dosis única (la dosis intravenosa puede administrarse por vía oral).[42,44]

Observación en Crup

Los pacientes con crup deben ser observados durante un mínimo de 3 horas después de completar cada dosis de epinefrina racémica nebulizada. Durante el período de observación, esté atento a un empeoramiento o recurrencia de los síntomas, incluido el estridor persistente en reposo, un aumento del trabajo respiratorio y la hipoxia. Se debe hospitalizar a los pacientes que requieran más de una o dos dosis de epinefrina nebulizada en el departamento de emergencias.[44,45]

Heliox en Crup

Se han realizado varios ensayos sobre el helio en el tratamiento del crup, y los resultados son mixtos. En general, no hay daño al probar el heliox porque la mayoría de los informes anecdóticos indican que ayuda a facilitar la respiración.[45]

Intubación en Crup

La intubación se reserva para casos graves de crup que no responden al tratamiento médico. El tamaño del tubo endotraqueal debe ser más pequeño de lo habitual para la edad y el tamaño del paciente para evitar traumatismos en las vías respiratorias ya edematosas.[32,45]

3.3.7.1. Criterios de admisión de pacientes pediátricos con Crup en la Terapia Intensiva Pediátrica (UTIP).

Los criterios de admisión para pacientes con crup en una Unidad de Terapia Intensiva Pediátrica (UTIP) dependen de la severidad de los síntomas y la respuesta a las intervenciones iniciales. El crup puede variar desde una forma leve hasta muy severa, y la decisión de admitir a un paciente en la UTIP se basa en una evaluación cuidadosa de varios factores. Aquí se detallan algunos criterios que podrían justificar la admisión en UTIP:[33,34,35,36,37]

1. **Estridor en reposo**: Presencia de estridor súbito, un sonido agudo generado por el estrechamiento de las vías respiratorias, cuando el niño está tranquilo y no agitado. Este es un indicador de obstrucción significativa de las vías aéreas.
2. **Dificultad respiratoria severa**: Signos de dificultad respiratoria que incluyen taquipnea (respiración rápida), tiraje (retracciones de la piel entre las costillas, por debajo de las costillas o en el cuello durante la respiración), uso de músculos accesorios para respirar, y aleteo nasal.

3. **Cambios en el color de la piel**: Cianosis (coloración azulada de la piel, especialmente alrededor de los labios y uñas) o palidez, que indican una oxigenación inadecuada.
4. **Alteraciones en el estado de conciencia**: Letargo, irritabilidad extrema o disminución del nivel de conciencia que pueden ser indicativos de hipoxia.
5. **Falta de respuesta al tratamiento inicial**: Si los síntomas no mejoran con el tratamiento estándar en la sala de emergencia, que incluye corticosteroides y, en algunos casos, nebulizaciones con epinefrina.
6. **Antecedentes de crup severo**: Historial de crup que ha requerido intervenciones intensivas en el pasado.
7. **Complicaciones potenciales o existentes**: Como sospecha de infección bacteriana secundaria, deshidratación o la presencia de condiciones subyacentes que puedan exacerbar la enfermedad o complicar su manejo.
8. **Edad muy joven**: Los lactantes y niños muy pequeños tienen un riesgo más alto de complicaciones debido al menor tamaño de sus vías respiratorias.
9. **Saturación de Oxígeno Menor del 92%**: Generalmente, se considera que una saturación de oxígeno por debajo del 92% en aire ambiente es preocupante en pacientes pediátricos con crup y puede requerir oxigenoterapia suplementaria.
10. **Saturación Persistente Baja**: Una saturación de oxígeno consistentemente baja o que no mejora adecuadamente con la oxigenoterapia inicial puede indicar una obstrucción severa de las vías respiratorias o complicaciones adicionales, lo que podría justificar una evaluación y posiblemente admisión en UTIP.

La admisión en UTIP permite un monitoreo intensivo y continuo, asegurando que cualquier deterioro en la condición del paciente pueda ser rápidamente identificado y tratado. Además, proporciona acceso a soporte respiratorio avanzado, como ventilación mecánica, si se vuelve necesario. La decisión de admitir a un paciente en UTIP debe ser tomada por un médico basándose en una evaluación clínica completa y en el curso clínico del paciente.

3.3.8. Pronóstico del Crup en pacientes pediátricos en la Terapia Intensiva Pediátrica (UTIP).

El pronóstico para la mayoría de los niños con crup es excelente. La mayoría de los casos pueden ser manejados con atención ambulatoria. Menos del 2% de los pacientes requieren hospitalización. El uso de epinefrina nebulizada y esteroides ha reducido notablemente la necesidad de intubación en muchos pacientes.[40]

3.3.9. Complicaciones del Crup en pacientes pediátricos admitidos en la Terapia Intensiva Pediátrica (UTIP).

El crup es una condición pediátrica común que afecta principalmente a la tráquea y las vías respiratorias superiores, caracterizada por un inicio súbito de tos perruna, ronquera y dificultad respiratoria. Aunque generalmente es una enfermedad autolimitada y la mayoría de los casos se manejan en casa o con cuidado ambulatorio, existen ocasiones en que los niños con crup desarrollan complicaciones que requieren una mayor atención médica y posiblemente admisión en una Unidad de Terapia Intensiva Pediátrica (UTIP). Aquí explicamos algunas de las complicaciones asociadas con el crup en pacientes pediátricos:[44,45]

1. **Hospitalización**: Aunque la mayoría de los casos de crup se pueden manejar de manera ambulatoria, los niños con síntomas severos como estridor en reposo, marcada dificultad respiratoria, o cianosis (coloración azulada de la piel debido a falta de oxígeno) pueden

requerir hospitalización para manejo avanzado, que puede incluir oxigenoterapia, tratamiento con corticosteroides y, en algunos casos, nebulizaciones con epinefrina.

2. **Infección bacteriana secundaria**: El crup suele ser causado por un virus, pero la inflamación y el daño a las vías respiratorias pueden predisponer a una infección bacteriana secundaria. Estas infecciones pueden incluir traqueítis bacteriana, que es una infección más grave de la tráquea, y puede requerir tratamiento con antibióticos y a veces intervenciones más agresivas.

3. **Neumotórax**: Aunque es raro, el esfuerzo excesivo para respirar debido a la obstrucción de las vías respiratorias puede llevar a la ruptura de pequeñas áreas del pulmón y la liberación de aire al espacio pleural, conocido como neumotórax. Esto puede requerir intervención médica inmediata para aliviar la presión en los pulmones.

4. **Otitis media**: La inflamación de las vías respiratorias superiores puede facilitar la extensión de la infección a las estructuras adyacentes, como el oído medio, resultando en otitis media. Esto es más común en niños debido a la estructura más horizontal de las trompas de Eustaquio comparado con los adultos.

5. **Deshidratación**: Los niños con crup pueden tener dificultad para comer y beber debido a la dificultad respiratoria y el malestar general, lo que puede llevar a deshidratación, especialmente si también tienen fiebre.

6. **Linfadenitis**: La inflamación de los ganglios linfáticos es una respuesta común a la infección, y en el caso del crup, los nodos en el cuello pueden inflamarse y volverse dolorosos, un proceso conocido como linfadenitis.

7. S complicaciones, aunque raras, destacan la importancia de monitorizar de cerca a los niños con crup, especialmente aquellos que muestran signos de enfermedad moderada a severa, y justifican una evaluación temprana y apropiada en un ambiente de urgencias o UTIP si los síntomas son lo suficientemente graves

3.3.10. Consultas de especialidades para el manejo del Crup en pacientes pediátricos en la Terapia Intensiva Pediátrica (UTIP).

Para el manejo del crup en pacientes pediátricos en la UTIP, se recomienda la intervención de diversas especialidades para un abordaje integral:

1. Otorrinolaringología (ORL)

- Evaluar la gravedad del compromiso de la vía aérea y proporcionar tratamiento en casos severos o refractarios al manejo convencional.

- Realizar procedimientos diagnósticos, como laringoscopia, si hay dudas sobre el diagnóstico o en casos con complicaciones.

2. Neumología Pediátrica

- Asesorar sobre el uso adecuado de terapias respiratorias y la titulación de oxigenoterapia.

- Recomendar intervenciones adicionales para pacientes con comorbilidades respiratorias que agraven el crup.

3. Infectología Pediátrica

- Evaluar la necesidad de tratamientos antimicrobianos en caso de sospecha de coinfecciones bacterianas.

- Proporcionar recomendaciones para el manejo de crup causado por agentes menos comunes, como el virus de la influenza.

4. Cuidados Respiratorios

- Optimizar el uso de dispositivos de aerosolterapia y oxigenoterapia.

- Asistir en la aplicación de nebulizaciones con epinefrina racémica o esteroides inhalados, cuando esté indicado.

5. Anestesiología

- Participar en la estabilización de la vía aérea si es necesaria la intubación.

- Asegurar un manejo adecuado de la sedación en procedimientos invasivos.

6. Terapia Intensiva Pediátrica

- Coordinar el manejo global del paciente en la UTIP, garantizando un abordaje adecuado para evitar complicaciones graves.

- Establecer protocolos de manejo según la gravedad del crup y la respuesta al tratamiento inicial.

La colaboración de estas especialidades permite un manejo eficaz del crup, especialmente en los casos graves o complicados, para optimizar los resultados y la recuperación del paciente.

3.3.11. Educación a pacientes y familiares sobre el Crup en pacientes pediátricos en la Terapia Intensiva Pediátrica (UTIP).

La educación a pacientes y familiares es esencial para el manejo adecuado del crup en la UTIP. Aquí se presentan los aspectos clave que deben abordarse:

1. Explicación de la Condición

- Explicar qué es el crup, destacando que es una inflamación de las vías respiratorias superiores (laringe, tráquea y bronquios) que causa dificultad para respirar, tos "perruna" y estridor (sonido agudo al inhalar).

- Aclarar que generalmente es causado por infecciones virales, siendo los virus parainfluenza los más comunes.

2. Pronóstico y Evolución

- Informar que la mayoría de los casos de crup son leves y responden bien al tratamiento, pero algunos casos graves pueden requerir cuidados intensivos.

- Explicar que el crup tiende a ser más severo en niños menores de 3 años debido a la anatomía más pequeña de sus vías respiratorias.

3. Opciones de Tratamiento

- Describir los tratamientos utilizados, como nebulizaciones con epinefrina racémica, corticoides (dexametasona o budesonida) y oxigenoterapia para mejorar la respiración.

- Aclarar que, en casos graves, puede ser necesario el uso de ventilación mecánica no invasiva o intubación para asegurar la vía aérea.

4. Cuidados en el Hogar y Prevención de Complicaciones

- Instruir a los familiares sobre cómo identificar signos de empeoramiento, como aumento del esfuerzo respiratorio, coloración azulada de los labios o uñas, y la persistencia del estridor en reposo.

- Recomendar mantener al niño en un ambiente tranquilo y evitar la exposición a irritantes, como el humo del tabaco.

- Explicar la importancia de mantener una buena hidratación y cómo las infecciones respiratorias pueden empeorar los síntomas.

5. Preparación para el Alta

- Asegurarse de que los padres comprendan las indicaciones para el cuidado en el hogar, incluyendo la administración de cualquier medicamento recetado.

- Explicar cuándo deben buscar atención médica de nuevo, como en caso de recurrencia de síntomas severos.

6. Apoyo Emocional

- Proporcionar apoyo emocional a los padres, ya que ver a un niño con dificultad para respirar puede ser muy estresante.

- Ofrecer recursos para conectarse con otros padres que han enfrentado situaciones similares y brindar información sobre grupos de apoyo.

7. Prevención de Episodios Futuros

- Sugerir estrategias para reducir el riesgo de infecciones respiratorias, como la vacunación contra la gripe y la higiene adecuada de las manos.

- Informar sobre medidas de prevención, como evitar el contacto con personas enfermas, especialmente durante la temporada de resfriados y gripe.

La educación integral y el apoyo continuo a la familia ayudan a mejorar la calidad del cuidado y a reducir la ansiedad, favoreciendo un mejor manejo del crup en pacientes pediátricos.

3.3.12. Mejorando el equipo de Salud en el manejo del Crup en pacientes pediátricos en la Terapia Intensiva Pediátrica (UTIP).

Para mejorar el equipo de salud en el manejo del crup en pacientes pediátricos en la UTIP, es fundamental implementar acciones que fortalezcan la capacitación, optimicen los protocolos y mejoren la disponibilidad de recursos. A continuación, se sugieren algunas estrategias:

1. Capacitación y Actualización del Personal

- Realizar talleres periódicos sobre el manejo del crup, que incluyan el uso de corticoides, epinefrina racémica y estrategias de soporte respiratorio.

- Organizar simulaciones de emergencia para practicar la estabilización de la vía aérea y la administración de tratamientos en situaciones críticas.

- Capacitar al personal en el uso de técnicas avanzadas para asegurar la vía aérea, como la intubación o la ventilación no invasiva, en casos graves.

2. Optimización de Protocolos de Manejo

- Establecer protocolos claros para el diagnóstico y manejo del crup, incluyendo criterios de severidad y escalas de evaluación.

- Incorporar guías de actuación para el uso de tratamientos específicos, como la administración de epinefrina nebulizada y corticoides, y las indicaciones para la intubación en casos severos.

- Actualizar regularmente los protocolos basándose en la evidencia científica más reciente y en las recomendaciones de las sociedades pediátricas.

3. Mejora de los Recursos y Equipamiento Disponibles

- Garantizar la disponibilidad de equipos necesarios, como nebulizadores, dispositivos de ventilación no invasiva y laringoscopios.

- Mantener un carro de emergencias específico para manejo de la vía aérea, con todos los medicamentos y equipos requeridos para situaciones de crup severo.

- Asegurar que los equipos estén en buen estado y que el personal esté familiarizado con su uso.

4. Monitoreo de la Calidad y Mejora Continua

- Implementar auditorías de los casos de crup para evaluar el cumplimiento de los protocolos y la efectividad de las intervenciones.

- Identificar áreas de mejora mediante el análisis de los eventos adversos y los resultados de los pacientes.

- Facilitar la retroalimentación del personal de salud para mejorar los procedimientos y adaptar las prácticas a las necesidades del servicio.

5. Fomento de la Colaboración Interdisciplinaria

- Involucrar a las especialidades necesarias, como neumología pediátrica, otorrinolaringología e infectología, para proporcionar un enfoque integral en casos complejos.

- Establecer reuniones regulares para discutir los casos difíciles y compartir conocimientos entre los diferentes equipos.

- Crear un equipo de respuesta rápida para emergencias respiratorias en la UTIP, con personal capacitado en manejo de la vía aérea pediátrica.

6. Educación y Apoyo a las Familias

- Incluir a los familiares en el proceso educativo sobre la condición, el tratamiento y los cuidados en el hogar tras el alta.

- Proporcionar materiales educativos que describan los síntomas del crup y las medidas preventivas para reducir el riesgo de episodios futuros.

Estas estrategias pueden mejorar la eficiencia y la seguridad del manejo del crup en la UTIP, permitiendo al equipo de salud proporcionar un cuidado de mayor calidad y mejores resultados para los pacientes.

3.4. Traumatismo de las vías aéreas en pacientes pediátricos admitidos en la Terapia Intensiva Pediátrica (UTIP).

La lesión laríngea traqueal pediátrica tiene el potencial de comprometer la vía aérea y conducir a una morbilidad y mortalidad significativas. Las características anatómicas únicas del complejo laríngeo-traqueal pediátrico resultan en problemas relacionados con lesiones distintas que deben tenerse en cuenta al manejar el trauma de la vía aérea en niños. El trauma laríngeo-traqueal externo pediátrico se clasifica en dos tipos generales: (1) trauma contuso y (2) trauma penetrante.[46]

3.4.1 Trauma contuso laríngeo-traqueal en pacientes pediátricos en la Terapia Intensiva Pediátrica (UTIP).

El trauma laríngeo-traqueal contuso se informa que representa aproximadamente el 80% al 90% de las lesiones cervicales pediátricas externas graves, principalmente resultado de accidentes en bicicleta y vehículos motorizados. Los cinturones de seguridad y los airbags también han sido implicados. Los niños se ven afectados con mayor frecuencia que las niñas. La edad media es de 10 años, aunque las lesiones de la vía aérea ocurren en todos los grupos de edad.[47,48]

Un mecanismo clásico de lesión es una caída sobre el manillar de una bicicleta con el cuello extendido. La laringe y la tráquea se comprimen contra la columna vertebral. Otro mecanismo de trauma laríngeo-traqueal, la lesión por "cordel", ocurre cuando un ciclista golpea una cuerda o cadena con el cuello extendido, lo que puede provocar la separación laríngeo-traqueal. Otras lesiones incluyen abuso infantil/estrangulación, intentos de suicidio (ahorcamiento) y lesiones deportivas.[49,50,51]

3.4.2. Trauma laríngeo-traqueal penetrante en pacientes pediátricos en la Terapia Intensiva Pediátrica (UTIP).

En niños, el trauma laríngeo-traqueal penetrante es menos común que el trauma contuso, ocurre con mayor frecuencia en niños y tiende a ocurrir en niños algo mayores (edad promedio = 12 años). Los mecanismos de lesión incluyen heridas de bala, heridas punzantes y cuerpos extraños penetrantes como vidrio. El determinante más importante en el grado de daño causado por el objeto penetrante es su velocidad. Los proyectiles de baja velocidad (como los cuchillos) producen menos daño tisular y es más probable que se desvíen de las estructuras críticas en el cuello.[52] Independientemente del mecanismo de lesión, la profundidad de la penetración suele ser incierta, y se debe mantener un alto nivel de sospecha de lesiones asociadas en el tórax, el tracto digestivo y los vasos sanguíneos. La mortalidad temprana ocurre en casos de compromiso de las vías respiratorias y exanguinación, mientras que la mortalidad tardía generalmente está asociada con lesiones esofágicas no diagnosticadas.[49,52]

Figura 3.4. Clasificación de lesiones penetrantes cervicales según zona comprometida.

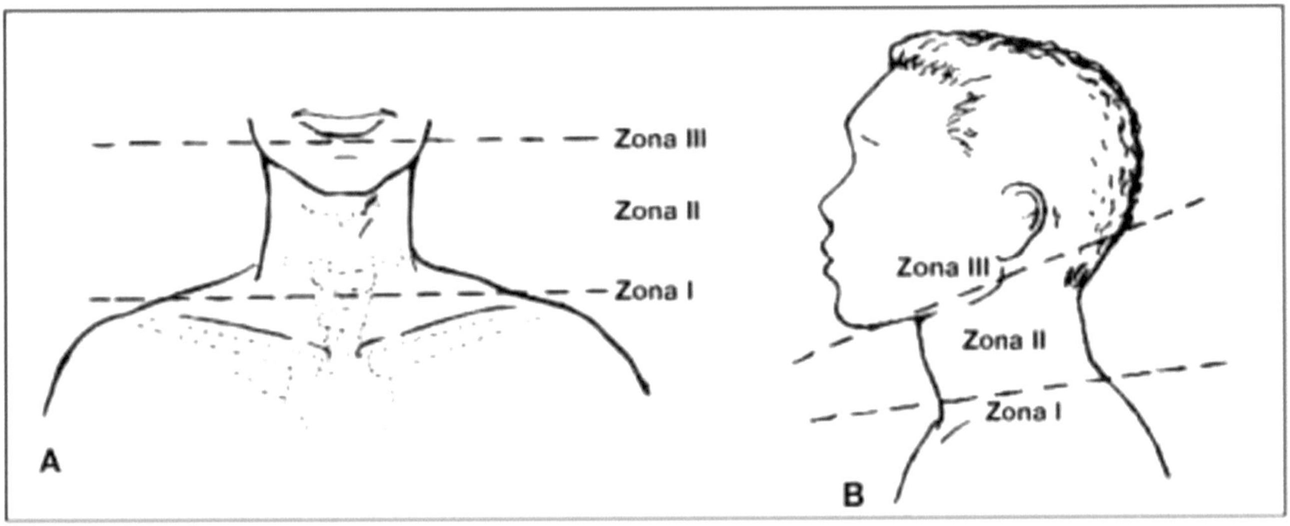

Fuente: Millán H M, Gómez B J, Hernández H J, Duhalde S I. Cuad. Cir. 2008; 22: 11-17. DOI: 10.4206/cuad.cir.2008.v22n1-02.

Las heridas penetrantes en el cuello suelen clasificarse según el nivel anatómico de la lesión. (Ver Figura 3.4).Tradicionalmente, todas las heridas de la zona II, profundas al platisma, se exploraban quirúrgicamente, mientras que las lesiones en las zonas I y III eran más difíciles de acceder quirúrgicamente y se exploraban con menos agresividad. Durante la última década, se ha demostrado que la cirugía selectiva produce resultados igualmente efectivos.[53] En el caso de un trauma penetrante conocido o sospechado en cualquiera de las 3 zonas, si las vías respiratorias son estables, la práctica actual incluye panendoscopia, esofagografía y angiografía. Estos estudios evaluativos pueden formar parte del proceso en el departamento de emergencias, pero comúnmente se realizan en el quirófano o en la unidad de cuidados intensivos. Se recomienda la cirugía inmediata si hay sangrado activo, evidencia de oclusión vascular o una vía respiratoria expuesta.[53,54]

Resultados después de lesiones de las vías respiratorias en pacientes pediátricos en UTIP.

En 1995, Ford y colegas realizaron una revisión de 5 años de ingresos por traumatismos en el cuello pediátrico en el Children's Hospital of Pittsburgh. Encontraron que el trauma penetrante laringotraqueal fue más común que el trauma laringotraqueal contuso. Los pacientes con trauma penetrante tuvieron un mejor resultado en general, con menos necesidad de tratamiento quirúrgico, estancias hospitalarias más cortas y ninguna muerte. En contraste, los niños con trauma contuso en el cuello tenían más probabilidades de presentar dificultad respiratoria y requerían más procedimientos, como la endoscopia del tracto aerodigestivo superior y la exploración del cuello. Dos de los pacientes con trauma contuso fallecieron, uno debido a la transección laríngea y otro por ruptura traqueobronquial torácica. Este estudio destaca la ocurrencia infrecuente de lesiones traqueolaringeas en niños y las diferencias en el manejo y los resultados entre los traumatismos penetrantes y contusos.[46]

3.4.3. Evaluación diagnóstica de pacientes pediátricos con traumatismo de cuello en el departamento de emergencias antes de su admisión en la Terapia Intensiva Pediátrica (UTIP).

Cuando se evalúa a un niño con traumatismo en el cuello, se debe obtener una historia inicial y breve del paciente, de testigos y personal de rescate. Elementos críticos de esta historia incluyen el mecanismo de lesión, momento de la lesión, y descripción y duración de los síntomas. Tanto el examen primario como el secundario deben prestar atención meticulosa al cuello y posibles lesiones en la vía respiratoria.

Los signos y síntomas de lesión en la vía respiratoria pueden incluir cualquiera de los siguientes: estridor, ronquera, afonía, tos, hemoptisis, dificultad respiratoria, cianosis, sensibilidad en el cuello, hematoma en el cuello, desviación traqueal, irregularidades en los cartílagos, obliteración de los puntos anatómicos normales de la laringotraqueal, aire subcutáneo con crepitación o presencia de una herida penetrante.[55]

Se deben obtener radiografías de la columna cervical y del tórax que pueden proporcionar evidencia adicional de lesiones potenciales en el cuello y la vía aérea cervical. Estas radiografías pueden revelar fracturas laríngeas, edema de los tejidos blandos del cuello y la vía aérea, y enfisema subcutáneo (un signo de ruptura de la vía aérea o el esófago). Sin embargo, las radiografías simples por sí solas suelen ser inadecuadas para evaluar la vía aérea pediátrica debido a que los cartílagos laríngeos de los niños típicamente no están osificados.[55,56]

3.4.4. Manejo agudo de las vías respiratorias en pacientes pediátricos en la Terapia Intensiva Pediátrica (UTIP) con traumatismo de cuello: La vía respiratoria estable.

En el contexto del trauma de cuello, si la vía aérea es estable y aún se sospecha una lesión laríngea traqueal, la laringoscopia flexible con fibra óptica y la tomografía computarizada (TC) son las opciones diagnósticas recomendadas actualmente.[57] Generalmente, se prefiere la nasolaringoscopia flexible con fibra óptica, ya que permite la visualización de la vía aérea, es mínimamente invasiva, no requiere anestesia general, no pone en peligro la columna cervical y puede realizarse en niños utilizando endoscopios pediátricos con un diámetro externo inferior a 3,0 mm. Esta técnica puede ayudar a evaluar el movimiento de las cuerdas vocales, así como las lesiones mucosas y de cartílago.[57]

La relación riesgo-beneficio de la endoscopia flexible en un niño muy pequeño con una posible lesión en la vía aérea no siempre es favorable. El niño puede no cooperar con el procedimiento y la visualización puede ser subóptima. Además, las complicaciones incluyen epistaxis y laringoespasmo si la punta del endoscopio entra en contacto directo con la laringe.

Si la endoscopia flexible está contraindicada por cualquier motivo, se debe considerar la endoscopia operativa.[58] El manejo está dirigido por los hallazgos en la endoscopia flexible con fibra óptica. El tratamiento conservador es estándar si la endolaringe es normal o si solo se descubren anomalías leves, como edema mucoso leve o un pequeño hematoma en la cuerda vocal. Un edema mucoso endolaríngeo más significativo o hematoma es una indicación para realizar una TC del cuello para proporcionar una imagen del esqueleto laringotraqueal y ayudar a determinar la necesidad de reparación operatoria.[58,59]

3.4.5. Manejo agudo de las vías respiratorias en pacientes pediátricos en la Terapia Intensiva Pediátrica (UTIP) con traumatismo de cuello: La vía respiratoria inestable.

El manejo del paciente con una vía aérea inestable requiere estabilización inmediata. Varias estrategias merecen ser comentadas. La cricotirotomía es quizás la técnica más rápida para entrar quirúrgicamente en la vía aérea, pero es difícil de realizar en niños prepuberales debido a la anatomía más pequeña y a los puntos de referencia blandos y difíciles de palpar, por lo que generalmente no se recomienda en niños.[59] La traqueotomía de emergencia bajo anestesia local a veces se realiza en adultos, pero también puede ser difícil en el niño no intubado, debido a que los puntos de referencia suelen ser vagos y el cartílago traqueal es blando.[58.60]

Dadas las limitaciones mencionadas, la intubación orotraqueal es la técnica preferida para estabilizar la vía aérea antes de intentar crear una vía aérea quirúrgica. Si no es posible la intubación orotraqueal estándar, se debe intentar la traqueoscopia rígida con un broncoscopio.

La intubación orotraqueal en el paciente pediátrico traumatizado con una vía aérea inestable es favorecida en la literatura como una técnica segura y rápida, especialmente porque el personal del departamento de emergencias tiene experiencia y está cómodo con este enfoque.[60] El argumento en contra de la intubación orotraqueal en el contexto de trauma laríngeo agudo es el riesgo de que un tubo traqueal insertado desde arriba pueda agrandar una ruptura mucosa en la vía aérea, puede provocar una desestabilización aguda de la vía aérea y puede convertir una separación laríngea parcial en una completa. La broncoscopia flexible con un tubo endotraqueal preinsertado sobre el endoscopio debe ser una técnica de emergencia secundaria utilizada por los otorrinolaringólogos.[60,61]

La técnica utilizada para la estabilización rápida de la vía aérea lesionada agudamente dependerá de la experiencia del personal presente y de los patrones de práctica en una institución determinada. En última instancia, la laringotraqueoscopia operativa con un broncoscopio rígido sigue siendo el medio más confiable para establecer la vía aérea pediátrica.[60] Es mucho más seguro que la intubación, porque la vía aérea se visualiza directamente y las secreciones y la sangre pueden aspirarse a través del lumen del endoscopio rígido. También es el medio más confiable de diagnóstico, permite ventilar al paciente durante el examen y ayuda a determinar la necesidad de traqueotomía. Si es necesario, la traqueotomía puede realizarse sobre el broncoscopio.[61]

Una vez que se ha identificado una lesión laríngea-traqueal, puede clasificarse en los grupos I a V.[62]

3.4.6. Clasificación de lesiones laríngeas y traqueales en pacientes pediátricos con trauma de cuello en la Terapia Intensiva Pediátrica (UTIP).[62]

Grupo I	Descripción: Hematoma endolaríngeo menor
Grupo II	Descripción: Disrupción mucosa menor o fractura no desplazada en la TC
Grupo III	Descripción: Edema masivo, grandes desgarros o cartílago expuesto
Grupo IV	Descripción: Trauma masivo con múltiples fracturas
Grupo V	Descripción: Separación completa de la laringe y la tráquea

Aunque la clasificación de las lesiones no es una alta prioridad en el departamento de emergencias, la discusión sobre el manejo definitivo comienza con estas clasificaciones. Los grupos 1 y 2 se manejan comúnmente de forma conservadora, mientras que los grupos 3 a 5 requieren reparación quirúrgica, con la necesidad de estent laríngeo para los grupos 4 y 5. (Ver Figura 3.5).

Figura 3.5. Abordaje quirúrgico y ampliación para exploración por lesiones cervicales complicadas.

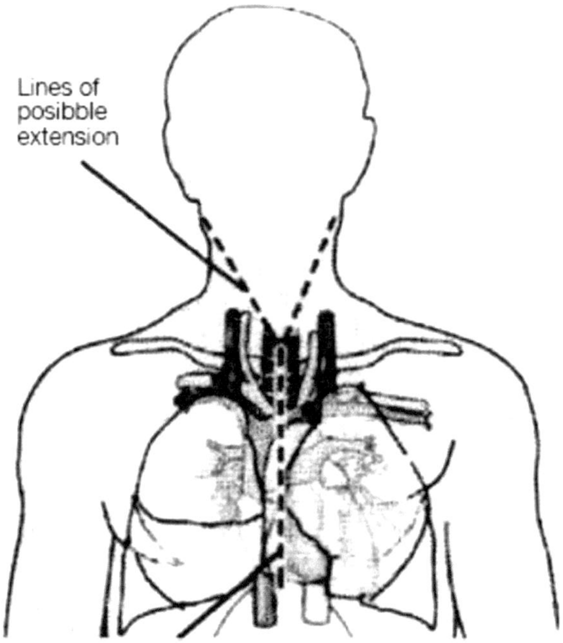

Fuente: Millán H M, Gómez B J, Hernández H J, Duhalde S I. Cuad. Cir. 2008; 22: 11-17. DOI: 10.4206/cuad.cir.2008.v22n1-02.

3.4.7. Separación laríngeo-traqueal y ruptura traqueobronquial en pacientes pediátricos en la Terapia Intensiva Pediátrica (UTIP).

La separación laringotraqueal y la ruptura traqueobronquial son raras en niños y adultos, con una mortalidad del 30%, y la mitad de los fallecimientos ocurren en la primera hora después de la lesión. Aunque las fracturas costales son comunes en adultos con estas lesiones, solo ocurren en el 24% de los niños debido a la elasticidad de su pared torácica. La separación laringotraqueal resulta de fuerzas de corte y tracción, mientras que la ruptura traqueobronquial se da por compresión del tórax contra una glotis cerrada, generando aumento de presión intrabronquial. Estas lesiones afectan principalmente los bronquios principales (80%), seguidos de la tráquea (15%) y los bronquios distales (5%). El neumotórax traumático o el neumomediastino suelen acompañar estas lesiones, y se debe sospechar de ellas si persiste la fuga de aire después de la descompresión con un tubo torácico. El manejo incluye reconocimiento rápido y reparación operatoria para mantener la ventilación.[63,64,65]

3.4.8. Perforación esofágica traumática en pacientes pediátricos en la Terapia Intensiva Pediátrica (UTIP).

Se cree que la perforación esofágica es la lesión asociada más comúnmente pasada por alto en el trauma penetrante del cuello. La perforación del esófago cervical también puede ocurrir raramente con traumatismos contusos en la cabeza y el cuello. Tanto en adultos como en niños con perforación esofágica, la morbilidad y la mortalidad están directamente relacionadas con retrasos en el diagnóstico y la terapia. Sin embargo, para todos los tipos de perforación esofágica, la tasa de mortalidad en niños (4%) es significativamente menor que en adultos (25-50%).[66]

Los signos y síntomas de la perforación esofágica cervical traumática pueden incluir odinofagia, hematemesis, disfagia, fiebre, taquicardia y aire subcutáneo. Una vez establecida la vía respiratoria, la esofagoscopia es el procedimiento de elección para evaluar este tipo de lesión y puede realizarse al mismo tiempo que la endoscopia de la vía respiratoria. Aunque la esofagoscopia puede ser parte de la evaluación en el departamento de emergencias, esto se realiza más comúnmente en el quirófano o en la unidad de cuidados intensivos. Una lesión esofágica sospechada también puede evaluarse con un estudio de trago de gastrografina soluble en agua.[67,68,69]

3.4.9. Lesión traumática de los vasos cervicales en pacientes pediátricos en la Terapia Intensiva Pediátrica (UTIP).

Las lesiones vasculares pueden ocurrir tanto con trauma contundente como penetrante. En el contexto de un trauma contundente, se puede sospechar una lesión vascular si, en el examen físico, hay evidencia de un soplo carotídeo, hematoma en el cuello o déficit neurológico de los nervios craneales o centrales. En el caso de un trauma penetrante en el cuello, se debe sospechar y descartar una lesión vascular en cualquier caso en el que la herida penetre más allá del músculo platisma.[70,71]

Tanto en traumas contusos como penetrantes. Alternativas a la angiografía incluyen la ultrasonografía dúplex, la angiotomografía computarizada y la angiorresonancia magnética, aunque estas técnicas aún no han demostrado ser tan precisas como la angiografía estándar.[72]

En el caso de traumas contusos, la iniciación de la anticoagulación sigue siendo controvertida, excepto en presencia de un aneurisma disecante, para el cual está contraindicada. La lesión de un vaso arterial importante (carótida interna o común, subclavia y arterias innominadas) en un niño con evidencia de shock o sangrado activo requiere una exploración abierta inmediata con arteriografía.[73,74] Los vasos arteriales más pequeños que sangran y el sangrado venoso pueden ser controlados mediante ligadura, y puede haber algunos casos en los que se requiera la ligadura de vasos principales como un procedimiento para salvar vidas, aunque pueda haber una morbilidad significativa posterior.[73,74]

En resumen, para un niño con una vía aérea inestable debido a una lesión aguda, se debe establecer, si es posible, una vía aérea orotraqueal con un tubo endotraqueal o un broncoscopio rígido antes de intentar crear una vía aérea quirúrgica. Después de estabilizar la vía aérea, otras prioridades incluyen considerar las lesiones vasculares y esofágicas cervicales. Se recomienda un enfoque predeterminado, lógico y paso a paso por parte del personal de emergencia hacia el manejo de la vía aérea pediátrica lesionada, tanto estable como inestable, en un intento de reducir la morbilidad y mortalidad de este tipo de lesión poco común, pero potencialmente devastadora.

3.4.10. Consultas de especialidades para el manejo de lesiones laríngeas y traqueales en pacientes pediátricos con trauma de cuello en la Terapia Intensiva Pediátrica (UTIP).

1. Otorrinolaringología (ORL):

- **Rol:** Evaluar y manejar lesiones en la laringe, cuerdas vocales, o tráquea. Realizar procedimientos como traqueostomías, laringoscopias directas o reparación quirúrgica de lesiones.

- **Indicaciones:** Presencia de disfonía, estridor, enfisema subcutáneo, disnea, o evidencia radiológica de lesiones.

- **Procedimientos frecuentes:** Laringoscopia directa, broncoscopia rígida o flexible, y manejo quirúrgico.

2. Cirugía Pediátrica:

- **Rol:** Manejo quirúrgico de lesiones complejas en tráquea o estructuras circundantes.

- Indicaciones: Trauma con compromiso de la vía aérea, perforaciones traqueales, o necesidad de reconstrucción laríngea.

- Procedimientos frecuentes: Reparación primaria de lesiones traqueales, anastomosis, o intervenciones en casos de estenosis postraumática.

3. Neumología Pediátrica:

- **Rol:** Evaluar y optimizar la función pulmonar en pacientes con compromiso respiratorio secundario al trauma.

- Indicaciones: Dificultades respiratorias persistentes, seguimiento postquirúrgico, y manejo de complicaciones como neumotórax o enfisema mediastínico

- Procedimientos frecuentes: Broncoscopia flexible para evaluación diagnóstica y terapéutica.

4. Anestesiología:

- Rol: Apoyo en el manejo de la vía aérea durante intervenciones quirúrgicas o diagnósticas.

- Indicaciones: Intubación difícil, ventilación mecánica en trauma severo, o anestesia para procedimientos quirúrgicos.

- Procedimientos frecuentes: Manejo avanzado de la vía aérea y anestesia segura para intervenciones.

5. Terapia Respiratoria:

- Rol: Proveer soporte ventilatorio no invasivo o invasivo, asistencia en procedimientos de broncoscopia y rehabilitación respiratoria.

- Indicaciones: Pacientes con insuficiencia respiratoria secundaria a trauma laríngeo o traqueal.

- Intervenciones frecuentes: Oxigenoterapia, manejo de ventilación mecánica, y humidificación del aire inspirado.

6. Radiología Intervencionista:

- **Rol:** Diagnóstico preciso mediante imágenes y abordaje mínimamente invasivo.

- **Indicaciones:** Sospecha de lesiones asociadas (hematomas, laceraciones vasculares) y planificación quirúrgica.

- Procedimientos frecuentes: Tomografía computarizada (TC) con reconstrucción 3D, broncografía, y control de hemorragias con técnicas mínimamente invasivas.

7. Cuidados Intensivos Pediátricos:

- Rol: Coordinación multidisciplinaria y manejo integral del paciente crítico.

- Indicaciones: Monitorización continua, manejo de complicaciones, y estabilización hemodinámica y respiratoria.

- Intervenciones frecuentes: Optimización ventilatoria, manejo de shock, y soporte nutricional.

8. Psicología o Psiquiatría Pediátrica:

- Rol: Evaluación y manejo del impacto psicológico asociado al trauma.

- Indicaciones: Ansiedad, estrés postraumático o alteraciones conductuales en el paciente o la familia.

- Intervenciones frecuentes: Técnicas de relajación, intervención en crisis, y soporte emocional.

9. Fonoaudiología:

- Rol: Rehabilitación de la voz y funciones laríngeas tras el trauma o la intervención quirúrgica.

- Indicaciones: Alteraciones en la fonación, deglución, o respiración postraumática.

- Intervenciones frecuentes: Terapia vocal, ejercicios de rehabilitación laríngea y deglutoria.

Consideraciones generales:

- Manejo inicial: Garantizar la permeabilidad de la vía aérea, controlar hemorragias activas y estabilizar al paciente antes de intervenciones definitivas.

- Evaluación interdisciplinaria: Coordinar las especialidades involucradas para una intervención oportuna y evitar complicaciones a largo plazo, como estenosis traqueal o disfunción vocal.

- Seguimiento a largo plazo: Planificar rehabilitación física y psicológica integral tras la resolución del evento agudo.

3.4.11. Educación a pacientes y familiares sobre las lesiones laríngeas y traqueales en pacientes pediátricos con trauma de cuello en la Terapia Intensiva Pediátrica (UTIP).

1. Información General

- Qué son las lesiones laríngeas y traqueales: Son daños en la laringe (cuerdas vocales y estructuras asociadas) o tráquea (tubo respiratorio) que pueden ocurrir debido a un trauma en el cuello, afectando la respiración, la voz y la deglución.

- Causas frecuentes: Accidentes automovilísticos, caídas, heridas punzantes o cerradas en el cuello, o lesiones por cuerpos extraños.

2. Impacto del Trauma

- Síntomas comunes: Disfonía (cambios en la voz), dificultad para respirar (disnea), estridor (ruido al respirar), enfisema subcutáneo (aire atrapado bajo la piel), y dolor en el cuello.

- Complicaciones posibles: Obstrucción de la vía aérea, infecciones, estenosis traqueal (estrechamiento), o alteraciones permanentes en la voz.

3. Tratamiento en UTIP

- Evaluación inicial: Garantizar que el niño pueda respirar adecuadamente. En casos graves, puede ser necesaria una traqueostomía (abertura en la tráquea para facilitar la respiración).

- **Pruebas diagnósticas:** Radiografías, tomografía computarizada (TC), o laringoscopia/broncoscopia para visualizar las lesiones.

- **Manejo:** Puede incluir oxigenoterapia, ventilación mecánica, tratamiento quirúrgico para reparar lesiones, o manejo conservador en casos menos graves.

- **Monitoreo:** Los niños recibirán atención constante en la UTIP para observar su respiración, oxigenación y prevenir complicaciones.

4. Rol de la Familia en la Recuperación

- **Apoyo emocional:** Mantener la calma y brindar seguridad al niño. El trauma puede causar ansiedad o miedo, y el apoyo familiar es esencial.

- **Colaboración en el cuidado:** Seguir las indicaciones médicas sobre cuidados de la vía aérea, evitar manipulaciones innecesarias y estar atentos a signos de alarma.

- **Comunicación:** Participar en reuniones con el equipo médico para entender el progreso del niño y resolver dudas.

5. Rehabilitación y Cuidados Posteriores

- **Rehabilitación vocal y respiratoria:** Puede requerirse terapia fonoaudiológica para recuperar la voz o mejorar la deglución. La terapia respiratoria ayudará a optimizar la función pulmonar.

- **Seguimiento médico:** Consultas periódicas con especialistas (otorrinolaringólogo, neumólogo pediátrico, cirujano pediátrico) para asegurar una recuperación adecuada.

- Adaptaciones temporales: En algunos casos, el niño puede necesitar una traqueostomía o soportes respiratorios hasta que se recupere completamente.

6. Signos de Alarma en Casa

- Dificultad para respirar o ruidos anormales al respirar.

- Cambios en la voz o pérdida repentina de la capacidad para hablar.

- Inflamación, dolor severo o enrojecimiento en el cuello.

- Fiebre persistente, que puede indicar una infección.

7. Preguntas Frecuentes

- ¿El niño recuperará su voz normal? Depende de la gravedad del daño. Con tratamiento y rehabilitación, muchos niños logran una recuperación significativa.

- ¿Puede haber complicaciones a largo plazo? En algunos casos, puede desarrollarse una cicatriz que cause estenosis traqueal. Esto se previene con el tratamiento adecuado y seguimiento regular.

- ¿Qué puede hacer la familia para prevenir accidentes similares? Supervisar actividades de riesgo y enseñar a los niños sobre seguridad.

8. Apoyo Psicológico

- Impacto emocional: El trauma puede ser estresante tanto para el niño como para la familia. Se recomienda buscar ayuda psicológica para manejar el estrés, especialmente en casos de hospitalización prolongada.

- Educación continua: Mantenerse informados sobre la evolución del niño y aprender cómo manejar posibles situaciones futuras.

9. Recomendaciones Generales

- Mantener una comunicación abierta con el equipo médico para entender el plan de tratamiento.

- Evitar el consumo de alimentos sólidos o líquidos sin autorización médica si hay riesgo de aspiración.

- Seguir estrictamente las indicaciones sobre la limpieza y cuidado de la vía aérea en casa.

Este enfoque educativo ayuda a los familiares a entender la condición del niño, participar activamente en el cuidado y estar atentos a posibles complicaciones para mejorar los resultados.

3.4.12. Mejorando el equipo de Salud en el manejo de las lesiones laríngeas y traqueales en pacientes pediátricos con trauma de cuello en la Terapia Intensiva Pediátrica (UTIP).

Estrategias para Mejorar el Equipo de Salud en el Manejo de Lesiones Laríngeas y Traqueales en Pacientes Pediátricos con Trauma de Cuello en UTIP

Capacitación y Educación Continua

1.Entrenamiento específico:

- Manejo de la vía aérea difícil: Simulaciones prácticas con dispositivos avanzados como videolaringoscopios y fibrobroncoscopios.

- Reconocimiento temprano de lesiones laríngeas y traqueales: Capacitar en la identificación de signos clínicos y radiológicos críticos.

- Actualización en protocolos: Realizar talleres regulares basados en las guías internacionales más recientes.

- Colaboración interdisciplinaria: Programas conjuntos entre intensivistas, otorrinolaringólogos, neumólogos, anestesiólogos y cirujanos pediátricos.

2. Protocolos de Manejo Estandarizados

- Guías institucionales: Desarrollar protocolos específicos para:

- Manejo inicial del trauma de cuello.
- Diagnóstico y tratamiento de lesiones laríngeas y traqueales.
- Criterios de referencia a especialistas.

- Algoritmos de decisión: Incorporar diagramas claros que detallen pasos desde la estabilización inicial hasta la intervención quirúrgica o médica.

3. Fortalecimiento de la Comunicación y Trabajo en Equipo

- Rondas interdisciplinarias: Implementar reuniones diarias con los diferentes especialistas para discutir casos complejos.

- Sistemas de comunicación efectiva: Uso de herramientas como SBAR (Situation, Background, Assessment, Recommendation) para transmitir información clave.

- Liderazgo clínico: Nombrar un líder del equipo (generalmente el intensivista pediátrico) para coordinar el manejo de casos.

4. Optimización de Recursos y Equipos

- Tecnología avanzada: Invertir en equipos esenciales como:

- Videolaringoscopios, broncoscopios flexibles y rígidos.

- Monitorización avanzada de gases y ventilación mecánica.

- Stock de medicamentos y consumibles: Asegurar disponibilidad de agentes anestésicos, antibióticos específicos, materiales para traqueostomía y dispositivos de ventilación.

- Ambiente adecuado: Mantener un quirófano disponible para emergencias dentro o cerca de la UTIP.

5. Fortalecimiento del Apoyo Psicológico

- Capacitación del personal: Formación en técnicas de comunicación empática para el manejo de familias en crisis.

- Presencia de psicólogos clínicos: Integrar especialistas en psicología pediátrica para apoyar al equipo, pacientes y familias.

6. Simulaciones y Preparación para Emergencias

- Simulacros regulares: Revisión de escenarios críticos como obstrucción total de la vía aérea o perforación traqueal.

- Evaluación de desempeño: Realizar análisis post-simulación para identificar áreas de mejora.

7. Monitoreo y Evaluación de Desempeño

- Indicadores de calidad: Medir tasas de complicaciones, tiempo promedio para estabilización de la vía aérea, y satisfacción familiar.

- Revisión de casos: Análisis de casos complejos en reuniones de retroalimentación para aprender de errores o éxitos.

8. Apoyo en la Gestión de Estrés del Personal

- Prevención del agotamiento (burnout):

- Facilitar turnos adecuados y apoyo psicológico para el equipo.
- Crear un ambiente de trabajo positivo y de reconocimiento.

9. Fomentar la Investigación Clínica

- Estudios internos: Promover la recolección de datos sobre el manejo y los resultados de lesiones laríngeas y traqueales.

- Publicaciones y conferencias: Incentivar al personal a compartir experiencias y aprender de otras instituciones.

10. Incorporación de Familias en el Proceso de Cuidado

- Educación a los cuidadores: Entrenar a las familias en la identificación de signos de alarma y cuidados posteriores al alta.

- Participación activa: Incluir a las familias en las rondas clínicas para mejorar la comprensión del estado del niño.

11. Creación de Redes de Referencia

- Red de especialistas: Mantener vínculos con instituciones que tengan experiencia en el manejo de casos complejos de trauma de cuello.

- Traslados seguros: Protocolo definido para traslado de pacientes críticos con compromiso de vía aérea.

Estas estrategias buscan optimizar el desempeño del equipo de salud, garantizando un manejo eficiente y seguro de las lesiones laríngeas y traqueales en pacientes pediátricos en la UTIP.

3.5. Obstrucción de las vías aéreas de causa congénita o anatómica en pacientes pediátricos en la Terapia Intensiva Pediátrica (UTIP).

Cuando se forma un diagnóstico diferencial para la obstrucción de la vía aérea superior, es importante determinar el nivel en el que se produce la obstrucción. Un signo clínico vital es la respiración ruidosa, que puede describirse como 'estertor' o 'estridor'. El 'estertor' es una respiración ruidosa que ocurre por encima de la laringe. El 'estridor' es una respiración ruidosa que ocurre a nivel de la laringe o por debajo. El estridor puede subdividirse aún más en inspiratorio (nivel de la supraglotis), espiratorio (nivel de la glotis) y bifásico (nivel de la subglotis o tráquea).[75,76]

La obstrucción de la vía aérea superior puede ser parcial o completa. Una obstrucción parcial puede ser crónica o aguda, por lo que es crucial tomar una buena historia y realizar un examen eficiente y completo para determinar la etiología de la obstrucción y, por lo tanto, la urgencia del manejo posterior. Dejada sin tratar, la obstrucción de la vía aérea superior puede tener efectos significativos a largo plazo o fatales.

Las causas de la obstrucción de la vía aérea superior se puede clasificar según el tipo de respiración ruidosa que pueden causar, es decir, estertor o estridor.

Estertor

Un bloqueo puede causar estertor a nivel de las cavidades oral o nasal o a nivel de la orofaringe o nasofaringe. Las causas de un bloqueo en este nivel pueden ser congénitas o adquiridas. Las causas congénitas de la obstrucción de la cavidad nasal o la vía aérea nasofaríngea pueden provocar síntomas poco después del nacimiento. La anatomía neonatal dicta que los recién nacidos son respiradores nasales obligados durante los primeros meses de vida. Esto garantiza que puedan respirar y alimentarse simultáneamente. La estenosis del área piriforme y la atresia de los coanas bilaterales son causas raras pero importantes de obstrucción de la vía aérea superior en este nivel.[77,78]

La atresia de las coanas bilaterales causará una obstrucción inmediata de la vía aérea superior y angustia al nacer, que se alivia llorando, ya que esto facilita la respiración a través de la cavidad oral. (Ver Figura 3.6)

Figura 3.6. CT que muestra atresia cornalina.

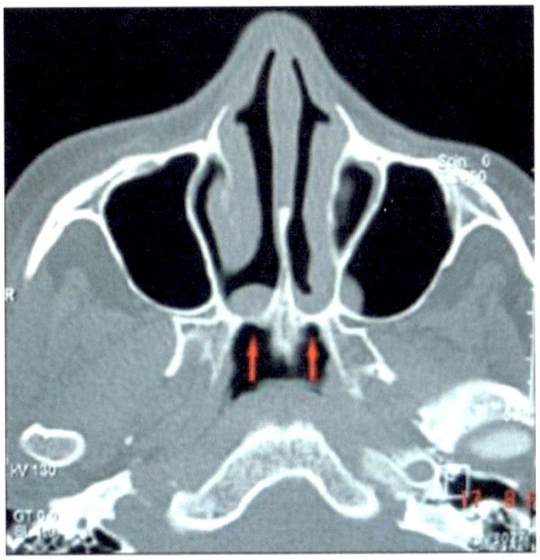

Fuente: Atresia coanal. EcuRed [Internet]. Available from: https://www.ecured.cu/Atresia_coanal

Las causas adquiridas de obstrucción nasal o nasofaríngea incluyen la hipertrofia de los cornetes nasales secundaria a rinitis alérgica, pólipos nasales y cuerpos extraños nasales, desviación del tabique o hipertrofia adenoidea. Las causas congénitas de obstrucción de la vía aérea superior a nivel de la cavidad oral incluyen retrognatia (aislada o asociada con la secuencia de Pierre Robin), glosoptosis, macroglosia y malformación linfovascular.[79] Las causas adquiridas en este nivel incluyen angioedema, angina de Ludwig (absceso del suelo de la boca secundario a infección dental), cáncer de cavidad oral o orofaríngea (carcinoma de células escamosas más común, también considerar linfoma de amígdalas), hipertrofia amigdalar y absceso parafaríngeo/retrofaríngeo/periamigdalino. Las posibles causas traumáticas incluyen lesiones penetrantes en el cuello, quemaduras o lesiones cáusticas, todas las cuales pueden causar edema.[80,81]

Una causa muy común de estertor en niños es la hipertrofia adenotonsilar. Esto puede llevar a la apnea obstructiva del sueño (AOS). Los síntomas de la AOS en niños incluyen ronquidos/estertor, despertares nocturnos frecuentes, hiperactividad, falta de concentración en la escuela y enuresis. Es importante realizar estudios del sueño en niños con antecedentes sugestivos de apnea obstructiva del sueño y anomalías craneofaciales concurrentes o historias médicas complejas para determinar la gravedad de su AOS.[82,83,84] En un estudio del sueño, se registran los eventos de apnea e hipopnea. Estos se informan como el 'Índice de apnea-hipopnea' (IAH). El IAH se correlaciona con la suma del número de apneas e hipopneas por hora durante el sueño. Apnea es

definida como la cesación del flujo de aire durante diez segundos o más, y la hipopnea se clasifica como una reducción en el esfuerzo respiratorio con una desaturación de oxígeno mayor al 4%. Un resultado del estudio del sueño que muestre un índice de apnea-hipopnea superior a uno es anormal en un niño.[84,85]

Los adultos también experimentan AOS. Sin embargo, la AOS en adultos tiene un sistema de clasificación diferente para la gravedad. Menos de cinco eventos en una hora son normales, de cinco a quince demuestran apnea del sueño leve, de quince a treinta eventos se correlacionan con AOS moderada, y cualquier cosa por encima de treinta es grave.[86]

Estridor

El estridor es un sonido agudo asociado con la obstrucción a nivel de la laringe. Las causas congénitas incluyen laringomalacia, parálisis unilateral o bilateral de las cuerdas vocales, membrana laríngea, estenosis subglótica, hemangioma subglótico o traqueomalacia. Las causas adquiridas en la infancia incluyen papilomatosis respiratoria recurrente (PRR), parálisis de las cuerdas vocales, estenosis subglótica secundaria a intubación, epiglotitis, traqueobronquitis/crup y cuerpo extraño inhalado.[87] Es importante destacar que la estenosis subglótica o el hemangioma subglótico pueden presentarse como croup, ya que ambos pueden causar una tos "de ladrido". Es común que los pacientes con estas causas de estridor sean tratados en múltiples ocasiones en el Departamento de Emergencias antes de ser remitidos a un otorrinolaringólogo o neumólogo para una evaluación adicional. Tal evaluación incluye micro laringoscopia y broncoscopia directa.

Coloquialmente conocida como "atragantamiento", la aspiración de cuerpo extraño es una emergencia que se encuentra con mayor frecuencia en niños que en adultos. Los materiales comúnmente aspirados en niños incluyen cacahuetes, botones y cuentas. Un estudio mostró que la mayoría de los cuerpos extraños inhalados entre su cohorte eran de material orgánico. Los objetos como las pilas de botón son especialmente peligrosos, ya que causan no solo obstrucción de las vías respiratorias sino también lesiones cáusticas.[88]

La laringomalacia es una forma común pero generalmente no mortal de obstrucción de las vías respiratorias superiores que afecta principalmente a los recién nacidos y puede hacerse evidente durante el primer año de vida. Es debido a una inmadurez relativa y laxitud del armazón laríngeo, que mejora con el tiempo a medida que el niño crece. La laringomalacia causa estridor inspiratorio agudo y puede estar asociada con dificultades para alimentarse y fracaso en el crecimiento.[89]

El estridor en adultos suele ser preocupante, ya que puede ser un signo de cáncer laríngeo. Los adultos con estridor de inicio repentino deben ser evaluados con urgencia, ya que puede significar una emergencia respiratoria que progresa rápidamente. Otras causas de estridor en un adulto incluyen causas infecciosas como epiglotitis o supraglotitis, que pueden ser causadas por bacterias, hongos o micobacterias. Las causas inusuales de estridor en un adulto incluyen enfermedades inmunológicas y autoinmunes como la enfermedad de Behcet, la poliangitis granulomatosa, la sarcoidosis y la amiloidosis. La estenosis subglótica adquirida después de una intubación prolongada o un trauma también debe considerarse, especialmente en el caso de estridor bifásico.[90]

La parálisis bilateral de las cuerdas vocales es una causa poco común pero reconocida de estridor. Las quemaduras de las vías respiratorias son causas importantes de edema e inflamación de las vías respiratorias superiores, que pueden causar obstrucción de las vías respiratorias superiores. Cualquier paciente después de la exposición a los humos de un incendio debe ser evaluado, y cualquier persona con vellos nasales quemados y edema de la cavidad oral debe someterse a una nasendoscopia flexible cuando sea posible y puede necesitar intubación de emergencia.

La compresión externa de la tráquea puede ocurrir como un proceso congénito o adquirido. Algunos neonatos nacen con un anillo vascular o anomalías aórticas que causan compresión traqueal.[91] En adultos, un bocio tiroideo de crecimiento lento puede causar compresión traqueal, al igual que otros cánceres de cabeza y cuello que podrían comprimir la laringe o la tráquea.

3.5.1 Fisiopatología de la obstrucción de las vías respiratorias superiores en pacientes pediátricos en la Terapia Intensiva Pediátrica (UTIP).

Al considerar la fisiopatología de la obstrucción de las vías respiratorias superiores, es imperativo comprender las variaciones entre la anatomía de las vías respiratorias superiores en adultos y niños. Los niños tienen cabezas más grandes y un occipucio más grande, lo que causa una hiperflexión de las vías respiratorias cuando están acostados boca arriba.

También tienen una lengua más grande y una mandíbula más pequeña en comparación con los adultos. Su epiglotis es más flexible y puede obstruir la vista de la laringe durante la intubación. La laringe pediátrica se encuentra más alta que en los adultos y tiene forma de embudo. El cartílago cricoides se encuentra a nivel de C4 al nacer, descendiendo eventualmente al nivel de C6 alrededor de los diez años. Por lo tanto, la cricotirotomía no es un procedimiento viable en un niño menor de 10 años. Además, los cartílagos supraglóticos pediátricos son más blandos y más distensibles que los de los adultos, lo que a veces conduce a un colapso dinámico, como se ve en la laringomalacia.[91,92,93]

Es crucial recordar también que los bebés son respiradores nasales obligados desde el nacimiento durante los primeros meses de vida. En cuanto a la fisiología de las vías respiratorias inferiores, los niños consumen más oxígeno en reposo que los adultos, ya que su demanda metabólica en reposo es de 2 a 3 veces la de un adulto. También tienen una capacidad residual funcional más baja, lo que se traduce en un inicio más rápido de hipoxemia e hipercapnia durante la apnea.

Debido a la ley de Poiseuille, una pequeña disminución en el diámetro de las vías respiratorias de un niño puede tener un efecto devastador. Esto puede ser causado por edema, estenosis, cuerpo extraño o incluso moco. Los bebés a partir de las 36 semanas tienen alvéolos maduros; sin embargo, estos continúan desarrollándose con septación y maduración microvascular desde el nacimiento hasta alrededor de los 8 años de edad. Por lo tanto, el área de superficie para el intercambio de gases es menor en pacientes pediátricos.[94]

La región más estrecha de las vías respiratorias en adultos es a nivel de la glotis. Dado que la causa más común de obstrucción de las vías respiratorias superiores en adultos es la apnea obstructiva del sueño (AOS), es importante comprender los procesos fisiológicos involucrados en esta presentación. Estos pacientes suelen ser obesos y generalmente presentan un elemento de colapso faríngeo, que también puede estar asociado con retrognatia y condiciones subyacentes como hipertensión y diabetes mellitus.

3.5.2. Causas de la obstrucción de las vías respiratorias superiores en pacientes pediátricos en en la Terapia Intensiva Pediátrica (UTIP).[95,96,97]

1. **Congénitas**

    - Atresia de coanas
    - Laringomalacia
    - Traqueomalacia
    - Quiste del conducto tirogloso
    - Quiste broncogénico
    - **Síndrome de Obstrucción Congénita de la Vía Aérea Superior (CHAOS).**[98]

El **Síndrome de Obstrucción Congénita de la Vía Aérea Superior (CHAOS, por sus siglas en inglés)** es una condición rara caracterizada por el bloqueo parcial o completo de la vía aérea superior del feto, afectando la **tráquea o la laringe**. Esta obstrucción puede deberse a una **membrana similar a una telaraña, estenosis (estrechamiento de la vía aérea) o atresia (ausencia de la tráquea o la laringe)**, y representa una condición potencialmente mortal.

Causa y Diagnóstico Prenatal

La causa exacta de CHAOS es **desconocida**, aunque algunos casos pueden estar asociados con otras malformaciones congénitas. Dado su impacto en la viabilidad del feto, la evaluación prenatal es fundamental. Se recomienda:

- **Ultrasonido obstétrico** para definir la anatomía de la vía aérea y detectar otras anomalías.

- **Ecocardiograma fetal** para evaluar la estructura y función cardíaca.

- **Resonancia Magnética Fetal (RMF)** para identificar con precisión la localización de la obstrucción.

- **Consulta con Medicina Materno-Fetal** para un manejo especializado del embarazo.

- **Pruebas genéticas (cariotipo/microarray)** mediante **amniocentesis**, dado que CHAOS puede asociarse con alteraciones cromosómicas.

Manejo Multidisciplinario

Debido a la complejidad del diagnóstico y el riesgo de otras anomalías congénitas, los embarazos con CHAOS deben ser atendidos en centros especializados en **diagnóstico y tratamiento fetal**. Un equipo multidisciplinario compuesto por especialistas en **cirugía**

pediátrica, otorrinolaringología pediátrica y genética médica trabaja en la evaluación integral del caso, brindando un abordaje personalizado para la madre y el bebé.

Este enfoque permite planificar estrategias de tratamiento prenatal y neonatal, incluyendo el **parto mediante procedimientos de acceso a la vía aérea**, como la técnica EXIT (Ex Utero Intrapartum Treatment), que optimiza la supervivencia del neonato.

2. **Infecciosas**

    - Epiglotitis

    - Crup (laringotraqueobronquitis)

    - Absceso retrofaríngeo

    - Absceso periamigdalino

    - Faringitis bacteriana severa

3. **Trauma**

    - Fracturas faciales con compromiso de la vía aérea

    - Intubación traumática o estenosis subglótica

    - Lesión por cuerpo extraño

4. **Alérgicas/inflamatorias**

    - Edema angioneurótico

    - Reacción anafiláctica

    - Enfermedad de Kawasaki con inflamación de la vía aérea

5. **Neoplásicas**

- Hemangiomas subglóticos
- Linfomas
- Tumores de cabeza y cuello

6. **Otras**

- Compresión externa (bocio, masas mediastínicas)
- Parálisis de cuerdas vocales
- Aspiración de cuerpo extraño

Estas causas abarcan un amplio espectro de etiologías y requieren una evaluación rápida y precisa en el entorno de la UTIP para garantizar la permeabilidad de la vía aérea y prevenir complicaciones graves.

3.5.3. Epidemiología de la obstrucción de las vías respiratorias superiores en pacientes pediátricos en la Terapia Intensiva Pediátrica (UTIP).

1. Prevalencia y frecuencia

- La obstrucción de las vías respiratorias superiores es una de las causas más comunes de ingreso en la UTIP en niños menores de 5 años.
- Representa aproximadamente el **10-20% de los ingresos por emergencias respiratorias pediátricas**.[92]

2. Distribución por edad[92]

- **Lactantes y niños menores de 3 años**: La laringomalacia y el crup son las causas predominantes debido a la estrechez anatómica de las vías respiratorias.

5. Tendencias epidemiológicas[95]

- La introducción de vacunas como la del *Hib* y la mejora en los protocolos de manejo respiratorio han reducido la mortalidad por obstrucción severa de vías respiratorias superiores.

- Sin embargo, el aumento de alergias y anafilaxias ha incrementado la frecuencia de obstrucciones respiratorias relacionadas con reacciones inmunológicas.

6. Mortalidad

- La mortalidad por obstrucción de las vías respiratorias superiores en UTIP es baja en entornos con acceso a cuidados avanzados, aunque puede alcanzar el **2-5%** en casos graves asociados con sepsis o anafilaxia no tratada.[92]

La epidemiología resalta la necesidad de prevención, diagnóstico temprano y manejo adecuado en la UTIP, especialmente en niños menores de 5 años y en contextos con alta carga de enfermedades respiratorias infecciosas o alérgicas.

3.5.4. Manifestaciones clínicas, historia y examen físico de la obstrucción de las vías respiratorias superiores en pacientes pediátricos en la Terapia Intensiva Pediátrica (UTIP).

En niños, es necesario obtener una historia clínica de un padre o cuidador principal. Por ejemplo, las preguntas sobre la AOS (Apnea Obstructiva del Sueño) se dirigirán al adulto que acompaña al niño y se centrarán en indagar sobre la historia de ronquidos con episodios apneicos y la presencia de cansancio o hiperactividad al día siguiente. Los niños con AOS debido a la hipertrofia adenoamigdalar son descritos como "respiradores bucales" por los padres. Como se mencionó anteriormente, los niños pueden tener varios síntomas sugestivos de AOS, como hiperactividad y enuresis.[99]

Es crucial identificar a un paciente con obstrucción aguda de las vías respiratorias superiores. La dificultad respiratoria puede llevar rápidamente a una insuficiencia respiratoria sin un manejo adecuado. Se debe realizar una evaluación urgente y completa de las ABC (vía aérea, respiración y circulación) mientras se asegura que el paciente se encuentre en un ambiente seguro. Los enfoques difieren dependiendo de la presentación del paciente.

Se debe hacer todo lo posible para completar un examen de otorrinolaringología eficiente en pacientes con riesgo de obstrucción de las vías respiratorias superiores, siempre que sea seguro y posible. A menudo, la historia y el examen pueden llevarse a cabo simultáneamente.

Inspección General

Como en todos los pacientes, se debe realizar un examen general del hábito corporal, rasgos faciales (prestando especial atención a cualquier característica sindrómica) y esfuerzo respiratorio como parte del examen exhaustivo. Se debe tomar nota del estado mental. Se debe evaluar cualquier signo de consumo de tabaco o signos de intoxicación o dependencia de drogas o alcohol.

Los niños con dificultad respiratoria pueden mostrar un aumento del trabajo respiratorio mediante el uso de músculos accesorios. También pueden presentar aleteo nasal, tirón traqueal, retracciones intercostales y subcostales, y gruñidos. Si se alcanza la insuficiencia respiratoria, se observa una respiración superficial, bradicardia y alteración del estado mental. Vale la pena señalar que el estado mental alterado en un lactante a menudo se presenta como letargo. La ansiedad por extraños es un signo normal de desarrollo en bebés de 9 a 18 meses, y la ausencia de este comportamiento es un signo preocupante en un niño enfermo. También es muy preocupante si un niño pequeño no se resiste a algunos elementos del examen y tratamiento, como la colocación de una aguja o un catéter intravenoso. Un caso particular de obstrucción crítica de las vías respiratorias superiores en niños puede ocurrir como resultado de la epiglotitis. En caso de sospecha de epiglotitis en un niño, clásicamente presentará un historial breve de dolor de garganta, con una voz apagada y babeo. En casos avanzados, el paciente puede adoptar la posición de trípode, que es una colocación corporal que sostiene abierta la vía respiratoria superior. Si la epiglotitis es el diagnóstico probable, no se debe intentar examinar la orofaringe, ya que puede alterar al niño y causar un laringoespasmo devastador.[99]

Rinoscopia Anterior

Es importante evaluar la desviación del tabique, la hipertrofia de los cornetes nasales o la poliposis nasal durante la rinoscopia anterior. Una prueba rápida para demostrar la permeabilidad coanal se puede realizar pidiendo al paciente que exhale nasalmente sobre una espátula de metal fría ('prueba de vapor nasal').[100]

Cavidad Oral

La cavidad oral también debe ser examinada minuciosamente, prestando especial atención a cualquier signo de micrognatia, edema de los labios, trismo, edema del suelo de la boca o la lengua, tumor o plenitud palatina con desviación uvular, como en el caso de un absceso periamigdalino.

Examen Adicional

Cuando sea apropiado, se debe realizar un examen cardiorrespiratorio. Los signos vitales básicos, es decir, pulso, frecuencia respiratoria, presión arterial y saturación de O2, deben registrarse inicialmente como parte de los ABC del examen. Cualquier ruido respiratorio y la calidad de la respiración, incluida la disfonía, deben ser observados.

3.5.5. Evaluación con métodos diagnósticos de la obstrucción de las vías respiratorias superiores en pacientes pediátricos en la Terapia Intensiva Pediátrica (UTIP).

Después de obtener una historia clínica básica y realizar un examen físico, algunas investigaciones son necesarias para diagnosticar las causas comunes y urgentes de la obstrucción de las vías respiratorias superiores.

Laringoscopia Flexible

La laringoscopia flexible es esencial para evaluar dinámicamente la faringe y la laringe. Permite diagnosticar inflamación de los cornetes, desviación septal, hipertrofia adenoidal, hipertrofia del anillo de Waldeyer o patología laríngea/hipo-faríngea. Es particularmente útil para evaluar la función dinámica de la laringe y puede diagnosticar condiciones comunes como la laringomalacia en niños o tumores laríngeos en adultos.[101]

Saturación de Oxígeno

Las saturaciones de oxígeno son esenciales para evaluar la gravedad de la obstrucción de las vías respiratorias superiores.

Imágenes

Los estudios de imágenes ayudan a delinear el área anatómica afectada y pueden ayudar en el diagnóstico de la causa de la obstrucción. La ecografía o la resonancia magnética son modalidades de elección en niños, mientras que la tomografía computarizada se utiliza en situaciones urgentes o cuando se necesita intervención quirúrgica, como en casos de absceso retrofaríngeo o cuerpo extraño inhalado.[101,102] (Ver Figura 3.7). Las radiografías de tórax pueden ser útiles en niños estables con cuerpo extraño inhalado.

Figura 3.7. Inhalación de cuerpo extraño en el niño.

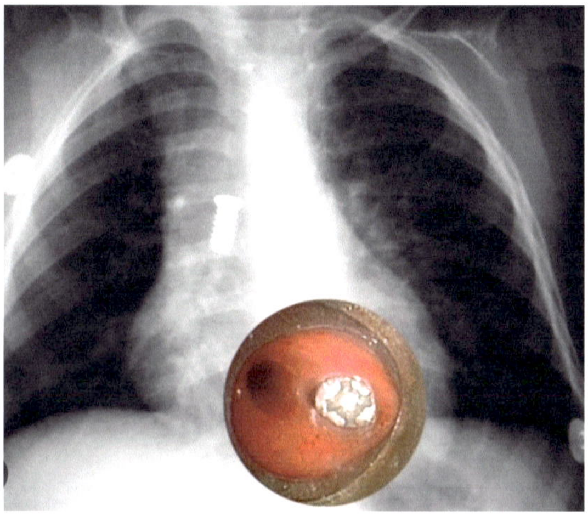

Fuente: Donato L. Inhalación de cuerpos extraños en el niño. EMC - Pediatría. 2018;53(3):1-8. doi:10.1016/S1245-1789(18)91444-7. Available from: https://www.sciencedirect.com/science/article/pii/S1245178918914447.

Estudio del Sueño

Para evaluar formalmente el síndrome de apnea obstructiva del sueño (SAOS), se debe realizar un estudio del sueño o polisomnografía. Los resultados importantes incluyen el nadir de oxígeno del paciente y el índice de apnea-hipopnea (IAH). Un IAH por encima de 1 es anormal en niños, y hay un sistema de clasificación de gravedad para adultos.[103]

3.5.6. Diagnóstico diferencial de la obstrucción de vías aéreas en pacientes pediátricos en la Terapia Intensiva Pediátrica (UTIP).

Congénitas

Las causas congénitas de obstrucción de las vías respiratorias superiores incluyen síndromes craneofaciales que causan hipoplasia mediafacial, como los síndromes de Apert y Crouzon. La secuencia de Pierre Robin y cualquier otra condición que cause micrognatia o retrognatia pueden provocar obstrucción de las vías respiratorias superiores. Las causas raras de obstrucción congénita de las vías respiratorias superiores incluyen la atresia coanal bilateral o la malformación linfovascular de la lengua o el cuello. La estenosis subglótica congénita es rara; sin embargo, puede ocurrir, especialmente en bebés con trisomía 21. La membrana laríngea congénita es una causa muy rara pero importante de obstrucción de las vías respiratorias superiores en recién nacidos.[104,105]

Estenosis subglótica

La estenosis subglótica es el estrechamiento de las vías respiratorias y puede ser congénita o adquirida. La región subglótica se define como el espacio que se extiende desde 1 cm por debajo del margen lateral del ventrículo hasta el borde inferior del cartílago cricoides. En pacientes pediátricos, el subglotis representa la porción más estrecha de las vías respiratorias. El hallazgo de examen más clásico de la estenosis subglótica es el estridor, que puede ser inspiratorio o espiratorio, independientemente de la causa. Aunque se reconocen numerosas causas adicionales, la causa principal de la estenosis subglótica adquirida en niños y adultos es la estenosis iatrogénica resultante de una intubación prolongada. Las opciones de manejo van desde la observación para casos leves hasta procedimientos quirúrgicos, incluida la reconstrucción laringotraqueal o la traqueotomía para estenosis grave.[105,106]

Adquiridas Agudas

Las causas adquiridas agudas de obstrucción de las vías respiratorias superiores en niños comúnmente incluyen causas infecciosas como abscesos cervicales o crup. Un cuerpo extraño inhalado es una causa poco común pero importante de obstrucción aguda de las vías respiratorias superiores. Menos comunes, pero vale la pena mencionar, son las quemaduras o lesiones cáusticas en las vías respiratorias superiores.[107]

Adquiridas Crónicas

La causa más común de obstrucción crónica de las vías respiratorias superiores en niños es la hipertrofia adenotonsilar. En cuanto a la patología laríngea, se deben considerar la parálisis bilateral de las cuerdas vocales, el hemangioma o estenosis subglótica, o la papilomatosis respiratoria recurrente. La estenosis subglótica adquirida es posible si el niño ha sido intubado previamente, o más comúnmente después de intubaciones prolongadas o repetidas.

3.5.7. Manejo y tratamiento de la obstrucción de las vías respiratorias en pacientes pediátricos en la Terapia Intensiva Pediátrica (UTIP).

Como se mencionó, el primer paso en el manejo de la obstrucción de las vías respiratorias es el enfoque de "ABC", es decir, Vía Aérea, Respiración, Circulación. Se debe colocar un monitor de saturación de oxígeno y comenzar la administración de oxígeno mediante una máscara. En un paciente estable en el entorno agudo, puede haber tiempo para realizar estudios de imagen, iniciar tratamiento con antibióticos, etc. En el caso de un paciente inestable en el entorno agudo, es crucial evaluar eficientemente al paciente mientras se obtiene rápidamente una historia clínica o información complementaria. Fuera del entorno hospitalario, se debe llamar a una ambulancia. Si se sospecha de atragantamiento, se debe realizar la maniobra de Heimlich. En el caso de un paciente inconsciente, se debe realizar una comprobación del pulso y se debe manejar al paciente según los Protocolos de Soporte Vital Básico (SVB) mientras se espera la llegada de una ambulancia. En el caso de una obstrucción aguda de las vías respiratorias en un entorno hospitalario, se debe llamar a un código y se debe llamar de inmediato al Equipo de Vía Aérea y al Equipo Médico involucrado en el manejo del paro cardiorrespiratorio. Los profesionales de la salud más cercanos deben iniciar el algoritmo de SVB.[108,109]

3.5.7.1. Cuerpo extraño inhalado en pediatría y otras causas de obstrucción de las vías respiratorias en pacientes pediátricos en la Terapia Intensiva Pediátrica (UTIP).

En el caso de sospecha de cuerpo extraño inhalado en niños, si el niño está en angustia respiratoria y es inestable, el paciente debe ser trasladado inmediatamente al quirófano, y los miembros más experimentados del equipo de Otorrinolaringología Pediátrica y Anestesiología deben ser involucrados lo antes posible. Se debe realizar una microlaringoscopia y broncoscopia directa para extraer el cuerpo extraño. El niño debe colocarse en decúbito supino con un rodillo en el hombro para facilitar la extensión del cuello. Se puede utilizar sevoflurano inhalado y oxígeno para la inducción y el mantenimiento de la anestesia general.[110] Por lo general, es preferible mantener la respiración espontánea. Ocasionalmente, los equipos utilizarán anestesia intravenosa total (TIVA) para mantener la anestesia.[111] En este caso, se utiliza propofol con o sin remifentanilo para una buena supresión de los reflejos de las vías respiratorias y un rápido despertar de la anestesia. Una vez dormido, se coloca un protector dental o gasa húmeda (si el paciente no tiene dientes), y se inserta un laringoscopio para ver la laringe. Se rocía lidocaína en las cuerdas vocales (por ejemplo, 4% de lidocaína es 0,1 ml por kg). Se inserta un broncoscopio del tamaño adecuado con un endoscopio de varilla Hopkin de cero grados para visualizar la tráquea. Si se encuentra un cuerpo extraño, se pueden utilizar pinzas ópticas para su extracción.[110,111]

Traqueostomía

La traqueostomía es a veces necesaria en casos de obstrucción de las vías respiratorias superiores donde se anticipa que la intubación será muy difícil o imposible. Esto se puede realizar bajo anestesia local. Si el tiempo lo permite, debe realizarse en el quirófano con personal experimentado y con la participación de anestesiología. Antes del procedimiento, es útil administrar al menos 5 a 10 ml de lidocaína al 1% nebulizada. En el quirófano, el paciente debe recibir oxígeno mediante mascarilla facial o cánulas nasales y estar cómodo en posición supina, o a veces semisentado si está en angustia respiratoria. Ocasionalmente, el anestesiólogo puede administrar medicamentos, por ejemplo, ketamina, para reducir la ansiedad sin suprimir el impulso respiratorio. Se puede inyectar una solución de lidocaína al 1% directamente en la laringe a través de la membrana cricotiroidea, y la posición en las vías respiratorias se puede confirmar aspirando aire nuevamente en la jeringa antes de inyectar. Luego se realiza la traqueostomía bajo anestesia local utilizando los pasos habituales.[111]

Cirugía

La cirugía se reserva para pacientes que han fracasado en la terapia con CPAP y que tienen una causa tratable de obstrucción, o como un complemento a la terapia con CPAP. Ocasionalmente, como en el caso de niños con hipertrofia adenoamigdalar, la cirugía puede ser el tratamiento primario. Las cirugías nasales, incluyendo la septoplastia y la reducción de los cornetes inferiores, han demostrado mejorar la tolerancia al CPAP en algunos estudios en comparación con ninguna intervención quirúrgica para la obstrucción nasal. La uvulopalatoplastia es el procedimiento más comúnmente realizado para la apnea obstructiva del sueño. Esto implica la amigdalectomía si las amígdalas están presentes, el acortamiento y la tensión del paladar blando, y a veces la reducción o resección de la úvula. Sin embargo, se ha demostrado que tiene éxito en el tratamiento de la apnea obstructiva del sueño en menos del 50% de los pacientes y es más probable que tenga éxito en pacientes con apnea obstructiva del sueño leve.[112]

La apnea obstructiva del sueño en niños es causada más comúnmente por la hipertrofia adenoamigdalar, para la cual se realiza cirugía para reducir el volumen del tejido amigdalino y adenoidal. Se ha documentado que una historia de trastornos respiratorios del sueño en el contexto de amígdalas y adenoides agrandadas ha resultado en la cirugía de reducción adenoamigdalar casi con la misma frecuencia que para infecciones recurrentes.[113]

3.5.8. Pronóstico de la obstrucción de las vias aéreas en el paciente pediátrico admitido en la Terapia Intensiva Pediátrica (UTIP).

El pronóstico de la obstrucción de las vías aéreas en pacientes pediátricos puede variar dependiendo de diversos factores, incluyendo la causa subyacente, la gravedad de la obstrucción, y la prontitud con la que se brinde tratamiento. En casos agudos de obstrucción, el pronóstico puede ser grave si no se trata de manera rápida y efectiva, pudiendo llevar a una insuficiencia respiratoria e incluso a un paro cardiorrespiratorio.

En situaciones crónicas, como la apnea obstructiva del sueño (AOS), el pronóstico puede ser menos inmediato pero aún así significativo. La AOS no tratada en niños puede tener consecuencias a largo plazo, como problemas de crecimiento, dificultades de comportamiento, bajo rendimiento académico y riesgo aumentado de enfermedades cardiovasculares. Sin embargo, con un diagnóstico temprano y un manejo adecuado, muchas de estas complicaciones pueden prevenirse o mitigarse.[114]

En general, el pronóstico de la obstrucción de las vías aéreas en pacientes pediátricos depende en gran medida de la prontitud del diagnóstico, la intervención oportuna y el tratamiento adecuado, así como del manejo continuo de las condiciones subyacentes para prevenir futuras complicaciones.

En el entorno agudo, la obstrucción no tratada de las vías respiratorias superiores que causa dificultad respiratoria puede llevar a una insuficiencia respiratoria y, en última instancia, a un paro cardiorrespiratorio. La apnea obstructiva del sueño es la causa crónica más común de obstrucción de las vías respiratorias superiores. En niños, las posibles consecuencias de la apnea obstructiva del sueño no tratada incluyen falta de crecimiento, problemas de comportamiento como hiperactividad, bajo rendimiento escolar y enfermedad cardiovascular.[11,116]

3.5.9. Complicaciones de la obstrucción de vías aéreas en el paciente pediátrico en la Terapia Intensiva Pediátrica (UTIP).

La obstrucción aguda de las vías respiratorias puede llevar a una serie de complicaciones graves, incluyendo dificultad respiratoria, bradicardia, y eventualmente, paro cardiorrespiratorio. La aspiración de un cuerpo extraño en las vías respiratorias superiores puede resultar en consecuencias fatales de manera aguda, como atelectasia, neumonía o neumotórax. Además, el síndrome de apnea obstructiva del sueño (SAOS) puede llevar a complicaciones graves si no se trata, incluyendo cor pulmonale en niños y enfermedades cardiovasculares y metabólicas en adultos. El tratamiento del SAOS requiere un enfoque multidisciplinario liderado por Neumología, y generalmente implica la pérdida de peso y el uso de presión positiva en las vías respiratorias durante la noche, como el CPAP, que ha demostrado mejorar significativamente la calidad de vida y reducir el riesgo de complicaciones.[117]

Complicaciones de Lesiones Penetrantes Cervicales:

Las lesiones vasculares son las complicaciones específicas más frecuentes en lesiones penetrantes cervicales, destacando las de la vena yugular interna, que pueden causar sangrado importante y un hematoma que comprometa las vías respiratorias. En la serie de casos analizada, estas lesiones fueron las más comunes. Para su reparación, se prefiere la venorrafia lateral, aunque la ligadura es una opción cuando la reparación no es viable.

Lesiones de la arteria carótida:[118]

Son menos frecuentes, con una incidencia aproximada del 9%, pero representan un riesgo de vida inminente. La mortalidad de las lesiones en la arteria carótida común es mayor que en la carótida interna, posiblemente debido a la alta incidencia (31%) de lesiones concomitantes en la vena yugular interna7. El objetivo de la reparación es mantener el flujo anterógrado, prevenir hemorragias y preservar la función neurológica. Es crucial evaluar el estado neurológico previo. En caso de una sección completa de la arteria con un defecto menor de 1 cm, se prefiere la anastomosis primaria. Si el déficit es mayor de 1 cm, se deben considerar prótesis o transposiciones. Los materiales utilizados (PTFE, dacrón® o vena autóloga) siguen siendo controversiales. La ligadura de la arteria carótida externa puede hacerse sin consecuencias significativas17.

Lesión de la arteria vertebral:

Con el avance en radiología intervencionista, la embolización angiográfica es el procedimiento de elección en pacientes estables, mientras que la cirugía queda reservada para aquellos inestables con sangrado activo o cuando falla el tratamiento endovascular.[119]

Lesiones de los vasos subclavios:

Representan alrededor del 4% de las lesiones vasculares. El abordaje quirúrgico descrito por Suiffet19, que implica un colgajo osteomuscular con doble sección clavicular, permite una exposición amplia sin sacrificios irreparables. La reparación simple es ideal en lesiones arteriales; si se requiere un injerto, puede ser de vena autóloga o sintético. Las venas subclavias deben repararse solo si es factible y sin riesgo de estenosis, siendo la ligadura bien tolerada sin secuelas tardías.[120]

Lesiones de la laringe y tráquea:

Se presentan en aproximadamente el 10% de los casos. La laringoscopia directa y el broncoscopio son los métodos de elección para su evaluación, aunque el diagnóstico suele ser clínico. La reparación se realiza con puntos separados de material de reabsorción lenta (poliglactin, vicryl®), y es importante interponer tejido vascularizado en lesiones esofágicas asociadas para prevenir fístulas.[121]

3.5.10. Consultas de especialidades para el manejo de la obstrucción de las vias aéreas en el paciente pediátrico admitido en la Terapia Intensiva Pediátrica (UTIP).

Para el manejo de la obstrucción de las vías aéreas en pacientes pediátricos admitidos en la UTIP, es fundamental contar con un enfoque multidisciplinario. A continuación se presentan las especialidades clave para consultas:

1. Otorrinolaringología (ORL)

- Evaluar y tratar causas de obstrucción como malacia laringotraqueal, cuerpos extraños, o tumores.

- Realizar procedimientos diagnósticos y terapéuticos, como laringoscopia, broncoscopia o intervenciones quirúrgicas para aliviar la obstrucción.

2. Neumología Pediátrica

- Evaluar la función pulmonar y la necesidad de soporte respiratorio, ajustando la terapia según la causa subyacente.

- Sugerir técnicas de ventilación no invasiva (CPAP, BiPAP) o parámetros específicos de ventilación mecánica en casos de obstrucción severa.

3. Anestesiología

- Participar en la estabilización de la vía aérea, especialmente durante procedimientos invasivos.

- Asesorar sobre la sedación y manejo del dolor para facilitar la intubación o broncoscopias.

4. Cirugía Pediátrica

- Consultar en casos que requieran intervenciones quirúrgicas para resolver causas de obstrucción, como tumores, abscesos o traqueomalacia severa.

- Considerar opciones quirúrgicas para establecer una vía aérea segura, como traqueostomía en obstrucciones graves.

5. Cuidados Respiratorios y Terapia Intensiva Pediátrica

- Manejo integral del paciente en la UTIP, optimizando el soporte ventilatorio y monitoreo de la obstrucción.

- Aplicación de técnicas de fisioterapia respiratoria y aspiración para mantener la permeabilidad de las vías aéreas.

6. Gastroenterología Pediátrica

- Evaluar y tratar reflujo gastroesofágico, que puede contribuir a la obstrucción de la vía aérea en algunos casos.

- Colaborar en el manejo de complicaciones asociadas a la intubación prolongada, como la fístula traqueoesofágica.

7. Radiología Intervencionista

- Realizar estudios de imagen avanzados, como tomografía computarizada o resonancia magnética, para identificar la causa de la obstrucción.

- Procedimientos intervencionistas como la colocación de stents o angioplastia en casos específicos.

La participación de estas especialidades asegura un abordaje integral para el tratamiento de la obstrucción de la vía aérea en pacientes pediátricos críticos.

3.5.11. Educación a pacientes y familiares sobre la obstrucción de las vias aéreas en el paciente pediátrico admitido en la Terapia Intensiva Pediátrica (UTIP).

La educación a los pacientes y familiares es fundamental para el manejo efectivo de la obstrucción de las vías aéreas en la UTIP. A continuación, se presentan los aspectos clave que deben ser abordados:

1. Comprensión de la Condición

- Explicar qué es la obstrucción de las vías aéreas y cómo afecta la respiración. Detallar que puede ser causada por múltiples factores, como inflamación, cuerpos extraños, infecciones o anomalías congénitas.

- Informar sobre los síntomas comunes, que incluyen dificultad para respirar, sonidos respiratorios anormales (estridor o sibilancias), tos persistente y cianosis (coloración azulada de la piel).

2. Pronóstico y Evolución

- Aclarar que el pronóstico dependerá de la causa subyacente y la gravedad de la obstrucción, así como de la respuesta al tratamiento.

- Explicar que algunos casos requieren intervenciones a corto plazo, mientras que otros pueden necesitar tratamiento prolongado o seguimiento en el hogar.

3. Opciones de Tratamiento

- Describir las diferentes estrategias de manejo, que pueden incluir medicamentos (broncodilatadores, esteroides), oxigenoterapia, ventilación mecánica o procedimientos invasivos como la intubación o traqueostomía.

- Si se requiere intervención quirúrgica, explicar el procedimiento y los cuidados postoperatorios.

4. Cuidados en el Hogar y Prevención de Complicaciones

- Enseñar a los familiares cómo identificar signos de empeoramiento, como un aumento del esfuerzo respiratorio, labios o uñas azuladas, o cambios en el estado mental del niño.

- Instruir sobre el uso correcto de dispositivos médicos en casa, como concentradores de oxígeno, nebulizadores o ventiladores no invasivos, si son necesarios.

- Recomendar evitar la exposición a factores irritantes, como el humo del tabaco, el polvo y otros contaminantes ambientales.

5. Preparación para el Alta

- Asegurarse de que los familiares comprendan las instrucciones para el cuidado en el hogar, incluyendo la administración de medicamentos, el manejo de dispositivos médicos y las citas de seguimiento.

- Facilitar el contacto con servicios de cuidados a domicilio o apoyo en la comunidad para garantizar una transición segura del hospital a la casa.

6. Apoyo Psicológico y Emocional

- Ofrecer apoyo emocional y recursos de asesoramiento para ayudar a los padres a enfrentar el estrés de la hospitalización.

- Brindar información sobre grupos de apoyo y recursos en línea para conectar con otras familias que han pasado por situaciones similares.

Proporcionar una educación integral y continua ayuda a las familias a participar activamente en el cuidado del paciente y a mejorar los resultados del tratamiento.

3.5.12. Mejorando el equipo de Salud en el manejó de la obstrucción de las vias aéreas en el paciente pediátrico admitido en la Terapia Intensiva Pediátrica (UTIP).

Mejorar el equipo de salud en el manejo de la obstrucción de las vías aéreas en pacientes pediátricos admitidos en la UTIP requiere un enfoque multidisciplinario, capacitación continua y optimización de los recursos disponibles. A continuación, se presentan algunas estrategias para fortalecer el equipo y mejorar el manejo:

1. Capacitación Continua del Personal

- Realizar talleres y cursos periódicos de actualización en el manejo de la vía aérea, incluyendo técnicas de intubación, ventilación no invasiva y traqueostomía.

- Capacitar al equipo en el uso de dispositivos avanzados de manejo de la vía aérea, como broncoscopios y equipos de video-laringoscopia.

- Promover simulaciones de escenarios de emergencia para mejorar la respuesta del equipo ante situaciones críticas de obstrucción de la vía aérea.

2. Protocol's de Manejo Multidisciplinario

- Establecer protocolos claros y actualizados para el manejo de la obstrucción de la vía aérea, que incluyan algoritmos de diagnóstico, tratamiento y criterios para la consulta de especialidades.

- Incluir en los protocolos la participación de otorrinolaringólogos, neumólogos, anestesiólogos y cirujanos pediátricos para una atención integral.

- Implementar una estrategia de comunicación eficaz entre los diferentes equipos para la toma rápida de decisiones y la optimización del manejo.

3. Optimización de los Recursos y Equipos Médicos

- Asegurar la disponibilidad y el mantenimiento adecuado de equipos esenciales, como laringoscopios, broncoscopios, dispositivos de ventilación mecánica, y máscaras de CPAP o BiPAP.

- Disponer de un carro de emergencia específico para la vía aérea en la UTIP, con los materiales necesarios para una intervención rápida en casos de obstrucción aguda.

- Contar con dispositivos de vía aérea supraglóticos y equipos para cricotiroidotomía o traqueostomía de emergencia.

4. Monitoreo y Mejora Continua de la Calidad

- Realizar auditorías periódicas de los casos de obstrucción de la vía aérea para identificar áreas de mejora y ajustar los protocolos.

- Analizar los eventos adversos relacionados con el manejo de la vía aérea para implementar medidas preventivas y mejorar la seguridad del paciente.

- Recabar retroalimentación del equipo de salud sobre los protocolos y procedimientos para facilitar mejoras basadas en la experiencia del personal.

5. Fomento de la Colaboración Interdisciplinaria

- Facilitar reuniones regulares entre las diferentes especialidades para discutir casos complejos y planificar el manejo en equipo.

- Promover la formación de comités o equipos de respuesta rápida para emergencias de la vía aérea, compuestos por personal con experiencia en el manejo pediátrico intensivo.

- Involucrar al personal de terapia respiratoria en la planificación y ejecución de estrategias de manejo para optimizar la higiene bronquial y la ventilación.

6. Educación y Apoyo Familiar

- Incluir a los familiares en la educación sobre el manejo del paciente y en la comprensión de los procedimientos que puedan realizarse en caso de obstrucción.

- Proporcionar materiales educativos adaptados para familiares, para que comprendan mejor la condición y sepan cómo colaborar en el manejo del paciente.

Estas estrategias pueden mejorar las habilidades del equipo de salud, optimizar los recursos y garantizar un manejo efectivo de la obstrucción de las vías aéreas en pacientes pediátricos críticos.

3.6. Malacia-laringo-tráqueo-bronquial en pacientes pediátricos en la Terapia Intensiva Pediátrica (UTIP).

El término tracomalacia indica una condición caracterizada por una anormalidad estructural del cartílago traqueal que induce una excesiva colapsabilidad de la tráquea. Constituye aproximadamente la mitad de las patologías congénitas de la tráquea y se distingue en variedades difusas y localizadas dependiendo de la extensión de la enfermedad. La distinción también se refiere a las formas primarias debido a una alteración del desarrollo de la tráquea y las condiciones secundarias producidas por causas que actúan después del desarrollo normal del órgano. Las formas primarias pueden ser difusas o localizadas; las secundarias suelen ser localizadas.[112]

3.6.1. Causas de la malacia-laringo-tráqueo-bronquial en pacientes pediátricos en la Terapia Intensiva Pediátrica (UTIP).

Aunque no existe un sistema de clasificación internacionalmente acordado, la etiología de la enfermedad se puede dividir en tres categorías principales: defectos congénitos en la integridad traqueal, afecciones adquiridas que debilitan la estructura traqueal total o parcial, y afecciones que causan compresión extrínseca de las vías respiratorias. El primer grupo se refiere a condiciones que causan inmadurez de la tráquea; los otros dos grupos se refieren a condiciones en las que una tráquea normalmente desarrollada sufre un proceso de degeneración.[113]

Defectos Congénitos en la Integridad Traqueal

Numerosas enfermedades pueden causar inmadurez del cartílago traqueobronquial y, a su vez, traqueomalacia congénita. Condiciones sistémicas como el síndrome de Ehlers-Danlos y la displasia broncopulmonar pueden resultar en una tráquea inherentemente debilitada.[114] Hay muchos síndromes infantiles asociados con la traqueomalacia. Existe una incidencia significativa de enfermedades cardíacas congénitas coexistentes y fístula traqueoesofágica (un defecto traqueal puede estar presente en hasta el 75% de los pacientes con fístula traqueoesofágica) o atresia esofágica.[115]

Algunas condiciones pueden comprometer el desarrollo normal de la tráquea en el área donde ejercen compresión. Entre estas condiciones que comprometen la integridad traqueal, se encuentran los anillos vasculares; estos resultan principalmente de la persistencia del doble arco aórtico después del segundo mes de vida fetal y determinan una alteración localizada del desarrollo de la tráquea (y esófago).[116] Aparte del doble arco aórtico, que representa aproximadamente el 40% de las compresiones vasculares congénitas, otras condiciones, incluido un arco aórtico derecho,[117] un origen izquierdo de la arteria innominada (derecha), un origen derecho de la arteria carótida común izquierda o un origen anómalo de la arteria pulmonar izquierda desde la arteria pulmonar derecha, pueden provocar compresión traqueal.[114]

Condiciones Adquiridas que Debilitan la Estructura Traqueal

Existen múltiples causas potenciales de traqueomalacia adquirida. Los procesos inflamatorios como la traqueobronquitis, la policondritis recurrente y las enfermedades pulmonares crónicas como la bronquiectasia pueden debilitar la estructura de las vías respiratorias, predisponiéndolas al colapso. La policondritis recurrente es una enfermedad reumática autoinmune rara caracterizada por episodios de inflamación dolorosa y destructiva del cartílago y otros tejidos conectivos en varios órganos. El colapso traqueobronquial difuso adquirido es frecuentemente un hallazgo en la enfermedad pulmonar obstructiva crónica (EPOC). Otras condiciones como la intubación prolongada, la cirugía (por ejemplo, resección pulmonar), el traumatismo torácico o cuerpos extraños pueden causar enfermedad segmentaria. Las patologías neoplásicas en el tracto respiratorio (por ejemplo, el cilindroma) también pueden afectar la estructura de las vías respiratorias y llevar a la traqueomalacia.[118,119,120]

Compresiones Externas

Los procesos patológicos externos al sistema respiratorio, como masas cardiovasculares (por ejemplo, aneurismas vasculares y miocardiopatía dilatada), compresiones fijas no pulsátiles que incluyen grandes bocios tiroideos, y enfermedades neoplásicas intratorácicas, pueden comprimir externamente las vías respiratorias, lo que lleva a la traqueomalacia.

3.6.2. Fisiopatología de la malacia-laringo-tráqueo-bronquial en pacientes pediátricos en la Terapia Intensiva Pediátrica (UTIP).

La tráquea conecta la laringe con las vías respiratorias distales, y su soporte estructural proviene de 16 a 20 anillos de cartílago hialino. Los anillos forman una forma de "U" ya que son incompletos en la parte posterior, que está cubierta por una membrana posterior. Una variedad de procesos patológicos pueden perturbar esta estructura de soporte, causando estrechamiento del lumen de la tráquea (calibre anteroposterior reducido) con pérdida asociada de la forma semicircular y protrusión de la pared membranosa posterior.[121] Este estrechamiento de la tráquea causa los síntomas experimentados por los pacientes. En condiciones normales, un colapso espiratorio modesto de la tráquea constituye una condición de ocurrencia frecuente; en el lactante, durante la espiración forzada, se puede lograr una reducción del diámetro de la tráquea de hasta el 30%. Un colapso traqueal capaz de producir un obstáculo para la ventilación pulmonar debe ser mayor al 50% del diámetro traqueal.[122] En estos casos, se produce una expresión clínicamente evidente de traqueomalacia.

3.6.3. Epidemiología de la malacia malacia-laringo-tráqueo-bronquial en pacientes pediátricos en la Terapia Intensiva Pediátrica (UTIP).

1. Prevalencia y frecuencia

- La malacia laringotraqueobronquial, que incluye laringomalacia, traqueomalacia y broncomalacia, es la **causa más común de estridor congénito** en lactantes.

- Representa hasta el **60-75% de los casos de estridor crónico** en niños menores de 2 años.[123]

- En la UTIP, la malacia puede complicarse debido a infecciones, ventilación mecánica prolongada o condiciones asociadas, como malformaciones cardíacas.

2. Distribución por edad

- Es más prevalente en **lactantes menores de 6 meses**, especialmente en aquellos con malacia congénita, que suele mejorar con el crecimiento.

- En niños mayores, la malacia adquirida secundaria a infecciones, trauma o cirugía es más frecuente.[124]

3. Factores de riesgo[125,126]

- **Congénitos**: Asociaciones con síndromes genéticos (como el síndrome de Down, el síndrome de DiGeorge) y malformaciones congénitas como el anillo vascular o la fístula traqueoesofágica.

- **Adquiridos**: Ventilación mecánica prolongada, infecciones recurrentes del tracto respiratorio y cirugía torácica previa.

- **Comorbilidades**: Reflujo gastroesofágico severo y enfermedad pulmonar crónica pueden exacerbar la malacia.

4. Distribución geográfica

- No se reportan diferencias significativas en la prevalencia entre regiones geográficas. Sin embargo, los factores asociados, como infecciones respiratorias y acceso a cuidados de salud, influyen en su diagnóstico y manejo.[127]

5. Tendencias epidemiológicas

- Los avances en técnicas de broncoscopia han mejorado el diagnóstico de malacia, lo que ha aumentado la detección de casos leves a moderados.

- En pacientes pediátricos críticamente enfermos, la incidencia de malacia adquirida puede ser mayor debido a la ventilación mecánica prolongada y al trauma iatrogénico.[128]

6. Mortalidad y morbilidad

- La mortalidad directa por malacia es baja, pero puede asociarse con complicaciones graves como infecciones recurrentes, falla respiratoria o colapso completo de la vía aérea.

- En casos severos manejados en la UTIP, la **morbimortalidad puede aumentar al 5-10%**debido a la dificultad para manejar la obstrucción dinámica de la vía aérea.[129]

La malacia laringotraqueobronquial es una entidad relevante en la UTIP, especialmente en lactantes con factores de riesgo congénitos o adquiridos. Un diagnóstico temprano y estrategias de manejo específicas pueden mejorar significativamente el pronóstico de estos pacientes.

3.6.4. Manifestaciones clínicas, historia y examen físico de la malacia-laringo-tráqueo-bronquial en pacientes pediátricos en la Terapia Intensiva Pediátrica (UTIP).

Los síntomas de la traqueomalacia pueden ser persistentes o intermitentes, dependiendo de la gravedad y extensión de la enfermedad. Debido a la obstrucción del flujo espiratorio, los pacientes pueden presentar estridor expiratorio. Además, la alteración en la eliminación de secreciones puede manifestarse como tos productiva e incremento de la susceptibilidad a infecciones del tracto respiratorio superior. Por otro lado, mientras que el colapso intratorácico ocurre durante la espiración, la malacia extratorácica (superior) resulta en colapso inspiratorio. Los lactantes pueden ser asintomáticos; sin embargo, la tráquea puede comprimirse fácilmente al tragar un bolo alimenticio, lo que lleva a la falta de crecimiento.[130]

En las formas congénitas, el estridor expiratorio comienza después de 4-6 semanas y aumenta durante períodos de mayor flujo de aire, como la actividad, tos, llanto o alimentación, y en posición supina, mientras disminuye en reposo.[131] Un empeoramiento después de las comidas indica una posible asociación con GER (una causa potencial). Además del estridor, el cuadro clínico de la traqueomalacia puede incluir diferentes síntomas y signos, como retracciones inspiratorias de los espacios supraclaviculares e intercostales, ronquera, afonía, dificultades respiratorias y problemas de alimentación. Además, las infecciones respiratorias recurrentes pueden exacerbar estos síntomas y, si son graves, pueden provocar dificultad respiratoria, apnea, cianosis y obstrucción de las vías respiratorias, que pueden requerir intubación. Sin embargo, la traqueomalacia congénita, si no está asociada con otras patologías, no se extiende a otras vías respiratorias y generalmente se resuelve en 12 a 24 meses.[132,133]

El médico debe obtener una historia clínica completa, centrándose principalmente en cualquier síntoma respiratorio, así como información sobre el período perinatal, prematuridad, cualquier procedimiento quirúrgico o intubaciones realizadas, y la alimentación y crecimiento en niños pequeños. La patología de las vías aéreas subglóticas debe considerarse en niños que presentan episodios recurrentes de crup y sibilancias atípicas.

Los pacientes con otras causas de estrechamiento de las vías aéreas subglóticas pueden presentarse de manera similar. Por lo tanto, un examen físico completo debe incluir una evaluación completa de la cabeza y el cuello y los sistemas cardiorrespiratorios. Los rasgos sindrómicos pueden indicar enfermedades concurrentes potenciales. Una pequeña proporción de pacientes con hemangiomas cutáneos (especialmente faciales) pueden tener hemangiomas subglóticos.

3.6.5. Evaluación y métodos diagnósticos de la malacia-laringo-tráqueo-bronquial en pacientes pediátricos en la Terapia Intensiva Pediátrica (UTIP).

El diagnóstico se realiza mediante endoscopia, aunque la imagenología diagnóstica tiene un papel importante en la definición etiológica, especialmente en la identificación de compresiones externas en la traqueomalacia secundaria. Por ejemplo, la fluoroscopia combinada con ingestión de contraste puede proporcionar información sobre el grado de colapso traqueal y delinear anomalías esofágicas y compresión traqueal externa. Aunque es altamente específico y de baja sensibilidad, el examen es un complemento útil a la endoscopia, principalmente cuando otras modalidades de imagen no están disponibles. Muchos centros también utilizan la traqueobroncografía como un método alternativo junto con la broncoscopia para el diagnóstico.[134,135]

La tomografía computarizada (TC) multidetector o ultra rápida permite una evaluación rápida de las vías respiratorias. Otras estructuras mediastinales también pueden estudiarse si se utiliza contraste. Cuando se combina con la broncoscopia, muestra una buena precisión diagnóstica. Sin embargo, la TC está asociada con la exposición a la radiación, lo que puede requerir sedación en niños pequeños, lo que puede cambiar la dinámica de las vías respiratorias. Estos problemas son potencialmente solucionables utilizando dosis más bajas de radiación en exploraciones de fase espiratoria y la tomografía computarizada multidetector con cine en respiración libre, respectivamente.[136]

La investigación estándar de oro es la visualización directa de las vías respiratorias durante la respiración espontánea mediante broncoscopia, que a menudo se realiza junto con otros métodos de imagen. La broncoscopia puede demostrar el estrechamiento del lumen de la tráquea con pérdida asociada de la forma semicircular y protrusión de la pared membranosa posterior.[137,138,139]

Una variedad de técnicas de imagen pueden proporcionar más información sobre la enfermedad. Las radiografías simples pueden no mostrar anomalías traqueales; sin embargo, otras anomalías como anomalías vasculares y patologías respiratorias pueden ser visibles. Aunque la literatura sobre el uso de la resonancia magnética dinámica en la evaluación de la traqueomalacia es limitada, proporciona una excelente delineación de la anatomía sin radiación. Gracias a los avances tecnológicos, la resonancia magnética dinámica puede permitir una evaluación dinámica de las vías respiratorias.[140,141] Las pruebas de función pulmonar pueden mostrar un patrón obstructivo y proporcionar evidencia de apoyo; sin embargo, no deben usarse de forma aislada para diagnosticar la traqueomalacia.

3.6.6. Diagnóstico diferencial de la malacia-laringo-tráqueo-bronquial en pacientes pediátricos en la Terapia Intensiva Pediátrica (UTIP).

Los médicos deben considerar diferentes condiciones clínicas que se manifiestan con los síntomas típicos de la traqueomalacia (por ejemplo, estridor) en el diagnóstico diferencial:[142,143,144,145,146]

1. **Laringomalacia**: caracterizada por pliegues aritenoepiglóticos acortados con laxitud en las estructuras supraglóticas (como la epiglotis), lo que resulta en un colapso hacia adentro durante la inspiración. Los pacientes pueden presentar dificultades para alimentarse y estridor inspiratorio, que empeora al estar acostados. El estridor generalmente no está presente al nacer, pero aparece en las primeras 4 a 6 semanas de vida, luego aumenta en los meses siguientes y se ve exacerbado por el llanto. La laringomalacia a menudo se resuelve hacia los 2 años de edad y es diagnósticable mediante nasendoscopia flexible.

2. **Estenosis subglótica:** resulta comúnmente de traumatismos repetidos por intubaciones o traqueostomías altas, aunque frecuentemente es idiopática. Las enfermedades autoinmunes y del tejido conectivo también son causas importantes de estenosis subglótica. Los pacientes suelen tener estridor bifásico, que típicamente no cambia con la posición. Estos pacientes pueden ser confundidos con niños que tienen episodios recurrentes de crup. El diagnóstico se realiza mediante examen endoscópico, ya sea nasendoscopia flexible o broncoscopia.

3. **Parálisis de cuerdas vocales:** puede ser congénita o adquirida. Si es unilateral, los pacientes pueden tener fonación débil o ronquera con posibles problemas para tragar y aspiración. Si es bilateral, es una emergencia potencial de la vía aérea y el paciente puede presentar estridor y disnea grave, pero a menudo tendrá una voz y un llanto casi normales. El diagnóstico se realiza mediante laringoscopia, nasendoscopia flexible o broncoscopia.

4. **Epiglotitis y otras infecciones de las vías respiratorias:** pueden causar estridor y disfagia. El cuadro clínico se desarrolla agudamente y requiere un tratamiento rápido.

5. Aspiración de cuerpo extraño: los pacientes suelen tener antecedentes de atragantamiento después de tragar un objeto. Las radiografías simples mostrarán el cuerpo extraño si es radio-opaco. La broncoscopia de ventilación puede ser tanto diagnóstica como terapéutica para estos pacientes.

6. Papilomatosis respiratoria recurrente: una neoplasia viral benigna, pero potencialmente mortal, del tracto respiratorio. Esta condición se caracteriza por el crecimiento recurrente de pólipos debido al virus del papiloma humano (tipos 6 y 11, clásicamente), especialmente en la laringe pero también en la tráquea y distalmente. Los pacientes pueden tener síntomas de obstrucción de las vías respiratorias superiores y presentar un llanto y fonación roncos. El diagnóstico se realiza mediante nasendoscopia flexible o broncoscopia, confirmado mediante biopsia de una lesión.

3.6.7. Manejo y tratamiento de la malacia-laringo-tráqueo-bronquial en pacientes pediátricos en en la Terapia Intensiva Pediátrica (UTIP).

Dependiendo de la extensión de la enfermedad y otras condiciones asociadas, la traqueomalacia puede tratarse de forma conservadora, con manejo médico o con cirugía. El manejo de estos pacientes es mejor cuando se realiza mediante un equipo interprofesional con aportes de diversos especialistas.

Las enfermedades congénitas y las formas adquiridas leves pueden resolverse espontáneamente; por lo tanto, estos pacientes deben tratarse de manera conservadora con un monitoreo adecuado. Los miembros del equipo de atención médica deben aconsejar a los padres sobre las vacunas y la evitación del tabaquismo pasivo. Aunque los médicos recetan broncodilatadores, agentes antimuscarínicos, mucolíticos y antibióticos, actualmente hay poca evidencia de su beneficio.[147]

La fisioterapia respiratoria puede ser necesaria para ayudar en el manejo de secreciones y prevenir infecciones de las vías respiratorias. La prevención y el manejo del reflujo gastroesofágico son obligatorios, y se requieren de alimentación específicos para evitar la aspiración y garantizar un crecimiento y desarrollo adecuados.

La literatura sobre la eficacia de las opciones de tratamiento médico es limitada, y la mayoría de la evidencia se basa en pequeños estudios retrospectivos. Existen pruebas anecdóticas que respaldan el uso de solución salina hipertónica nebulizada para ayudar a eliminar el moco y antibióticos profilácticos. Cualquier enfermedad concurrente requiere un manejo adecuado. En el entorno agudo, la CPAP puede proporcionar soporte de presión ventilatoria, aunque no hay ensayos prospectivos o aleatorizados para guiar los algoritmos de tratamiento.[148,149]

Los pacientes con síntomas graves y enfermedad adquirida son más propensos a requerir intervención quirúrgica, especialmente aquellos que experimentan episodios apneicos, fracaso para prosperar, neumonía recurrente y episodios cianóticos. Es esencial buscar la presencia de una fístula traqueoesofágica durante la cirugía y corregirla si es necesario.[150]

El estent es una opción para enfermedades muy graves.[151] Existen diferentes opciones de estent intraluminal, pero cada una tiene sus propios problemas potenciales. A menudo, los pacientes experimentan una mejoría a corto plazo de los síntomas con el estent, pero la duración de la resolución de los síntomas es impredecible. Por lo tanto, el estent no es apropiado para enfermedades difusas, ya que no se puede estentear todo el árbol respiratorio.[151] Si el paciente puede tolerar el estent, el tratamiento quirúrgico definitivo es una opción. En pacientes con enfermedad de segmento corto, la resección traqueal y la anastomosis son consideraciones en centros con la experiencia adecuada.[152]

Históricamente, la cirugía involucraba traqueostomía, que permite la ventilación mecánica a largo plazo si es necesario y un grado de estent en las vías respiratorias. Los médicos pueden realizar la traqueostomía ya sea quirúrgica o percutánea. Sin embargo, la morbimortalidad relativa puede ser alta; por lo tanto, los médicos deben reservar esta opción para enfermedades en estado avanzado o enfermedades proximales o difusas.[153]

La aortopexia es un enfoque quirúrgico para la traqueomalacia y una opción preferida en muchos centros.[154] El enfoque proporciona un levantamiento anterior de la aorta que se sutura a la superficie posterior del esternón. Sin embargo, existen diferentes enfoques quirúrgicos y diferentes técnicas. La aortopexia se realiza más comúnmente en dirección anterior y puede realizarse mediante una toracotomía anterior izquierda, una esternotomía parcial o de manera toracoscópica.[154]

Los pasos clave del procedimiento pueden incluir el movimiento de los vasos superiores hacia la parte posterior del esternón, la elevación de las arterias pulmonares y, ocasionalmente, la sutura directa a la tráquea si es necesario. Estas técnicas tienen como objetivo aumentar el espacio dentro del mediastino y, por lo tanto, aliviar las posibles fuerzas compresivas externas sobre la tráquea.

3.6.8. Pronóstico de la malacia-laringo-tráqueo-bronquial en pacientes pediátricos en la Terapia Intensiva Pediátrica (UTIP).

Para los pacientes con enfermedad congénita y síntomas leves, el pronóstico generalmente es favorable, y los síntomas tienden a resolverse alrededor de los 2 años de edad. Los pacientes con otras comorbilidades coexistentes tienden a tener síntomas persistentes hasta más tarde en la infancia. Aquellos cuyos síntomas persisten hasta la adultez pueden tener un grado de intolerancia al ejercicio. El pronóstico de las condiciones secundarias depende de la patología que produjo la alteración y del grado de la lesión.[155]

3.6.9. Complicaciones de la malacia-laringo-tráqueo-bronquial en pacientes pediátricos en la Terapia Intensiva Pediátrica (UTIP).

Las complicaciones de la traqueomalacia no tratada implican posible obstrucción de las vías respiratorias, infecciones respiratorias recurrentes y fallo en el crecimiento. El objetivo principal del tratamiento es reducir la probabilidad de desarrollar estas complicaciones; sin embargo, las opciones de tratamiento no están exentas de riesgos. Las complicaciones tempranas de la traqueostomía incluyen sangrado, infección, daño al nervio laríngeo recurrente y paso falso.[156,157] Problemas posteriores incluyen una fístula traqueoesofágica, una fístula entre la tráquea y la arteria innominada y estenosis subglótica.[157] La aortopexia presenta riesgos potenciales de neumotórax, derrame pleural, atelectasia, parálisis del nervio frénico y sangrado.[158]

3.6.10. Consultas de especialidades para el manejo de la malacia-laringo-tráqueo-bronquial en pacientes pediátricos en la Terapia Intensiva Pediátrica (UTIP).

Para el manejo de la malacia laringotraqueal en la UTIP, es recomendable realizar consultas con las siguientes especialidades:

1. Otorrinolaringología (ORL)

- Evaluación especializada de la vía aérea mediante laringoscopia o broncoscopia para determinar la gravedad y localización exacta de la malacia.

- Consideración de intervenciones quirúrgicas, como la traqueoplastia, en casos graves que no responden a medidas conservadoras.

2. Neumología Pediátrica

- Valoración de la función pulmonar y la necesidad de soporte respiratorio prolongado.

- Recomendaciones para el uso de ventilación no invasiva (CPAP o BiPAP) y ajuste de los parámetros ventilatorios.

3. Gastroenterología Pediátrica

- Evaluación y tratamiento del reflujo gastroesofágico, que puede exacerbar la malacia.

- Consideración de terapia con inhibidores de la bomba de protones o antiácidos.

4. Cirugía Pediátrica o Torácica

- Consulta para intervenciones quirúrgicas en casos severos o refractarios, como traqueoplastia, traqueostomía o colocación de stents traqueales.

5. Terapia Respiratoria

- Apoyo para optimizar las técnicas de manejo de secreciones y mejorar la higiene bronquial.

- Asesoría sobre la titulación de soporte ventilatorio y el uso de dispositivos de presión positiva.

6. Cuidados Intensivos Pediátricos

- Manejo general del paciente crítico con malacia laringotraqueal.

- Coordinación de las intervenciones de las distintas especialidades para optimizar el tratamiento integral del paciente.

Estas consultas interdisciplinarias ayudan a establecer un plan de manejo individualizado y adaptado a la gravedad de la condición del paciente.

3.6.11. Educación a pacientes y familiares sobre la malacia-laringo-tráqueo-bronquial en pacientes pediátricos en la Terapia Intensiva Pediátrica (UTIP).

La educación a los pacientes y sus familias es fundamental para el manejo de la malacia laringotraqueal en la UTIP. Aquí hay algunos aspectos clave que deben abordarse:

1. Explicación de la Condición

- Describir qué es la malacia laringotraqueal, destacando que es una debilidad en la estructura de la laringe o la tráquea, lo que causa colapso de la vía aérea y dificultad para respirar.

- que los síntomas pueden incluir estridor (sonido respiratorio agudo), dificultad para respirar, tos crónica y episodios de cianosis (coloración azulada de la piel).

2. Pronóstico y Evolución

- Explicar que la malacia laringotraqueal suele mejorar con el crecimiento, ya que la vía aérea se fortalece con el tiempo.

- Asegurarles que, aunque algunos casos sean graves y requieran tratamiento intensivo, el pronóstico a largo plazo suele ser favorable.

3. Opciones de Tratamiento

- Informar sobre las diferentes estrategias de manejo, que pueden incluir el uso de oxigenoterapia, ventilación no invasiva (CPAP o BiPAP), o intervenciones quirúrgicas en casos severos.

- Describir las posibles intervenciones quirúrgicas y sus riesgos, así como las medidas conservadoras para reducir los síntomas.

4. Cuidados en el Hogar y Prevención de Complicaciones

- Enseñar a los familiares cómo identificar signos de empeoramiento, como augment del esfuerzo respiratorio, coloración azulada de la piel o labios, y cuándo buscar atención médica urgente.

- Explicar la importancia de mantener al niño alejado de irritantes respiratorios, como el humo de tabaco o sustancias químicas fuertes.

- Si el paciente tiene reflujo gastroesofágico, instruir sobre la administración adecuada de medicamentos y la adopción de medidas posturales para reducir los episodios de reflujo.

5. Preparación para el Alta

- Proporcionar información sobre el equipo médico necesario para el hogar, como concentradores de oxígeno o dispositivos de ventilación no invasiva, si son requeridos.

- Coordinar con el equipo de cuidados a domicilio para la educación continua sobre el manejo de la vía aérea y los cuidados respiratorios.

6. Apoyo Psicológico y Emocional

- Ofrecer apoyo emocional y recursos de asesoramiento para ayudar a los padres a lidiar con el estrés de tener a su hijo en la UTIP.

- Facilitar grupos de apoyo o recursos en línea donde las familias puedan conectar con otras personas que han pasado por situaciones similares.

La comunicación clara y la educación constante son esenciales para empoderar a las familias en el manejo de la condición y mejorar los resultados a largo plazo.

3.6.12. Mejorando el equipo de Salud en el manejo de la malacia-laringo-tráqueo-bronquial en pacientes pediátricos en la Terapia Intensiva Pediátrica (UTIP).

Para mejorar el manejo de la **malacia laringotraqueal** en pacientes pediátricos en la Unidad de Terapia Intensiva Pediátrica (UTIP), es fundamental implementar estrategias que optimicen la capacidad del equipo de salud. Aquí te presento algunas recomendaciones para mejorar el equipo en la atención de estos pacientes:

1. Capacitación Continua

- **Entrenamiento especializado:** Realizar programas de capacitación continua sobre el manejo específico de la malacia laringotraqueal. Los profesionales deben estar actualizados sobre las últimas guías y enfoques terapéuticos.

- **Simulaciones clínicas:** Utilizar simuladores para recrear situaciones críticas como la obstrucción aguda de las vías aéreas. Esto permite que el equipo practique respuestas rápidas y adecuadas.

- **Entrenamiento interdisciplinario:** Involucrar a médicos, enfermeras, terapeutas respiratorios y otros especialistas en la formación conjunta para asegurar una comunicación y colaboración eficiente durante el manejo de la vía aérea.

2. Protocolo Estandarizado

- **Desarrollo de guías clínicas:** Implementar un protocolo basado en evidencia para la evaluación, diagnóstico y manejo de la malacia laringotraqueal. Este protocolo debe incluir criterios claros para la intervención, como cuándo realizar estudios adicionales, intubación o la posibilidad de intervención quirúrgica.

- **Evaluación del flujo de trabajo:** Crear un flujo de trabajo para mejorar la detección temprana y el manejo de la malacia. Los miembros del equipo deben estar familiarizados con el proceso de evaluación, intervención y manejo de las complicaciones asociadas.

3. Mejora en la Comunicación

- **Reuniones regulares:** Programar discusiones y sesiones clínicas multidisciplinarias para revisar los casos más complejos. Esto facilita la planificación del tratamiento y asegura un enfoque coordinado.

- **Herramientas de comunicación:** Implementar el uso de herramientas como la comunicación SBAR (Situation, Background, Assessment, Recommendation) para mejorar el intercambio de información entre los miembros del equipo.

4. Optimización de la Tecnología y Equipamiento

- **Monitoreo avanzado:** Asegurar que se cuente con equipos de monitoreo respiratorio avanzados, como capnografía continua, monitoreo de oxigenación y vigilancia estrecha de la presión en las vías aéreas. Esto permite detectar de manera temprana la obstrucción o el colapso de las vías respiratorias.

- **Tecnología de imagen:** Facilitar el acceso a la fibrobroncoscopia y la tomografía computarizada (TC) para evaluar la severidad de la malacia y guiar las intervenciones.

5. Trabajo en equipo interdisciplinario

- **Colaboración con especialistas:** Fomentar la interacción constante con otorrinolaringólogos, neumólogos pediátricos y cirujanos torácicos. En pacientes con malacia severa, la intervención quirúrgica puede ser necesaria y requiere la colaboración de múltiples especialidades.

- **Equipos de respuesta rápida:** Implementar equipos de respuesta rápida entrenados en el manejo de emergencias respiratorias en pacientes con malacia laringotraqueal. Esto es crucial para actuar rápidamente ante un colapso respiratorio agudo.

6. Soporte Respiratorio Individualizado

- **Terapia respiratoria específica:** Asegurar que los terapeutas respiratorios estén capacitados en técnicas como la presión positiva continua en las vías aéreas (CPAP) o la ventilación con presión positiva, que son fundamentales para mantener las vías aéreas abiertas en pacientes con malacia laringotraqueal.

- **Manejo del ventilador:** Ajustar de manera individualizada los parámetros del ventilador para minimizar el riesgo de colapso de las vías aéreas.

7. Seguimiento y Evaluación

- **Revisión de casos:** Después de cada caso de malacia laringotraqueal, realizar revisiones de caso para identificar áreas de mejora en la atención prestada.

- **Evaluación de resultados:** Implementar indicadores de calidad para evaluar el éxito en el manejo de la malacia laringotraqueal, como reducción de complicaciones respiratorias y disminución de la necesidad de intubación o traqueostomía.

Estas estrategias permiten una atención más eficaz y segura para los pacientes pediátricos con malacia laringotraqueal en UTIP, y aseguran que el equipo de salud esté preparado para abordar las complejidades asociadas a esta condición.

3.7. Apnea Obstructiva del Sueño en pacientes pediátricos en la Terapia Intensiva Pediátrica (UTIP).[168-182]

La apnea obstructiva del sueño (AOS) es un tema importante en pediatría que a menudo se pasa por alto, especialmente en el contexto de niños con retraso del neurodesarrollo. La Sociedad Torácica Americana y la Academia Americana de Pediatría definen la apnea obstructiva del sueño en niños como un trastorno respiratorio relacionado con el sueño, caracterizado por obstrucción intermitente de las vías respiratorias superiores que interrumpe los patrones normales de sueño.[168]

AOS pediátrica es un trastorno infantil en el que hay disfunción de las vías respiratorias superiores que causa obstrucción completa o parcial de las vías respiratorias durante el sueño, lo que lleva a una disminución de la saturación de oxígeno o a despertares del sueño. Puede tener efectos dramáticos en el comportamiento infantil, el neurodesarrollo, el metabolismo y la salud en general.[169] El reconocimiento temprano, la evaluación y el tratamiento son importantes para prevenir consecuencias a largo plazo.

3.7.1. Causas de la Apnea Obstructiva del Sueño en pacientes pediátricos en la Terapia Intensiva Pediátrica (UTIP).

La apnea del sueño se divide en categorías separadas según dos causas: central u obstructiva. La apnea central del sueño se debe a patología del sistema nervioso central. Es una alteración del impulso respiratorio mediada neurológicamente sin esfuerzo respiratorio asociado.[168]

La apnea obstructiva del sueño, que representa el 95% de la apnea diagnosticada, se debe al colapso completo o parcial de las vías respiratorias superiores, lo que provoca el despertar del sueño o una desaturación de oxígeno del 3% o más. Cualquier factor que pueda disminuir el diámetro o la integridad de las vías respiratorias puede contribuir a la AOS, incluidos problemas anatómicos, genéticos o neuromusculares. Las vías respiratorias superiores pueden tener un mayor riesgo de colapso anormal debido a factores intrínsecos y extrínsecos. Los factores intrínsecos se basan en la presión crítica en las vías respiratorias que se necesita para mantener la permeabilidad. Los factores extrínsecos incluyen depósitos de grasa, hipertrofia de tejidos y características craneofaciales que se apartan de la anatomía normal y contribuyen a una mayor incidencia de colapso.[169]

3.7.2. Fisiopatología de la Apnea Obstructiva del Sueño en pacientes pediátricos en la Terapia Intensiva Pediátrica (UTIP).

Las cuatro características principales que contribuyen a la AOS son la obesidad, la hiperplasia linfoide, las anomalías craneofaciales y la disfunción neuromuscular.[170] Todas estas anormalidades proporcionan factores extrínsecos aumentados que pueden provocar compresión o colapsabilidad de las vías respiratorias superiores. La obesidad causa depósitos de grasa alrededor de las vías respiratorias superiores y aumenta la presión extrínseca que provoca el colapso. La presencia de hiperplasia linfoide causa obstrucción de las amígdalas y adenoides, y la mayor relajación durante el sueño permite que estos problemas se vuelvan significativamente más problemáticos. La disfunción neuromuscular puede verse tanto en causas centrales como obstructivas de la apnea del sueño.[170,171,172] Esto se ve con mayor frecuencia en casos como el síndrome de Down, donde hay hipotonía, lo que contribuye a una mayor susceptibilidad de las vías respiratorias a colapsar. [170] Además, los pacientes con anomalías craneofaciales, incluidos aquellos con síndromes de Crouzon, Pierre-Robin o Apert, así como aquellos con labio o paladar hendido, tienen un riesgo aumentado.[171] La presencia de alteración de la anatomía normal de las vías respiratorias, así como características como micrognatia, micro o macroglosia e hipoplasia de la región media de la cara, contribuyen a la disminución del espacio orofaríngeo posterior y al aumento de la incidencia de AOS pediátrica.

3.7.3. Epidemiología de la Apnea Obstructiva del Sueño (AOS) en pacientes pediátricos en la Terapia Intensiva Pediátrica (UTIP).

1. Prevalencia y frecuencia[172]

- La AOS afecta al **1-5% de los niños en la población general**.
- En la UTIP, representa una **causa frecuente de ingresos secundarios a complicaciones respiratorias** o cardiovasculares asociadas.
- En niños con enfermedades subyacentes (como síndrome de Down, obesidad severa o anomalías craneofaciales), la prevalencia puede aumentar hasta el **30-50%**.

2. Distribución por edad.[168,172]

- Es más común en niños de **2 a 8 años**, coincidiendo con el crecimiento máximo de las amígdalas y adenoides en relación con el tamaño de las vías respiratorias.
- Los lactantes presentan menos frecuentemente AOS, pero los casos en este grupo suelen ser más graves y asociados con anomalías anatómicas congénitas o síndromes genéticos.

3. Factores de riesgo[169,171,172]

- **Anatómicos**: Hipertrofia adenoamigdalina, anomalías craneofaciales (micrognatia, paladar hendido), obstrucciones nasales crónicas.

- **Obesidad**: Es un factor emergente que aumenta el riesgo de colapso de las vías respiratorias superiores.

- **Síndromes genéticos**: Alta prevalencia en niños con síndrome de Down, síndrome de Prader-Willi y acondroplasia.

- **Neuromusculares**: Hipotonía o debilidad muscular asociada a condiciones como la parálisis cerebral.

- **Distribución geográfica y socioeconómica**

- La prevalencia es más alta en regiones con **limitado acceso a tratamiento quirúrgico temprano** (amigdalectomía/adenoidectomía).

- Las disparidades socioeconómicas también contribuyen al subdiagnóstico y tratamiento tardío de la AOS.

4. Tendencias epidemiológicas[172]

- **Obesidad infantil en aumento**: Está directamente relacionada con un incremento de la AOS en la población pediátrica.

- Mejor reconocimiento de la AOS en niños con comorbilidades (síndromes genéticos, obesidad) ha llevado a un diagnóstico más frecuente en los últimos años.

5. Complicaciones asociadas[173]

- **Cardiovasculares**: Hipertensión pulmonar, hipertrofia ventricular derecha.

- **Neurocognitivas**: Problemas de aprendizaje, déficit de atención e hiperactividad.

- **Respiratorias**: Mayor susceptibilidad a infecciones respiratorias y exacerbaciones de asma.

6. Mortalidad y morbilidad[172]

- La mortalidad directa por AOS es baja, pero las complicaciones graves pueden requerir manejo en la UTIP.

- En niños con comorbilidades significativas, la AOS mal tratada puede contribuir a un aumento de la morbimortalidad en un **5-10% de los casos severos**.

La AOS pediátrica en UTIP representa un problema clínico relevante, especialmente en niños con factores de riesgo específicos. El diagnóstico temprano y el manejo adecuado son clave para prevenir complicaciones a largo plazo.

3.7.4. Manifestaciones clínicas de la Apnea Obstructiva del Sueño en pacientes pediátricos en la Terapia Intensiva Pediátrica (UTIP).

Durante la evaluación del paciente pediátrico, es importante evaluar la cantidad y calidad del sueño. Aunque no existe una herramienta de cribado estándar ampliamente utilizada específicamente para la AOS pediátrica, las pautas sugieren que los profesionales deben preguntar sobre la cantidad y calidad del sueño, así como realizar un cribado para ronquidos en cada visita de control del niño sano. Además, si existe preocupación por la calidad del sueño, también se deben hacer preguntas para indagar sobre despertares nocturnos frecuentes, posicionamiento inusual durante el sueño y alteraciones significativas de las cobijas como signos de aumento de los movimientos nocturnos.

Los niños pueden presentar síntomas que a menudo difieren de la presentación clásica de la AOS en adultos, lo que resulta en cambios conductuales.[174] Los padres a menudo refieren antecedentes de ronquidos, respiración por la boca, apneas presenciadas, despertares nocturnos frecuentes y enuresis nocturna secundaria.[175] Los niños con AOS tienen un sueño interrumpido, lo que puede provocar problemas de comportamiento, incluida hiperactividad, irritabilidad o incluso agresión.[176] Estos problemas son a menudo lo que lleva a los padres a llevar a los niños al médico para su evaluación.

En el examen físico, los pacientes pueden parecer cansados o fatigados o pueden exhibir un estado de hiperactividad. El examen puede revelar "ojeras alérgicas", mucosa nasal hinchada, micrognatia, macroglosia, paladar alto, facies adenoidea o amígdalas hipertrofiadas. Además, a menudo se puede apreciar habla hiponasal y congestión nasal. Un factor de riesgo creciente para la AOS pediátrica es la obesidad infantil. Todos los niños deben ser evaluados con altura, peso e índice de masa corporal en cada visita. Por cada aumento de 1 kg/m^2 en el IMC por encima del percentil 50, hay un aumento del 12% en el riesgo de AOS.[177,178]

Las anomalías craneofaciales, ciertos síndromes y eventos en la infancia también pueden llevar a un mayor riesgo de AOS. Aquellos con trastornos neuromusculares, síndrome de Down y trastornos craneofaciales deben ser evaluados repetidamente para la AOS. Además, los niños con antecedentes de prematuridad tienen un mayor riesgo de AOS incluso sin la presencia de otros factores de riesgo. Estudios han encontrado que hasta un 9.4% de los niños en edad escolar que nacieron prematuramente también fueron diagnosticados eventualmente con AOS.[178] Este grupo de pacientes no siempre presenta los signos típicos de la AOS pediátrica, y debería haber una baja tolerancia para la derivación a estudios del sueño.

3.7.5. Evaluación de la Apnea Obstructiva del Sueño en pacientes pediátricos en la Terapia Intensiva Pediátrica (UTIP).

Cuando la historia clínica y el examen físico son preocupantes para la AOS pediátrica, el estándar de oro para el diagnóstico es la polisomnografía nocturna (PSG, por sus siglas en inglés).[179] Sin embargo, la evaluación con PSG puede ser costosa, llevar tiempo y estar limitada por recursos. La oximetría nocturna en casa puede utilizarse como una herramienta para proporcionar más información, pero no reemplaza al PSG para hacer un diagnóstico de AOS.[180] Si hay preocupación por un proceso cardiorrespiratorio subyacente, también se justifica una radiografía de tórax y un electrocardiograma como evaluación adicional. Si es apropiado, la evaluación cardíaca también puede incluir un ecocardiograma, lo que es especialmente importante antes del manejo quirúrgico en niños con AOS grave. También puede ser útil medir ciertos biomarcadores inflamatorios, como la calicreína-1, uromodulina, urocortina-3 y orosomucoide-1, que pueden estar elevados en niños con AOS. También es apropiado obtener un hemograma completo, estudios de hierro y TSH para buscar otras causas primarias de trastornos del sueño. Los estudios de imagen pueden ayudar a evaluar anomalías anatómicas subyacentes que pueden contribuir a la AOS, pero solo son útiles en conjunto con una PSG para hacer un diagnóstico definitivo.[180,181]

Durante el PSG, se miden ciertos parámetros específicos de la cantidad y calidad del sueño. Esto se hace utilizando sensores para medir la actividad cerebral, la frecuencia cardíaca, el movimiento del aire nasal y oral, los niveles de oxígeno en sangre, los movimientos de las extremidades, los movimientos oculares y la presencia de ronquidos. Los datos recopilados permiten realizar cálculos para incluir la latencia del inicio del sueño, la eficiencia del sueño y el tiempo en cada etapa del sueño. Importante para el diagnóstico de la AOS, un PSG medirá el índice de apnea-hipopnea (IAH), que es el promedio de los episodios apneicos e hipopneicos por hora de sueño. Un puntaje de IAH de 1 a 4.9 eventos/hora es AOS leve, de 5 a 9.9 eventos/hora es moderada y más de 9 eventos/hora es grave. Un IAH de 1 o más es anormal en niños de hasta 13 años, aunque hay controversia sobre la importancia clínica de un IAH de 1 a 1.9 eventos/hora. De 13 a 17 años de edad, se pueden usar criterios pediátricos o de adultos según lo que sea más apropiado según el cuadro clínico y el desarrollo del paciente. Debido a que los niños tienen una integridad de las vías respiratorias más alta y menos riesgo de colapso como los adultos, su PSG suele estar dominado por eventos hipopneicos en lugar de apnea franca. Curiosamente, en el diagnóstico de la AOS pediátrica, la hipercapnia también puede estar presente en la población pediátrica y estar ausente en la población adulta con AOS. Esto se debe a un estado de hipoventilación prolongada y es menos común en adultos.[180,181]

3.7.6. Diagnóstico diferencial de la Apnea Obstructiva del Sueño en pacientes pediátricos en la Terapia Intensiva Pediátrica (UTIP).[169,170,180,181]

Alergia nasal - No todo ronquido es AOS, lo que debe discutirse con los padres en la evaluación inicial, y la congestión nasal debe tratarse.

Trastorno por déficit de atención e hiperactividad (TDAH) - La AOS pediátrica puede ser confundida con problemas de comportamiento porque a menudo se manifiesta como hiperactividad y dificultad para concentrarse y prestar atención en los niños.

Retraso en el desarrollo - La AOS puede llevar a dificultades de aprendizaje debido a la atención y concentración comprometidas y a veces puede ser confundida con un retraso en el desarrollo.

Reflujo gastroesofágico - Cuando el reflujo ocurre por la noche, puede causar una breve pausa en la respiración que puede ser confundida con AOS. Sin embargo, las dos no son mutuamente excluyentes y el reflujo puede aumentar el riesgo de AOS al empeorar la hipertrofia adenoamigdalar.

Enuresis nocturna - La enuresis nocturna primaria rara vez está asociada con AOS, pero la enuresis nocturna secundaria debe llevar a la detección de otros síntomas de AOS.

Dolores de cabeza matutinos - Estos pueden ser una consecuencia de la retención de dióxido de carbono durante la noche, pero el paciente también debe ser evaluado en busca de características más preocupantes de los dolores de cabeza (que los despiertan por la noche, empeoran al estar acostado supino, etc.) que pueden requerir imágenes o una evaluación adicional. Un dolor de cabeza típico de la AOS es sordo y generalmente desaparece por sí solo poco después de levantarse de la cama sin usar medicamentos o cafeína.

Parasomnias - La AOS puede aumentar la ocurrencia de sonambulismo, terrores nocturnos y despertares confusionales, pero también pueden ser no relacionadas.

Narcolepsia - La AOS generalmente no se presenta como somnolencia diurna excesiva en niños más pequeños. Los pacientes que se quedan dormidos frecuentemente durante el día después de los cinco años deben hacer preguntas de detección para la narcolepsia.

La única forma definitiva de distinguir entre AOS y cualquiera de estas condiciones es la polisomnografía.[180]

3.7.7. Manejo y tratamiento de la Apnea Obstructiva del Sueño en pacientes pediátricos en la Terapia Intensiva Pediátrica (UTIP).

Existen numerosas opciones de tratamiento para la AOS, tanto quirúrgicas como no quirúrgicas, dependiendo de la gravedad de la condición. Un ensayo terapéutico de inhibidores de leucotrienos (montelukast) puede ser apropiado para pacientes pediátricos diagnosticados con AOS leve a moderada.[182] Se ha demostrado que el montelukast disminuye significativamente el tamaño de las adenoides y amígdalas después de tres meses de tratamiento, lo que lleva a una disminución en el IAH en pacientes apropiados.

Los glucocorticoides sistémicos no son efectivos en el tratamiento de la AOS pediátrica. Sin embargo, el tratamiento con esteroides intranasales durante seis semanas ha demostrado mejorar el IAH y también puede considerarse una opción de tratamiento para pacientes con AOS leve a moderada. Cuando se usan esteroides intranasales en combinación con inhibidores de leucotrienos, la mayoría de los pacientes experimentarán una disminución clínicamente significativa en el IAH.[182]

Si hay hipertrofia adenoamigdalar, el tratamiento más efectivo es la adenotonsilectomía (A&T). Esto se recomienda para la mayoría de los pacientes con un IAH de más de 9 eventos/hora y aquellos con enfermedad leve o moderada con síntomas significativos.[181,182] Otras intervenciones quirúrgicas, como la tonsilectomía parcial, la tonsilectomía lingual y la uvulopalatofaringoplastia, tienen datos limitados y no han demostrado ser superiores. La espera vigilante durante hasta seis meses puede ser apropiada para pacientes con AOS leve a moderada para intentar corregir problemas subyacentes que podrían mejorar la AOS y el IAH sin intervención quirúrgica.[182]

La terapia con presión positiva continua en las vías respiratorias (CPAP) es otra opción de tratamiento potencial. Si bien es el tratamiento de primera línea en adultos, hay limitaciones para su uso en niños.[168,181] El uso de aparatos orales también es una opción, aunque no hay suficientes estudios en poblaciones pediátricas para conocer su eficacia. La terapia miofuncional es una nueva área de estudio en el tratamiento de la AOS, consiste en el reentrenamiento de los músculos de la cavidad oral y las estructuras orofaríngeas, así como la posición adecuada de la lengua.[182]

Cualquier paciente con un factor de riesgo reversible para la AOS, especialmente la obesidad, debe recibir asesoramiento sobre cómo revertir el problema. La pérdida de peso puede mejorar la AOS y puede considerarse como terapia adjunta en niños mayores. Los padres también deben ser aconsejados para limitar la exposición de los niños al humo de segunda mano y al tabaquismo en el hogar.

3.7.8. Pronóstico de la Apnea Obstructiva del Sueño en pacientes pediátricos en la Terapia Intensiva Pediátrica (UTIP).

Las poblaciones de pacientes que tienen un mayor riesgo de padecer Apnea Obstructiva del Sueño (AOS) presentan un incremento en el riesgo de discapacidad neurocognitiva a lo largo de su vida en comparación con sus pares, si la AOS no es tratada. Si se identifica y maneja a tiempo, los pacientes no sufrirán consecuencias a largo plazo ni complicaciones derivadas de la AOS pediátrica.[169]

Tras la adenoamigdalectomía (A&T), es adecuado esperar hasta 6 meses para que la inflamación se resuelva y los patrones de sueño se normalicen. Los pacientes deben ser evaluados en ese momento para comprobar mejoras en la función y calidad del sueño; sin embargo, no suele ser necesario realizar una Polisomnografía (PSG) adicional después de la cirugía. El éxito de la intervención puede determinarse en función de la mejora de los problemas de comportamiento o función cognitiva iniciales, así como una reducción de la preocupación por trastornos del sueño observados de forma continua. Si se realizara una PSG después de la cirugía, esto proporcionaría datos concretos sobre la reducción en el Índice de Apnea-Hipopnea (AHI).[175,182] En un estudio que comparó el éxito de la A&T con la espera vigilante, los pacientes que se sometieron a A&T mostraron una mejora significativa en los síntomas de AOS, AHI y comportamiento. No obstante, no hubo diferencias entre los dos grupos en cuanto a la función ejecutiva o la atención.[179]

La mayoría de los niños experimentan una mejora después de la cirugía. Hay datos que respaldan que los resultados de la A&T son mejores en comparación con la espera vigilante y que los hallazgos de la PSG se normalizaron en el 79% de los niños que se sometieron a A&T, en comparación con el 46% con espera vigilante.[178] En niños con AOS leve (AHI >1), los síntomas persisten entre el 19% y el 73% de las veces, pero con AOS severa (AHI >5), síntomas como el ronquido y el sueño interrumpido persisten solo en el 13-29% de los pacientes.[178] La mayoría de los niños no requerirán un monitoreo a largo plazo a menos que haya una preocupación continua por síntomas persistentes. Desafortunadamente, la A&T generalmente es menos efectiva en pacientes con Síndrome de Down, anomalías craneofaciales, o la combinación de ambas, y estos niños requerirán monitoreo postoperatorio y al menos una PSG repetida anualmente debido a la alta tasa de AOS persistente o recurrente.

3.7.9. Complicaciones de la Apnea Obstructiva del Sueño en pacientes pediátricos en la Terapia Intensiva Pediátrica (UTIP).

Si no se trata, la Apnea Obstructiva del Sueño (AOS) pediátrica puede acarrear morbilidades serias y complicaciones a largo plazo. La hipoxia sostenida puede incrementar la vasoconstricción pulmonar, conduciendo a hipertensión pulmonar y fallo cardíaco derecho a una edad temprana.[180] La disfunción cognitiva, el aprendizaje deteriorado y el bajo rendimiento escolar están asociados con la AOS pediátrica no diagnosticada y no tratada. Además, el incremento del trabajo respiratorio puede estar asociado con el fallo para prosperar, visto en poblaciones más jóvenes.[181]

Sin embargo, se debe reconocer que la intervención quirúrgica no es benigna y debe ser cuidadosamente considerada como cualquier intervención quirúrgica. Si un paciente es tratado con adenoamigdalectomía (A&T), hay ciertos riesgos quirúrgicos y complicaciones asociadas con el procedimiento. Desafortunadamente, la amigdalectomía puede tener eventos adversos, aunque estos son raros en niños. Los más comunes son el dolor localizado, la disminución de la ingesta oral y la deshidratación en el periodo postquirúrgico inmediato. Complicaciones más preocupantes de la A&T son el sangrado, infección secundaria, compromiso respiratorio, insuficiencia velofaríngea y estenosis subglótica. Como con cualquier cirugía que requiere manejo de la vía aérea, siempre existe el riesgo de broncoespasmo o laringoespasmo. Un mayor grado de severidad de la AOS es predictivo de una mayor tasa de complicaciones postquirúrgicas, y aquellos con AOS más severa pueden requerir un monitoreo más prolongado en la Unidad de Cuidados Post-Anestesia (PACU) o en la sala de hospitalización después de la cirugía.[174,182]

Consejos y otros temas relevantes:

Los niños con ronquidos fuertes nocturnos, sueño fragmentado y problemas de comportamiento deben ser evaluados para detectar Apnea Obstructiva del Sueño (AOS). Además, a todos los niños con un posible diagnóstico de Trastorno por Déficit de Atención e Hiperactividad (TDAH) se les debe preguntar sobre la calidad y duración del sueño antes de considerar iniciar medicación. El reconocimiento temprano de los síntomas puede mejorar el rendimiento académico y los resultados a largo plazo.

3.7.10. Consultas de especialidades para el manejo de la Apnea Obstructiva del Sueño en pacientes pediátricos en la Terapia Intensiva Pediátrica (UTIP).

El manejo de la **Apnea Obstructiva del Sueño (AOS)** en pacientes pediátricos en la Unidad de Terapia Intensiva Pediátrica (UTIP) puede requerir la intervención de diversas especialidades para garantizar una atención integral. A continuación, se presentan las consultas de especialidades clave para abordar esta condición:

1. Otorrinolaringología (ORL)

- **Evaluación de las vías aéreas superiores:** Los especialistas en ORL deben evaluar la presencia de anomalías anatómicas, como amígdalas hipertróficas, adenoides agrandadas o malformaciones craneofaciales, que pueden estar contribuyendo a la obstrucción de las vías aéreas durante el sueño. El tratamiento puede incluir procedimientos quirúrgicos como la amigdalectomía o adenoidectomía en casos indicados.

- **Manejo quirúrgico:** En casos de AOS grave refractario al manejo médico, ORL puede considerar otras intervenciones quirúrgicas, como la uvulopalatofaringoplastia o procedimientos más avanzados.

2. Neumología Pediátrica

- **Manejo respiratorio:** Los neumólogos pediátricos son esenciales para el manejo del soporte ventilatorio no invasivo, como la presión positiva continua en las vías aéreas (CPAP) o la presión positiva bifásica (BiPAP). Estos dispositivos ayudan a mantener las vías aéreas abiertas durante el sueño, reduciendo los episodios de apnea.

- **Monitoreo del sueño:** La evaluación continua del estado respiratorio del paciente mediante estudios del sueño es esencial para ajustar el tratamiento y evaluar la efectividad del CPAP/BiPAP.

3. Cardiología Pediátrica

- **Evaluación del impacto cardíaco:** Los pacientes con AOS pediátrico pueden desarrollar hipertensión pulmonar y otras complicaciones cardíacas debido a la hipoxemia crónica. La consulta con cardiología es crucial para evaluar la función cardíaca y vigilar posibles complicaciones.

- **Monitoreo hemodinámico:** En los casos severos de AOS, donde se sospeche hipertensión pulmonar, puede ser necesario realizar ecocardiogramas y otros estudios para evaluar la función ventricular y la presión en las arterias pulmonares.

4. Cirugía Pediátrica

- **Intervención en malformaciones estructurales:** En casos en los que se identifiquen malformaciones estructurales significativas en la vía aérea o el sistema craneofacial, la cirugía pediátrica puede intervenir junto a otorrinolaringología para corregir la anatomía anómala.

5. Nutrición Pediátrica

- **Evaluación del estado nutricional:** La obesidad es un factor de riesgo significativo para el desarrollo de AOS en niños. Un nutricionista pediátrico puede colaborar en el manejo dietético y la optimización del estado nutricional del paciente, buscando reducir el índice de masa corporal cuando este sea un factor que exacerbe la AOS.

6. Anestesiología

- Consideraciones anestésicas: Los pacientes pediátricos con AOS que requieran procedimientos quirúrgicos necesitan una evaluación anestésica cuidadosa. Los anestesiólogos deben estar al tanto de las dificultades potenciales durante la intubación y el manejo posoperatorio del paciente, ya que la apnea puede empeorar con los sedantes y narcóticos.

7. Terapia Respiratoria

- Soporte respiratorio especializado: Los terapeutas respiratorios juegan un rol fundamental en el ajuste y seguimiento del tratamiento con CPAP/BiPAP, así como en la monitorización y manejo de la vía aérea en UTIP.

- Manejo de las secreciones: En pacientes con AOS, especialmente aquellos con comorbilidades respiratorias, la terapia respiratoria es crucial para manejar las secreciones y mantener la permeabilidad de las vías aéreas.

8. Psicología y Salud Mental

- Apoyo emocional: Los pacientes pediátricos con AOS y sus familias pueden requerir apoyo psicológico para enfrentar el estrés asociado al manejo crónico de la enfermedad, así como los cambios en el estilo de vida y la adherencia a terapias como el uso de CPAP.

Estas consultas especializadas proporcionan un enfoque integral y multidisciplinario para el manejo de la Apnea Obstructiva del Sueño en UTIP, abordando tanto los aspectos anatómicos como respiratorios, cardíacos y nutricionales del paciente.

3.7.11. Educación a pacientes y familiares sobre la Apnea Obstructiva del Sueño en pacientes pediátricos en la Terapia Intensiva Pediátrica (UTIP).

La **educación a pacientes y familiares** sobre la Apnea Obstructiva del Sueño (AOS) en pacientes pediátricos en la Unidad de Terapia Intensiva Pediátrica (UTIP) es un componente esencial para asegurar el éxito en el tratamiento y la adherencia a las recomendaciones terapéuticas. Aquí se presentan algunos puntos clave que deben incluirse en el proceso educativo:

1. Entendimiento de la Condición

- **Explicación de la AOS:** Es fundamental que los familiares comprendan qué es la apnea obstructiva del sueño. Deben saber que la AOS implica episodios recurrentes de obstrucción de las vías aéreas superiores durante el sueño, lo que provoca pausas en la respiración, desaturación de oxígeno y despertares breves.

- **Causas en pediatría:** Explicar las causas comunes de AOS en niños, como el agrandamiento de las amígdalas y adenoides, malformaciones anatómicas, obesidad y condiciones neuromusculares que afectan el tono de los músculos de la vía aérea.

2. Signos y Síntomas a Reconocer

- **Síntomas nocturnos:** Enseñar a los padres a identificar los síntomas clave de AOS, como ronquidos fuertes, pausas en la respiración, inquietud durante el sueño, sudoración excesiva, y despertares frecuentes.

- **Síntomas diurnos:** Informar sobre los posibles efectos diurnos de la AOS, como somnolencia, irritabilidad, dificultades de concentración, y bajo rendimiento escolar.

3. Importancia del Tratamiento

- Consecuencias si no se trata: Explicar las complicaciones a largo plazo de la AOS no tratada, como el impacto en el crecimiento, el desarrollo cognitivo, la hipertensión pulmonar y las afecciones cardíacas.

- Terapias disponibles: Los familiares deben entender las opciones de tratamiento disponibles, como la cirugía (amigdalectomía/adenoidectomía), la terapia con presión positiva continua en las vías aéreas (CPAP) o presión positiva bifásica (BiPAP), y la importancia de los cambios en el estilo de vida (si hay obesidad).

4. Uso de CPAP/BiPAP

- Entrenamiento en el uso de dispositivos: Si el paciente requiere CPAP o BiPAP, es crucial que los padres reciban un entrenamiento adecuado sobre cómo colocar y ajustar la mascarilla, cómo manejar el equipo, y cómo asegurarse de que el niño se sienta cómodo durante el uso.

- Importancia de la adherencia: Se debe enfatizar la importancia de que el niño utilice el CPAP/BiPAP durante todas las horas de sueño para obtener los máximos beneficios. Se deben abordar las posibles dificultades que puedan surgir con el uso del equipo y cómo superarlas.

5. Cuidado Postoperatorio (Si se Realiza Cirugía)

- Amigdalectomía o Adenoidectomía: Si se indica una cirugía para mejorar la permeabilidad de las vías aéreas, los familiares deben estar informados sobre los cuidados postoperatorios necesarios, como la vigilancia de signos de infección, el manejo del dolor y la importancia de las visitas de seguimiento.

- **Tiempo de recuperación:** Asegurar que los familiares tengan expectativas claras sobre el tiempo de recuperación postoperatoria y las posibles complicaciones, como el dolor o las dificultades temporales para tragar.

6. Monitoreo en el Hogar

- **Detección de problemas:** Educar a los padres sobre cómo monitorear al niño en casa después de ser dado de alta, prestando atención a cualquier signo de dificultad respiratoria durante el sueño, desaturación de oxígeno o empeoramiento de los síntomas.

- **Uso de oxímetro de pulso:** Enseñar a los familiares cómo utilizar un oxímetro de pulso (si es necesario) para monitorear los niveles de oxígeno mientras el niño duerme.

7. Modificaciones en el Estilo de Vida

- **Control del peso:** En niños con sobrepeso u obesidad, es crucial que los familiares comprendan el papel que juega el peso corporal en la exacerbación de la AOS. Deben recibir orientación sobre una dieta equilibrada y la importancia de la actividad física.

- **Higiene del sueño:** Explicar la importancia de establecer una rutina de sueño saludable, con horarios regulares y un entorno propicio para el descanso, para minimizar los efectos negativos de la AOS en la calidad del sueño.

8. Apoyo Psicológico y Emocional

- **Impacto emocional:** Es importante reconocer el impacto emocional que puede tener la AOS en el niño y su familia. Los padres deben recibir apoyo para manejar el estrés que puede acompañar el diagnóstico y el tratamiento, y aprender cómo ayudar a su hijo a adaptarse al uso del CPAP/BiPAP o al tratamiento quirúrgico.

- **Acceso a recursos:** Proporcionar información sobre grupos de apoyo o recursos en línea para familias que estén lidiando con AOS, así como facilitar el acceso a consultas con psicólogos pediátricos si es necesario.

9. Planificación de Seguimiento

- **Visitas de seguimiento regulares:** Asegurar que los padres comprendan la importancia de las visitas de control con los especialistas (neumólogos, otorrinolaringólogos) para ajustar el tratamiento, evaluar la efectividad del CPAP/BiPAP o para hacer seguimiento a la recuperación después de la cirugía.

- **Evaluación continua del sueño:** Informar sobre la posibilidad de repetir estudios de sueño si los síntomas persisten o empeoran, para ajustar el manejo según los resultados.

Esta educación integral ayudará a que los familiares y cuidadores participen activamente en el manejo de la Apnea Obstructiva del Sueño en sus hijos, contribuyendo al éxito del tratamiento y a la mejora en la calidad de vida del paciente pediátrico.

3.7.12. Mejorando el equipo de Salud en el manejo de la Apnea Obstructiva del Sueño en pacientes pediátricos en la Terapia Intensiva Pediátrica (UTIP).

Para mejorar el manejo de la **Apnea Obstructiva del Sueño (AOS)** en pacientes pediátricos en la Unidad de Terapia Intensiva Pediátrica (UTIP), es fundamental optimizar el rendimiento del equipo de salud mediante estrategias que fomenten una atención coordinada y basada en evidencia. A continuación, se presentan algunas estrategias clave para mejorar el equipo de salud en el manejo de la AOS pediátrica:

1. Capacitación Continua y Específica

- Entrenamiento en diagnóstico y manejo de AOS: Es fundamental capacitar a todo el equipo de salud en el reconocimiento de los signos y síntomas de la AOS, tanto en su forma leve como severa. Esto incluye la identificación temprana de los episodios apneicos y la correcta interpretación de los resultados de estudios como la polisomnografía.

- Actualización en protocolos de tratamiento: Asegurar que los médicos, enfermeras y terapeutas respiratorios estén familiarizados con las últimas guías y tratamientos basados en evidencia, como el manejo con CPAP/BiPAP, y en qué casos se debe considerar la intervención quirúrgica.

2. Coordinación Multidisciplinaria

- Equipos interdisciplinarios: Fomentar la colaboración constante entre las diferentes especialidades involucradas en el manejo de la AOS, como neumología, otorrinolaringología, cardiología, nutrición y terapia respiratoria. La formación de equipos interdisciplinarios que revisen los casos de forma regular asegura un enfoque integral en el tratamiento.

- Reuniones clínicas: Implementar reuniones multidisciplinarias periódicas para discutir casos complejos de AOS, ajustar planes de tratamiento y compartir información sobre el progreso de los pacientes.

3. Desarrollo de Protocolos Estandarizados

- Guías basadas en evidencia: Implementar guías clínicas estandarizadas que incluyan criterios claros para el diagnóstico, manejo y tratamiento de la AOS. Los protocolos deben incluir indicaciones sobre el uso de CPAP/BiPAP, la intervención quirúrgica, y el manejo de complicaciones.

- **Algoritmos de manejo:** Crear algoritmos de manejo para el tratamiento de la AOS pediátrica que faciliten la toma de decisiones, especialmente en situaciones de urgencia en la UTIP.

4. Optimización del Monitoreo Respiratorio

- **Tecnología avanzada:** Asegurarse de que el equipo cuente con los dispositivos de monitoreo respiratorio más avanzados, como capnografía continua y monitoreo de saturación de oxígeno, para detectar y manejar rápidamente los episodios de apnea y desaturación.

- **Monitoreo individualizado:** Ajustar los parámetros de monitoreo y ventilación a las necesidades específicas de cada paciente. Es importante que los profesionales estén capacitados para utilizar estas tecnologías de manera efectiva.

5. Capacitación en el Uso de CPAP/BiPAP

- **Terapia respiratoria no invasiva:** Capacitar a los terapeutas respiratorios y enfermeras en el ajuste y manejo del CPAP/BiPAP para mejorar la ventilación en pacientes con AOS. Esto incluye la selección adecuada de mascarillas, ajustes de presión y seguimiento de la respuesta del paciente al tratamiento.

- **Supervisión de adherencia:** Implementar programas de seguimiento para monitorear la adherencia de los pacientes al CPAP/BiPAP y abordar cualquier barrera que surja, como la incomodidad o problemas técnicos.

6. Mejora de la Comunicación

- Uso de herramientas de comunicación efectivas: Establecer métodos de comunicación claros y estructurados, como el uso del formato SBAR (Situation, Background, Assessment, Recommendation), para asegurar que todos los miembros del equipo estén informados sobre el estado del paciente y el plan de manejo.

- Actualización constante: Asegurarse de que el equipo de salud esté al tanto de cualquier cambio en el estado del paciente o en el plan de tratamiento, facilitando una respuesta rápida y coordinada.

7. Soporte Nutricional y Control de Factores de Riesgo

- Intervención de nutrición pediátrica: El manejo de la obesidad, un factor de riesgo importante para la AOS, debe estar respaldado por un equipo de nutrición pediátrica que ofrezca asesoramiento sobre dieta y estilo de vida. La colaboración con los dietistas ayuda a diseñar planes nutricionales individualizados para mejorar el control de peso y reducir la gravedad de la apnea.

- Educación a las familias: El equipo debe estar preparado para educar a las familias sobre el impacto del peso y los hábitos de vida en la AOS, fomentando un enfoque colaborativo con los cuidadores para la mejora del paciente.

8. Simulaciones Clínicas y Entrenamiento en Crisis

- Simulaciones de emergencia: Realizar simulaciones regulares de escenarios críticos como obstrucción grave de las vías respiratorias o colapso respiratorio debido a AOS permite al equipo practicar respuestas rápidas y coordinadas.

- Manejo de las complicaciones: Entrenar al equipo en la identificación y manejo de las complicaciones más comunes asociadas con la AOS, como el colapso de las vías aéreas, hipoxemia severa o hipertensión pulmonar.

9. Evaluación de la Calidad del Cuidado

- Indicadores de calidad: Implementar indicadores de calidad para evaluar el desempeño del equipo en el manejo de la AOS. Estos indicadores pueden incluir el tiempo de respuesta en la identificación de episodios apneicos, la reducción de complicaciones respiratorias y la efectividad del tratamiento con CPAP/BiPAP.

- Revisión de casos: Realizar revisiones de casos críticos para identificar áreas de mejora y ajustar protocolos según sea necesario.

10. Soporte Psicológico y Asesoramiento Familiar

- Apoyo emocional a las familias: Proporcionar recursos de apoyo emocional y psicológico tanto para el paciente como para los familiares. Un equipo multidisciplinario que incluya psicólogos pediátricos puede ayudar a las familias a lidiar con el estrés asociado con el tratamiento crónico.

- Participación de los cuidadores: Involucrar activamente a los padres y cuidadores en el manejo del niño, brindando capacitación y recursos para ayudarlos a entender la importancia de las terapias respiratorias y los cuidados postoperatorios si es necesario.

Estas estrategias mejorarán el rendimiento y la coordinación del equipo de salud en la UTIP, asegurando un manejo más efectivo y seguro de la Apnea Obstructiva del Sueño en pacientes pediátricos.

3.8. Indicaciones, contraindicaciones y secuelas de la intubación endotraqueal en pacientes pediátricos en la Terapia Intensiva Pediátrica (UTIP).

En su forma más simple, el tubo endotraqueal es un tubo construido de cloruro de polivinilo que se coloca entre las cuerdas vocales a través de la tráquea.[159] Proporciona oxígeno y gases inhalados a los pulmones y los protege de la contaminación, como contenido gástrico o sangre. El avance del tubo endotraqueal ha seguido de cerca los avances en anestesia y cirugía. Se han realizado modificaciones para minimizar la aspiración, aislar un pulmón, administrar medicamentos y prevenir incendios en las vías respiratorias. A pesar de estos avances, se necesita más investigación para optimizar su uso. Por ejemplo, los tubos endotraqueales están implicados en el desarrollo de neumonía asociada a la ventilación, lo que sigue siendo una preocupación importante.[160]

Los tubos endotraqueales pediátricos se dimensionan por edad con opciones que van desde los prematuros hasta adolescentes de tamaño adulto. Históricamente, los tubos endotraqueales pediátricos carecían de manguito por temor a que la presión del mismo dañara la tráquea mediante necrosis por presión, ya que la vía aérea justo debajo de las cuerdas vocales (cartílago cricoides) es la parte más estrecha en los niños. En los adultos, la parte más estrecha de la vía aérea son las cuerdas vocales. Excepto para los pacientes neonatales, esta práctica se ha descontinuado en gran medida a favor de los tubos endotraqueales pediátricos con manguito. Hay algunos criterios bien establecidos disponibles para ayudar en la selección del tamaño del tubo endotraqueal.[160]

3.8.1. Indicaciones de la Intubación Endotraqueal en pacientes pediátricos en la Terapia Intensiva Pediátrica (UTIP).

La principal indicación para el uso de un tubo endotraqueal es asegurar una vía aérea definitiva. Una vía aérea definitiva implica la colocación de un tubo endotraqueal en la tráquea con un manguito inflado debajo de las cuerdas vocales. Las principales razones para asegurar una vía aérea definitiva son la incapacidad para mantener la permeabilidad de la vía aérea, la incapacidad para proteger la vía aérea contra la aspiración, el fracaso en la ventilación, el fracaso en la oxigenación y la anticipación de un curso deteriorante que conduce a la insuficiencia respiratoria.[159,160,161]

3.8.2. Contraindicaciones de la Intubación Endotraqueal en pacientes pediátricos en la Terapia Intensiva Pediátrica (UTIP).

Las principales contraindicaciones relativas para la colocación de un tubo endotraqueal en la orofaringe son el trauma o la obstrucción severa de las vías respiratorias que no permiten una colocación segura del tubo, una lesión grave de la columna cervical que requiere una inmovilización completa, y aquellos pacientes con una clasificación de Mallampati III/IV que sugiere un manejo potencialmente difícil de la vía aérea.[162,163]

Las principales contraindicaciones para evitar la colocación de un tubo endotraqueal con enfoque nasotraqueal incluyen el trauma facial, el trauma craneal con sospecha de fractura de la base del cráneo, epistaxis activa, hematoma cervical en expansión, trauma orofaríngeo y pacientes apneicos.[163]

3.8.3. Fisiopatología de la Intubación Endotraqueal en Pacientes Pediátricos en la Unidad de Terapia Intensiva Pediátrica (UTIP).

La intubación endotraqueal en pacientes pediátricos genera una serie de respuestas fisiológicas y adaptaciones debido a las características anatómicas y fisiológicas únicas de este grupo etario. Estas respuestas están influenciadas por la técnica utilizada, el tiempo de intubación y la condición clínica del paciente. A continuación, se detalla la fisiopatología asociada:[162,163,164]

1. Características Anatómicas y Fisiológicas Pediátricas Relevantes

- Las vías aéreas son más estrechas, especialmente en la región subglótica, lo que aumenta el riesgo de obstrucción y edema con la intubación.

- La lengua es proporcionalmente más grande, lo que dificulta la visualización durante la intubación.

- El cricoides es el punto más estrecho de la vía aérea en niños menores de 8 años, lo que condiciona la elección del tamaño del tubo endotraqueal.

- La caja torácica es más flexible y dependiente de los músculos intercostales para la ventilación, lo que los hace más susceptibles a la fatiga respiratoria.

2. Alteraciones Respiratorias

- **Resistencia Aumentada:** La inserción del tubo endotraqueal puede incrementar la resistencia al flujo de aire, especialmente si se utiliza un tubo de diámetro insuficiente o si hay acumulación de secreciones.

- **Disminución del Volumen Tidal:** La intubación puede reducir el volumen tidal efectivo debido al espacio muerto del tubo endotraqueal, lo que puede afectar la ventilación alveolar.

- **Alteración del Mecanismo de Tos:** La presencia del tubo inhibe el reflejo de la tos, aumentando el riesgo de acumulación de secreciones y atelectasias.

3. Respuesta Inflamatoria Local

- La intubación puede causar daño mecánico en la mucosa traqueal, desencadenando una respuesta inflamatoria que incluye:

  - Liberación de citocinas proinflamatorias.

  - Formación de edema local, especialmente en la región subglótica, que puede provocar estenosis.

  - Mayor riesgo de traqueítis bacteriana o fúngica.

4. Alteraciones Hemodinámicas

- **Aumento de la Presión Intratorácica:** La ventilación mecánica positiva puede comprometer el retorno venoso, disminuyendo el gasto cardíaco en pacientes hemodinámicamente inestables.

- **Respuestas Vagales:** La estimulación de la laringe durante la intubación puede provocar bradicardia reflejada a través de la activación del nervio vago.

- **Hipertensión Transitoria:** En algunos casos, la intubación puede inducir hipertensión arterial transitoria debido a la liberación de catecolaminas en respuesta al estrés.

5. Alteraciones Neurológicas

- Hipoxia Transitoria: La intubación prolongada o mal manejada puede interrumpir el suministro de oxígeno, lo que afecta la oxigenación cerebral.

- Hipocapnia o Hipercapnia: Los cambios en la ventilación pueden alterar el nivel de dióxido de carbono, afectando la autorregulación cerebral y aumentando el riesgo de edema cerebral en condiciones críticas.

6. Cambios en la Función Pulmonar

- Pérdida de Presión Positiva Fisiológica: La intubación anula la capacidad del paciente para generar presión negativa intratorácica durante la inspiración espontánea, lo que puede comprometer el intercambio gaseoso.

- Atelectasias: La ventilación no homogénea en un pulmón dependiente puede conducir al colapso alveolar, especialmente en niños con SDRA.

- Daño Pulmonar Inducido por el Ventilador (VILI): La intubación puede predisponer al daño pulmonar debido a barotrauma, volutrauma o atelectrauma en el contexto de ventilación mecánica inadecuada.

7. Riesgo de Infección

- La intubación prolongada es un factor de riesgo para neumonía asociada a la ventilación mecánica (NAVM), que ocurre debido a la alteración de los mecanismos de defensa naturales y la colonización bacteriana del tubo.

8. Impacto Psicológico y Sistémico

- La intubación puede desencadenar respuestas de estrés sistémico, liberación de cortisol y alteraciones en la homeostasis metabólica.

Entender la fisiopatología asociada a la intubación endotraqueal en pediatría permite un manejo más seguro y eficaz, minimizando las complicaciones y optimizando los resultados clínicos en pacientes críticos.

3.8.4. Evaluación de la Intubación Endotraqueal en Pacientes Pediátricos en la Unidad de Terapia Intensiva Pediátrica (UTIP).

La evaluación de la intubación endotraqueal en pacientes pediátricos en la Unidad de Terapia Intensiva Pediátrica (UTIP) es un proceso continuo que abarca la valoración antes, durante y después del procedimiento. Este enfoque integral permite identificar la eficacia de la intervención y detectar complicaciones de manera oportuna.

1. Evaluación Previa a la Intubación[165]

- **Estado Clínico del Paciente:** Identificar signos de insuficiencia respiratoria, alteración de la conciencia, o compromiso de la vía aérea que justifiquen la intubación.

- **Análisis Anatómico:** Evaluar características anatómicas de la vía aérea como tamaño de la lengua, movilidad del cuello y características del cricoides, especialmente en pacientes con anomalías congénitas.

- **Preparación del Equipo:** Confirmar la disponibilidad del material necesario, incluyendo el tamaño adecuado del tubo endotraqueal y dispositivos de monitoreo.

- **Factores de Riesgo:** Valorar antecedentes de vía aérea difícil, alergias a medicamentos o condiciones que puedan complicar el procedimiento.

2. Evaluación Durante el Procedimiento[165]

- **Visualización Directa:** Asegurar que las cuerdas vocales y la vía aérea se visualicen claramente durante la intubación para minimizar intentos repetidos.

- **Confirmación de Posición:** Verificar que el tubo esté correctamente colocado mediante:

    - **Auscultación:** Comprobar la entrada bilateral de aire en ambos campos pulmonares y la ausencia de sonidos gástricos.

    - **Capnografía:** Confirmar la presencia de CO_2 exhalado como evidencia de intubación traqueal.

    - **Radiografía de Tórax:** Realizar si hay dudas sobre la colocación del tubo o para confirmar la profundidad adecuada.

- **Monitoreo de Signos Vitales:** Supervisar en tiempo real la frecuencia cardíaca, saturación de oxígeno y presión arterial para detectar respuestas adversas, como bradicardia reflejada.

3. Evaluación Postprocedimiento Inmediato[165]

- **Estabilidad Ventilatoria:** Evaluar la ventilación efectiva observando los volúmenes tidal, presión de vía aérea y patrones de ventilación mecánica.

- **Estado Hemodinámico:** Monitorizar cambios en la presión arterial y frecuencia cardíaca para identificar efectos relacionados con la intubación, como hipotensión o hipertensión transitoria.

- **Evaluación de Fijación:** Comprobar que el tubo endotraqueal esté bien fijado para prevenir desplazamientos o extubaciones accidentales.

4. Evaluación Continua en la UTIP[165]

- **Evaluación de Parámetros Respiratorios:** Monitorear la saturación de oxígeno, gases arteriales y signos de ventilación adecuada (pH, PaO_2, $PaCO_2$).

- **Prevención de Complicaciones:**

    - Identificar signos de obstrucción del tubo, como aumento de la presión en la vía aérea o reducción del volumen tidal.

    - Detectar infecciones asociadas a la ventilación mecánica mediante signos clínicos y pruebas microbiológicas.

    - Supervisar la aparición de lesiones por presión o edema laríngeo.

- **Eficiencia del Soporte Ventilatorio:** Evaluar regularmente si el paciente cumple criterios para iniciar el destete del ventilador.

5. Evaluación en el Proceso de Extubación[166]

- **Prueba de Ventilación Espontánea:** Realizar pruebas de tolerancia para determinar si el paciente puede mantener la respiración sin soporte mecánico.

- **Evaluación de Edema Subglótico:** Valorar signos de estridor postextubación y, si es necesario, realizar una prueba de fuga con aire para confirmar la ausencia de edema crítico.

- **Monitoreo Postextubación:** Observar atentamente signos de insuficiencia respiratoria o fatiga muscular tras el retiro del tubo endotraqueal.

6. Herramientas de Monitoreo Complementarias[166]

- **Imágenes Diagnósticas:** Utilizar radiografías o tomografías para evaluar la ubicación del tubo y detectar complicaciones como neumotórax.

- **Capnografía Continua:** Garantizar que el tubo permanezca en la posición correcta durante todo el tiempo que se mantenga intubado.

- **Evaluaciones Hemodinámicas:** Valorar constantemente el impacto del soporte ventilatorio sobre el sistema cardiovascular.

Una evaluación exhaustiva y periódica de la intubación endotraqueal en pediatría permite optimizar los resultados clínicos, prevenir complicaciones y asegurar un manejo adecuado en la UTIP.

3.8.5. Manejo y Tratamiento de la Intubación Endotraqueal en Pacientes Pediátricos en la Unidad de Terapia Intensiva Pediátrica (UTIP).

La intubación endotraqueal en la Unidad de Terapia Intensiva Pediátrica (UTIP) es un procedimiento crítico que requiere precisión técnica, conocimiento de las indicaciones específicas y un manejo integral para minimizar complicaciones.

1. Indicaciones para la Intubación Endotraqueal en Pediatría.[159,163]

- Insuficiencia respiratoria aguda (hipoxémica o hipercápnica).

- Necesidad de protección de la vía aérea por alteración del estado de conciencia o riesgo de aspiración.

- Paro cardiorrespiratorio.

- Manejo de patologías graves como obstrucción de la vía aérea, síndrome de dificultad respiratoria aguda (SDRA) o choque séptico.

- Necesidad de ventilación mecánica prolongada.

2. Preparación Previa al Procedimiento[160]

- Evaluar la anatomía de la vía aérea y el estado clínico del paciente.

- Seleccionar el tamaño adecuado del tubo endotraqueal (sin cuff o con cuff según la edad y peso del paciente):

    - Fórmula: (Edad/4) + 4 para diámetro interno sin cuff.

    - Añadir 0.5 mm para tubos con cuff.

- Confirmar la disponibilidad de equipos y medicamentos necesarios, como laringoscopios, dispositivos de aspiración, oxígeno y medicamentos para la inducción.

- Monitorear parámetros vitales antes, durante y después del procedimiento.

3. Técnicas de Intubación[164]

- Preoxigenar al paciente durante 3-5 minutos para prevenir desaturación.

- Inducir sedación y relajación neuromuscular según sea necesario, utilizando agentes como midazolam, ketamina, propofol o rocuronio.

- Realizar la intubación bajo visión directa utilizando un laringoscopio adecuado al tamaño del paciente.

- Verificar la posición correcta del tubo endotraqueal mediante:

    - Auscultación bilateral del tórax.

    - Observación de la expansión torácica.

    - Confirmación con capnografía o radiografía de tórax.

4. Cuidados Postintubación[164]

- Asegurar la fijación adecuada del tubo para prevenir desplazamientos o extubación accidental.

- Conectar a un ventilador mecánico y ajustar los parámetros de ventilación según las necesidades del paciente:

    - Modo ventilatorio (e.g., presión controlada, volumen controlado).

    - Fracción inspirada de oxígeno (FiO_2) y presión positiva al final de la espiración (PEEP).

    - Frecuencia respiratoria y volumen tidal ajustados al peso y condición del paciente.

- Administrar analgésicos y sedantes para evitar disconfort y movimientos involuntarios que puedan comprometer la intubación.

5. Manejo de Complicaciones[165,167]

- Obstrucción del tubo: Aspirar secreciones o reemplazar el tubo si es necesario.

- Neumotórax: Identificar signos como desaturación súbita y asimetría torácica; realizar descompresión con aguja si se confirma.

- Lesiones en la vía aérea: Minimizar el trauma durante la intubación y monitorizar signos de complicaciones como estenosis traqueal.

- Extubación accidental: Monitorear continuamente la fijación del tubo y reiniciar el procedimiento si es necesario.

- Infección: Prevenir mediante cuidado estricto de la higiene del tubo y reducir la duración de la intubación.

6. Extubación Planeada[166]

- Evaluar la capacidad del paciente para mantener la ventilación espontánea con pruebas como el índice de respiración rápida y superficial (RSBI).

- Realizar la extubación en un entorno controlado con soporte inmediato disponible.

- Monitorizar signos de insuficiencia respiratoria postextubación, como estridor o fatiga respiratoria.

7. Rol del Equipo Multidisciplinario[160,163,164]

- Pediatría Intensiva: Liderar el procedimiento y manejo integral del paciente.

- Enfermería: Asistir en la preparación, ejecución y cuidados posteriores, incluyendo el monitoreo continuo.

- Anestesiología: Proveer soporte en la sedación y manejo avanzado de la vía aérea.

- Otorrinolaringología: Consultar en casos de anomalías estructurales o complicaciones relacionadas con la vía aérea.

8. Educación y Prevención

- Capacitar al equipo sobre las mejores prácticas en intubación pediátrica.

- Asegurar el acceso a simulaciones y entrenamiento en manejo de la vía aérea difícil.

- Reducir la necesidad de intubaciones repetidas mediante un manejo óptimo de las condiciones subyacentes.

El manejo integral y coordinado de la intubación endotraqueal en pediatría es esencial para optimizar los resultados clínicos y reducir las complicaciones asociadas.

3.8.6. Pronóstico de la Intubación Endotraqueal en Pacientes Pediátricos en la Unidad de Terapia Intensiva Pediátrica (UTIP).

El pronóstico de la intubación endotraqueal en pacientes pediátricos en la Unidad de Terapia Intensiva Pediátrica (UTIP) depende de múltiples factores, incluyendo la causa subyacente que llevó a la intubación, el estado clínico del paciente, las características del procedimiento y el manejo posterior.

Factores que Influyen en el Pronóstico[167]

1. **Causa Subyacente**

   - Los pacientes intubados por insuficiencia respiratoria aguda reversible, como el crup o el asma severa, suelen tener un pronóstico favorable tras el tratamiento adecuado.

   - Las patologías complejas como el síndrome de dificultad respiratoria aguda (SDRA), neumonía grave o condiciones neuromusculares pueden requerir ventilación prolongada y tienen un pronóstico más reservado.

2. **Edad y Peso del Paciente**

   - Los lactantes y niños pequeños son más susceptibles a complicaciones como edema subglótico o neumonía asociada a la ventilación, lo que puede afectar el pronóstico.

   - Los pacientes con peso extremadamente bajo pueden tener un riesgo mayor de complicaciones durante la ventilación.

3. **Duración de la Intubación**

   - La intubación prolongada aumenta el riesgo de complicaciones como infecciones, lesiones traqueales o estenosis subglótica.

   - Los pacientes extubados en un periodo corto tienen mejor pronóstico que aquellos con ventilación mecánica prolongada.

4. **Complicaciones Asociadas**

- El desarrollo de neumonía asociada a la ventilación mecánica (NAVM), barotrauma o lesiones de las vías aéreas puede impactar negativamente el pronóstico.

- Las extubaciones accidentales pueden complicar el manejo y prolongar la estancia en la UTIP.

5. **Comorbilidades Preexistentes**

- Las condiciones crónicas, como enfermedades neuromusculares, cardiopatías congénitas o inmunosupresión, pueden influir negativamente en la evolución clínica.

Resultados Clínicos Esperados[167]

1. **Pronóstico Favorable**

- Pacientes con patologías reversibles que responden rápidamente al tratamiento.

- Intubación breve y manejo adecuado sin complicaciones mayores.

- Recuperación completa de la función respiratoria tras la extubación.

2. **Pronóstico Reservado**

- Pacientes con complicaciones asociadas, como infecciones o lesión de la vía aérea.

- Requerimiento de soporte ventilatorio prolongado o traqueotomía.

- Evolución prolongada en la UTIP con riesgo de secuelas a largo plazo.

3. **Pronóstico Desfavorable**

- Casos de falla multiorgánica o condiciones críticas no reversibles.
- Pacientes que no responden al tratamiento o requieren intervenciones invasivas repetidas.

Aspectos del Seguimiento y Recuperación

- Rehabilitación Pulmonar: Puede ser necesaria en pacientes con ventilación prolongada o complicaciones como atelectasias o daño pulmonar inducido por el ventilador.

- Monitoreo de Secuelas: Supervisión a largo plazo para detectar y tratar estenosis subglótica, disfunción pulmonar crónica o alteraciones del desarrollo.

- Apoyo Psicológico y Familiar: Para minimizar el impacto emocional de la intubación y hospitalización prolongada en el niño y su familia.

Conclusión

El pronóstico de la intubación endotraqueal en pacientes pediátricos en la UTIP varía ampliamente según las condiciones específicas de cada caso. Un manejo integral, la detección temprana de complicaciones y la coordinación multidisciplinaria son esenciales para optimizar los resultados clínicos y mejorar la calidad de vida de los pacientes tras la recuperación.

3.8.7. Complicaciones y secuelas de la Intubación Endotraqueal en pacientes pediátricos en la Terapia Intensiva Pediátrica (UTIP).

Varias complicaciones mecánicas pueden ocurrir con el tubo endotraqueal (ETT), lo que resulta en una pérdida de función. Un globo defectuoso resultará en una pérdida de capacidad para proteger las vías respiratorias de la aspiración y puede dificultar la ventilación mecánica. La pérdida del conector universal de 15 mm (ya sea que falte o esté defectuoso) básicamente hace que el ETT no funcione, ya que el ventilador mecánico o la máscara de bolsa válvula no pueden interactuar con él. Algunas complicaciones derivadas de la colocación física del tubo incluyen sangrado, infección, perforación de la orofaringe (especialmente con el uso de un estilete rígido), ronquera (lesión de las cuerdas vocales), daño a los dientes/labios o colocación esofágica.

Los ETT generalmente se retiran después de un procedimiento o mejora de una enfermedad aguda. Los ETT no se pueden usar indefinidamente y deben retirarse en un plazo de 14 días. Puede ser necesario realizar una traqueotomía.

Las complicaciones de la intubación endotraqueal son:[166,167]

- Traumatismo directo
- Intubación esofágica
- Erosión o estenosis traqueal

La laringoscopia puede dañar los labios, los dientes, la lengua y las áreas supraglóticas y subglóticas.

La introducción inadvertida del tubo en el esófago causa un fracaso de la ventilación y puede llevar a la muerte o producir una lesión hipóxica. La insuflación esofágica por un tubo produce regurgitación, que puede llevar a la aspiración, con compromiso de la ventilación con máscara ambú, y obstrucción de la visualización en los intentos de intubación siguientes.

El tubo translaríngeo produce daño a las cuerdas vocales; en algunos casos, puede ocurrir ulceración, isquemia y parálisis prolongada de las cuerdas vocales. Más tarde puede producirse la estenosis subglótica (luego de 3 a 4 semanas).

La erosión de la tráquea es rara. Se produce con mayor frecuencia por una presión excesivamente elevada en el manguito. Rara vez se produce hemorragia de vasos principales (p. ej., tronco arterial braquiocefálico), fístulas (en especial traqueoesofágica) y estenosis traqueal. Usar manguitos de baja presión y gran volumen con tubos de tamaño apropiado y medir la presión del manguito frecuentemente (cada 8 h) para mantenerlo < 30 cm de agua para disminuir el riesgo de necrosis por presión isquémica, pero los pacientes en estado de shock, con bajo gasto cardíaco o con sepsis siguen siendo and especialmente vulnerables.

La aparición de lesiones laringotraqueales por la intubación es un problema relativamente frecuente. La secuela más frecuente en intubaciones que exceden las 24 h es el estridor secundario generalmente a la formación de un edema periaritenoideo que compromete la abducción de las cuerdas vocales. Su incidencia es del 1 al 6%.[164]

Entre las complicaciones que pueden ocurrir con el transcurso del tiempo la más importante es el crecimiento de tejido de granulación hacia la luz de la vía aérea y la estenosis de las cuerdas vocales y en el lugar donde está el manguito.[164,167]

3.8.8. Consultas de Especialidades para el Manejo de la Intubación Endotraqueal en Pacientes Pediátricos en la Unidad de Terapia Intensiva Pediátrica (UTIP).

El manejo de la intubación endotraqueal en la Unidad de Terapia Intensiva Pediátrica (UTIP) requiere la colaboración de un equipo multidisciplinario para garantizar una atención integral, prevenir complicaciones y optimizar el pronóstico. A continuación, se describen las especialidades que deben involucrarse y sus roles principales:

1. Pediatría Intensiva

Rol: Liderar el manejo integral del paciente crítico, supervisar la intubación y coordinar el seguimiento posterior.

Recomendaciones:

- Determinar las indicaciones de la intubación y evaluar la necesidad de soporte ventilatorio.
- Supervisar la fijación y posicionamiento del tubo endotraqueal.
- Ajustar parámetros ventilatorios según la condición clínica del paciente.

2. Anestesiología Pediátrica

Rol: Realizar o asistir en la intubación, especialmente en casos complejos o de vía aérea difícil.

Recomendaciones:

- Seleccionar medicamentos para la sedación y relajación muscular durante el procedimiento.
- Garantizar la estabilidad hemodinámica durante la inducción y la intubación.
- Asesorar en técnicas avanzadas de manejo de la vía aérea, como el uso de videolaringoscopios.

3. Otorrinolaringología Pediátrica

Rol: Evaluar y tratar complicaciones relacionadas con la vía aérea, como estenosis subglótica o lesiones traqueales.

Recomendaciones:

- Intervenir en casos de malformaciones congénitas o anomalías estructurales de la vía aérea.
- Realizar broncoscopias para evaluar lesiones o retirar obstrucciones.
- Indicar traqueotomía si la intubación prolongada o las lesiones lo requieren.

4. Neumología Pediátrica

Rol: Monitorear la función respiratoria y asesorar en la optimización del soporte ventilatorio.

Recomendaciones:

- Participar en el manejo de patologías subyacentes como el asma severa, SDRA o neumonía.
- Evaluar estrategias de destete del ventilador.
- Asegurar la prevención de complicaciones pulmonares, como atelectasias o NAVM.

5. Enfermería Especializada en Cuidados Intensivos

Rol: Brindar cuidado directo al paciente y garantizar el mantenimiento adecuado del tubo endotraqueal.

Recomendaciones:

- Realizar aspiración de secreciones siguiendo protocolos de asepsia.
- Monitorear signos de obstrucción del tubo o desplazamiento.
- Registrar parámetros ventilatorios y signos vitales de manera continua.

6. Farmacología Clínica

Rol: Asesorar en la selección, dosificación y administración de medicamentos utilizados durante y después de la intubación.

Recomendaciones:

- Optimizar el uso de sedantes, analgésicos y relajantes musculares.
- Monitorear interacciones medicamentosas y efectos secundarios.
- Sugerir estrategias para minimizar el uso prolongado de sedación.

7. Psicología Pediátrica

Rol: Apoyar emocionalmente al paciente y a su familia durante el proceso de intubación y hospitalización.

Recomendaciones:

- Ayudar a los cuidadores a manejar la ansiedad y el estrés relacionados con el estado crítico del paciente.
- Proporcionar estrategias de afrontamiento para el paciente cuando sea posible.
- Facilitar la comunicación entre el equipo de salud y los familiares.

8. Trabajo Social

Rol: Evaluar las necesidades sociales y económicas de la familia durante la hospitalización prolongada.

Recomendaciones:

- Facilitar recursos comunitarios o gubernamentales para apoyar a la familia.
- Coordinar la transición del paciente al hogar o a centros de rehabilitación tras la extubación.

9. Terapia Respiratoria

Rol: Optimizar las estrategias de ventilación y participar en la transición a la respiración espontánea.

Recomendaciones:

- Evaluar y ajustar los parámetros del ventilador.
- Participar en la realización de pruebas de ventilación espontánea antes de la extubación.
- Sugerir técnicas de fisioterapia respiratoria para prevenir complicaciones.

10. Infectología Pediátrica

Rol: Identificar y tratar infecciones asociadas a la intubación o ventilación mecánica.

Recomendaciones:

- Asesorar en el uso adecuado de antibióticos empíricos y dirigidos.
- Implementar estrategias para prevenir neumonía asociada al ventilador (NAVM).

Estas consultas deben coordinarse eficientemente para abordar tanto los aspectos técnicos como las necesidades médicas y emocionales del paciente y su familia en la UTIP. La colaboración interdisciplinaria es esencial para garantizar una atención de alta calidad y un pronóstico favorable.

3.8.9. Educación a pacientes y familiares sobre la intubación endotraqueal en pacientes pediátricos en la Terapia Intensiva Pediátrica (UTIP).

La **educación a pacientes y familiares sobre la intubación endotraqueal** en pacientes pediátricos en la Unidad de Terapia Intensiva Pediátrica (UTIP) es fundamental para reducir la ansiedad y asegurar una mejor comprensión del procedimiento, su propósito y las posibles complicaciones. Aquí te presento un enfoque educativo estructurado para abordar este tema:

1. Explicación Clara del Procedimiento

- **¿Qué es la intubación endotraqueal?** Explicar en términos sencillos que la intubación endotraqueal consiste en la inserción de un tubo a través de la boca o la nariz del paciente hasta la tráquea. Este tubo permite que el ventilador proporcione oxígeno y ayude al paciente a respirar cuando no lo puede hacer de manera adecuada por sí mismo.

- **Razones para la intubación:** Informar a los familiares sobre las razones por las cuales es necesario intubar al niño, como la insuficiencia respiratoria, un bloqueo en las vías aéreas o la necesidad de un soporte ventilatorio controlado debido a enfermedades graves, cirugías o traumas.

2. El Proceso de la Intubación

- **Pasos del procedimiento:** Describir de manera sencilla los pasos involucrados, enfatizando que se realiza bajo sedación para que el niño no sienta dolor ni molestia durante la inserción del tubo. Explicar que un médico especializado, como un intensivista o anestesiólogo, realizará el procedimiento de forma segura y precisa.

- Monitoreo continuo: Explicar que durante y después de la intubación, el niño será monitoreado de manera continua para asegurar que los niveles de oxígeno y otros parámetros vitales estén dentro de rangos normales.

3. Propósito del Soporte Ventilatorio

- Por qué es necesario: Aclarar que la intubación endotraqueal permite que un ventilador mecánico proporcione oxígeno y soporte respiratorio al niño mientras se recupera o hasta que la causa subyacente de la dificultad respiratoria se resuelva.

- Ventajas del soporte ventilatorio: Informar sobre los beneficios del ventilador mecánico, como el control de la frecuencia y el volumen respiratorio, lo que facilita la oxigenación y la eliminación de dióxido de carbono del cuerpo.

4. Cuidados y Monitoreo Posterior

- Cuidado del tubo endotraqueal: Explicar que el equipo de salud se asegurará de que el tubo esté en su lugar, limpio y que no haya obstrucciones. También se debe explicar cómo se manejarán las secreciones y cómo el equipo mantendrá las vías aéreas despejadas.

- Monitoreo continuo en UTIP: Asegurar a los familiares que el niño estará vigilado en todo momento por un equipo de profesionales altamente capacitados, quienes ajustarán el ventilador según sea necesario y controlarán la evolución del paciente.

5. Duración del Procedimiento

- Tiempo de intubación: Aclarar que la duración de la intubación varía según la condición del niño. Puede ser temporal, como después de una cirugía o durante una crisis aguda, o prolongada en casos de enfermedades graves que requieran ventilación mecánica a largo plazo.

6. Posibles Complicaciones

- **Complicaciones comunes:** Informar a los familiares sobre las posibles complicaciones que pueden surgir con la intubación endotraqueal, como infecciones (neumonía asociada al ventilador), daño en las cuerdas vocales, irritación de la tráquea, o formación de úlceras debido a la presión del tubo.

- **Prevención de complicaciones:** Explicar que el equipo de salud toma medidas para prevenir complicaciones, como el uso de antibióticos cuando sea necesario, la rotación frecuente del tubo y el manejo de las secreciones respiratorias para evitar infecciones.

7. Retiro del Tubo Endotraqueal (Extubación)

- **Condiciones para la extubación:** Explicar que el tubo será retirado cuando el niño esté lo suficientemente fuerte para respirar por sí mismo. Esto se decidirá basándose en la evaluación del equipo médico, monitoreando parámetros como la saturación de oxígeno, la frecuencia respiratoria y el estado general del paciente.

- **Proceso de extubación:** Describir el proceso de extubación, asegurando que el niño será cuidadosamente monitorizado después del retiro del tubo para asegurarse de que pueda respirar adecuadamente sin la asistencia del ventilador.

8. Apoyo Psicológico y Emocional

- **Manejo del estrés:** Reconocer que la intubación puede ser un momento estresante para los familiares, por lo que es fundamental ofrecer apoyo emocional. Asegurar a los padres que el equipo médico está comprometido con el bienestar del niño y que estarán disponibles para responder cualquier pregunta o inquietud que puedan tener.

- **Recursos de apoyo:** Proporcionar información sobre servicios de apoyo psicológico disponibles en el hospital, como grupos de apoyo para padres o acceso a consejeros especializados.

9. Involucramiento de la Familia en el Cuidado

- **Rol de los familiares:** Explicar cómo los padres pueden participar en el cuidado del niño durante el proceso de intubación, como ayudando a calmarlo o manteniéndose informados sobre su evolución. Asegurar que los cuidadores tendrán un rol activo en el proceso de recuperación.

- **Educación continua:** Ofrecer recursos educativos adicionales, como folletos o sesiones informativas, para que los familiares estén bien informados sobre los pasos a seguir y cómo contribuir al bienestar del paciente.

10. Planificación a Largo Plazo

- **Qué esperar después de la extubación:** Informar a los padres sobre los posibles pasos a seguir después de la extubación, como la terapia respiratoria adicional o el seguimiento con especialistas en caso de que el niño presente alguna complicación respiratoria a largo plazo.

- **Visitas de seguimiento:** Asegurar que los familiares comprendan la importancia de las visitas de seguimiento con los especialistas en neumología pediátrica u otorrinolaringología, según sea necesario.

Esta educación integral ayudará a los familiares a sentirse más cómodos y preparados durante el proceso de intubación endotraqueal y el soporte ventilatorio en la UTIP, brindándoles la información y el apoyo necesario para comprender y participar activamente en el tratamiento del niño.

3.8.10. Mejorando el equipo de Salud en el manejo adecuado de la intubación endotraqueal en pacientes pediátricos en la Terapia Intensiva Pediátrica (UTIP).

El manejo adecuado de la **intubación endotraqueal** en pacientes pediátricos dentro de la Unidad de Terapia Intensiva Pediátrica (UTIP) es fundamental para garantizar una atención de alta calidad, minimizar complicaciones y mejorar los resultados clínicos. La intubación endotraqueal es un procedimiento esencial en situaciones críticas, pero su éxito depende de un equipo de salud altamente capacitado y coordinado. A continuación, se describen estrategias clave para optimizar el rendimiento del equipo de atención médica en el manejo de este procedimiento vital:

1. Capacitación continua y simulaciones clínicas

- **Entrenamiento especializado:** Todos los profesionales de la UTIP involucrados en la intubación endotraqueal deben recibir formación continua en las últimas técnicas, guías y dispositivos utilizados para la intubación pediátrica. Esto incluye habilidades prácticas en el manejo de las vías respiratorias en situaciones difíciles, el uso de dispositivos de video-laringoscopia y el reconocimiento temprano de complicaciones.

- **Simulaciones de escenarios críticos:** Implementar simulaciones clínicas regulares donde el equipo pueda practicar en situaciones de crisis como la intubación de un paciente pediátrico con anatomía complicada o en estado crítico. Estas simulaciones permiten a los equipos mejorar la coordinación, la comunicación y las habilidades técnicas, preparándolos mejor para situaciones de la vida real.

2. Establecimiento de protocolos estandarizados

- Guías basadas en evidencia: Desarrollar y aplicar protocolos basados en las mejores prácticas y guías internacionales para la intubación endotraqueal en pediatría. Estos protocolos deben incluir la preparación del equipo necesario, los pasos para asegurar una vía aérea óptima, y los criterios para la ventilación mecánica tras la intubación.

- Algoritmos de manejo de vías aéreas difíciles: Crear algoritmos que ayuden a guiar las decisiones del equipo en casos de intubación difícil, asegurando un enfoque sistemático y efectivo, reduciendo el riesgo de complicaciones como la hipoxemia prolongada o el traumatismo en las vías aéreas.

3. Mejora de la comunicación y trabajo en equipo

- Uso de herramientas de comunicación estandarizadas: El uso de herramientas como SBAR (Situation, Background, Assessment, Recommendation) o "Time-Out" antes del procedimiento mejora la claridad y garantiza que todos los miembros del equipo comprendan el plan de manejo y el estado del paciente antes de proceder con la intubación.

- Cultura de trabajo en equipo: Fomentar una cultura en la que se valore la colaboración entre todos los miembros del equipo, desde los médicos hasta los terapeutas respiratorios y las enfermeras. Todos deben tener roles claramente definidos durante la intubación y ser capaces de ofrecer apoyo mutuo ante cualquier eventualidad.

4. Optimización de la tecnología y el equipamiento

- **Disponibilidad de equipos avanzados:** Asegurar que la unidad cuente con dispositivos de video-laringoscopia, fibrobroncoscopios y capnografía continua para monitorear el posicionamiento del tubo y la ventilación del paciente. Estos equipos son esenciales para reducir el riesgo de intubaciones fallidas o mal posicionadas.

- **Verificación inmediata del tubo endotraqueal:** Implementar el uso rutinario de la capnografía como estándar para confirmar la colocación correcta del tubo endotraqueal inmediatamente después de la intubación, lo que reduce el riesgo de errores como la intubación esofágica.

5. Monitoreo y manejo post-intubación

- **Monitoreo constante:** Una vez intubado el paciente, se debe mantener una vigilancia estrecha de los parámetros respiratorios y hemodinámicos. El monitoreo continuo de la saturación de oxígeno, la presión arterial y la capnografía son claves para detectar complicaciones tempranas.

- **Prevención de complicaciones asociadas:** Capacitar al equipo en el manejo preventivo de complicaciones asociadas con la intubación, como la prevención de la neumonía asociada a ventilador (NAV), ulceraciones traqueales, o el manejo de secreciones. El uso de programas como la higiene bucal frecuente y la rotación del tubo endotraqueal son esenciales para minimizar los riesgos.

6. Evaluación y retroalimentación continua

- **Revisiones de casos:** Establecer revisiones de casos en los que se realice la intubación endotraqueal, enfocándose en los aspectos que salieron bien y aquellos que pueden mejorarse. Esto fomenta una cultura de mejora continua en la UTIP.

- **Indicadores de calidad:** Implementar indicadores de calidad para medir el éxito en las intubaciones, como el porcentaje de intubaciones exitosas al primer intento, la reducción de complicaciones post-intubación y la disminución de las tasas de extubación accidental.

7. Soporte psicológico y educativo a la familia

- **Información clara y oportuna:** Durante el proceso de intubación, es fundamental mantener a los familiares informados de manera clara y compasiva. Explicarles el propósito del procedimiento, los posibles riesgos y el plan post-intubación genera confianza y ayuda a reducir la ansiedad.

- **Educación post-intubación:** Proporcionar a las familias información sobre los cuidados que el niño recibirá después de la intubación, así como los pasos que se seguirán para la extubación eventual, les permite estar mejor preparados y comprometidos con el proceso de recuperación.

8. Apoyo interdisciplinario

- **Colaboración con especialistas:** La participación de un equipo interdisciplinary, incluyendo neumólogos, otorrinolaringólogos y anestesiólogos pediátricos, mejora la planificación y manejo de casos complejos de intubación. Este enfoque asegura que todas las perspectivas clínicas se tomen en cuenta para mejorar los resultados del paciente.

- **Consultas especializadas:** Involucrar a especialistas cuando el paciente presenta comorbilidades o problemas anatómicos que puedan dificultar la intubación, como malformaciones craneofaciales o patologías respiratorias complejas.

Conclusión

Mejorar los resultados en el manejo de la intubación endotraqueal en pacientes pediátricos en la UTIP requiere una combinación de educación continua, uso de tecnología avanzada, protocolos estandarizados y trabajo en equipo efectivo. Estas estrategias permiten reducir las complicaciones, mejorar la seguridad del paciente y asegurar una recuperación más rápida y exitosa. La intubación es un procedimiento crítico en la atención pediátrica intensiva, y su manejo adecuado es fundamental para garantizar una atención de alta calidad en un entorno donde las decisiones rápidas y precisas pueden marcar la diferencia en los resultados del paciente.

3.9. Shock Cardiovascular en pacientes pediátricos en la Terapia Intensiva Pediátrica (UTIP).[183-202]

El **shock cardiovascular** en pediatría es una emergencia crítica caracterizada por la incapacidad del sistema cardiovascular para mantener un flujo sanguíneo adecuado a los órganos y tejidos, lo que resulta en hipoxia tisular y disfunción orgánica.[183] Es una causa importante de ingreso en la Unidad de Terapia Intensiva Pediátrica (UTIP).

Clasificación del shock cardiovascular[183,184,185]

1. Shock hipovolémico (Anémico).

- Causa: Pérdida de volumen intravascular (hemorragia, deshidratación severa, quemaduras)

- Características: Reducción del retorno venoso, gasto cardíaco bajo.

2. Shock cardiogénico

- Causa: Disfunción miocárdica primaria (miocarditis, insuficiencia cardíaca, arritmias).

- Características: Gasto cardíaco bajo con aumento de las presiones de Leland cardíaco.

3. Shock obstructivo

- Causa: Obstrucción al flujo sanguíneo (taponamiento cardíaco, tromboembolismo pulmonar, neumotórax a tensión).

- Características: Disminución del retorno venoso con compromiso del gasto cardíaco.

4. Shock distributivo

- Causa: Alteración del tono vascular (sepsis, anafilaxia, trauma espinal).

- Características: Gasto cardíaco normal o elevado con hipoperfusión periférica.

5. Shock mixto

- Causa: Combinación de las anteriores, como en casos avanzados de sepsis o MODS.

- Características: Compleja combinación de disfunción miocárdica, hipovolemia y vasodilatación.

Epidemiología del shock cardiovascular en pacientes pediátricos en UTIP.

- Prevalencia: Representa hasta el **5-10% de los ingresos en UTIP**.[165]

- Edad afectada: Todas las edades pediátricas, más común en lactantes y niños menores de 5 años.[185]

- Causas frecuentes:

- Miocarditis viral y sepsis en países con alta carga infecciosa.

- Enfermedades cardíacas congénitas en países desarrollados.

Manifestaciones clínicas del shock cardiovascular en pacientes pediátricos en UTIP.[186]

- Signos hemodinámicos: Hipotensión (tardía en pediatría), taquicardia, llenado capilar prolongado (>3 s).

- Alteraciones del SNC: Irritabilidad, letargo, coma.

- Insuficiencia respiratoria: Taquipnea, hipoxemia, aumento del trabajo respiratorio.

- Alteraciones renales: Oliguria (<0.5 mL/kg/h).

- **Disfunción metabólica**: Acidosis láctica, hipoglucemia, hipocalcemia.

Diagnóstico del shock cardiovascular en pacientes pediátricos en UTIP.[185,186]

- Evaluación clínica inicial

- Monitorización de signos vitales (frecuencia cardíaca, presión arterial).

- Evaluación de perfusión periférica (llenado capilar, pulsos).

- **Laboratorios**

- Lactato sérico, gases arteriales, hemograma completo.

- Biomarcadores cardíacos (troponinas, BNP).

- **Imágenes**

- Ecocardiograma: Evaluación de la función ventricular y detección de obstrucciones.

- Radiografía de tórax: Evaluación de cardiomegalia o congestión pulmonar.

- **Monitorización avanzada**

- Catéter arterial para presión invasiva.

- Monitoreo del gasto cardíaco (termodilución, ecografía).

Manejo y tratamiento del shock cardiovascular en pacientes pediátricos en UTIP.[187,188]

Reanimación inicial (primeros 60 minutos)

- Oxigenoterapia y soporte ventilatorio si es necesario.

- Restauración del volumen intravascular: Líquidos cristaloides (20 mL/kg en bolos).

- **Uso de vasopresores o inotrópicos** según la etiología

    - Dopamina, epinefrina para shock distributivo.

    - Milrinona, dobutamina para shock cardiogénico.

Tratamiento específico[188,189]

- **Shock hipovolémico**: Reposición de líquidos y transfusión en caso de hemorragia.

- **Shock cardiogénico**: Inotrópicos, soporte ventilatorio avanzado, ECMO en casos severos.

- **Shock obstructivo**: Resolución de la causa (pericardiocentesis, drenaje de neumotórax).

- **Shock distributivo**: Antibioterapia precoz en sepsis, manejo de anafilaxia con adrenalina.

Monitorización continua

- Control de la perfusión tisular y función orgánica (gasto urinario, lactato).

Pronóstico del shock cardiovascular en pacientes pediátricos en UTIP.[190]

- **Mortalidad**: Varía entre el **10-40%** dependiendo de la causa subyacente y la precocidad del manejo.

- **Factores de peor pronóstico**: Hipotensión refractaria, disfunción orgánica múltiple (MODS).

Un manejo temprano y protocolizado en la UTIP puede mejorar significativamente los desenlaces en niños con shock cardiovascular.

Complicaciones del shock cardiovascular en pacientes pediátricos en UTIP.[190,191,192,193]

El shock cardiovascular en pediatría puede conducir a complicaciones graves y potencialmente mortales si no se diagnostica y trata oportunamente. Estas complicaciones afectan múltiples sistemas y dependen de la duración, severidad y tipo de shock.

Complicaciones más frecuentes

1. **Disfunción orgánica múltiple (MODS)**

   - Es la complicación más grave, caracterizada por la falla de dos o más sistemas de órganos debido a hipoxia tisular prolongada y daño por reperfusión.

   Afecta:

   - Pulmones (síndrome de distrés respiratorio agudo - SDRA)
   - Riñones (insuficiencia renal aguda)
   - Corazón (insuficiencia miocárdica secundaria)
   - Hígado (hepatopatía isquémica)

2. **Hipoperfusión cerebral**

- Consecuencias:

- Encefalopatía hipóxica-isquémica.

- Convulsiones o coma.

- Secuelas neurológicas a largo plazo, como retraso en el desarrollo.

3. **Fallo renal agudo**

- Resultado de hipoperfusión renal sostenida y activación del sistema renina-angiotensina-aldosterona.

- Se manifiesta como oliguria, acumulación de productos nitrogenados (azotemia) y alteraciones hidroelectrolíticas.

4. **Complicaciones pulmonares**

- **Síndrome de distrés respiratorio agudo (SDRA)**: Edema pulmonar no cardiogénico secundario a inflamación sistémica.

- Aumento del riesgo de infecciones respiratorias por ventilación mecánica prolongada.

5. **Disfunción miocárdica secundaria**

- En casos de shock séptico o distributivo, puede presentarse como depresión miocárdica transitoria.

- En shock cardiogénico, puede progresar a insuficiencia cardíaca severa.

6. **Trastornos metabólicos**

- Acidosis láctica: Por metabolismo anaeróbico prolongado.

- Alteraciones hidroelectrolíticas: Hiperkalemia, hipocalcemia, hiponatremia.

- Hipoglucemia o hiperglucemia, dependiendo de la reserva metabólica y la administración de líquidos.

7. **Coagulopatía**

- Coagulación intravascular diseminada (CID): Secundaria a inflamación sistémica y daño endotelial, llevando a trombosis y hemorragias.

- Trombocitopenia inducida por sepsis o CID.

8. **Complicaciones gastrointestinales y hepáticas**

- Necrosis intestinal: Por hipoperfusión esplácnica prolongada.

- Hepatopatía isquémica: Elevación marcada de transaminasas por hipoxia hepática.

- Hemorragias digestivas debido a estrés o daño mucoso por hipoperfusión.

9. **Complicaciones inmunológicas**

- Inmunoparálisis: Estado de inmunosupresión secundaria que aumenta el riesgo de infecciones nosocomiales.

- Elevada susceptibilidad a sepsis secundaria.

10. **Complicaciones relacionadas con el tratamiento**

- Lesión pulmonar inducida por ventilación mecánica (barotrauma, volutrauma).

- Lesiones por fármacos, como toxicidad renal o hepática por vasopresores e inotrópicos.

- Isquemia de extremidades por uso prolongado de vasopresores.

Factores de riesgo de complicaciones[191]

- Retraso en el diagnóstico y tratamiento.

- Hipotensión persistente o refractaria.

- Inmunosupresión o comorbilidades preexistentes (síndromes genéticos, enfermedades neuromusculares).

- Uso prolongado de ventilación mecánica o catéteres intravasculares.

Prevención y manejo de complicaciones[192]

1. **Reanimación precoz**: Mantener la perfusión tisular con líquidos, vasopresores e inotrópicos según la etiología.

2. **Monitorización avanzada**: Uso de lactato sérico, ecocardiografía y monitoreo invasivo para evaluar respuesta al tratamiento.

3. **Soporte orgánico**: Terapias dirigidas para la falla orgánica (hemodiálisis, soporte ventilatorio, ECMO si es necesario).

4. **Prevención de infecciones**: Protocolos de cuidado de catéteres y reducción del uso innecesario de dispositivos invasivos.

El manejo integral del shock cardiovascular en la UTIP requiere un enfoque multidisciplinario para minimizar el riesgo de complicaciones y mejorar los desenlaces clínicos.

3.9.1. Shock Anémico en pacientes pediátricos en la Unidad de Terapia Intensiva Pediátrica (UTIP).

Anemia is a condition characterized by a deficiency in the number of circulating red blood cells (RBCs), the amount of hemoglobin (Hgb), or the volume of packed RBCs (hematocrit). The World Health Organization defines anemia as a hemoglobin level below 13 g/dL in men and below 12 g/dL in women.[183]

Anemia can be classified into 2 main types: acute and chronic.[183]

- Acute anemia is a sudden and rapid decrease in RBCs, primarily caused by hemolysis or acute hemorrhage.

- Chronic anemia is characterized by a gradual decline in RBCs over time. The causes of chronic anemia are diverse and can include conditions such as iron or other nutritional deficiencies, chronic diseases, drug-induced factors, and other underlying causes.

3.9.1.1. Causas del shock anémico en pacientes pediátricos en la Unidad de Terapia Intensiva Pediátrica (UTIP).

La anemia puede resultar de diversos eventos y condiciones subyacentes. Una causa prevalente es la pérdida de sangre, que lleva a una disminución de los glóbulos rojos (RBC), siendo común en anemias agudas en emergencias. Las condiciones emergentes incluyen lesiones traumáticas, aneurismas rotos, hemorragias gastrointestinales masivas, embarazo ectópico roto y coagulación intravascular diseminada.[184]

Las anemias hemolíticas, tanto agudas como crónicas, implican la destrucción o supervivencia reducida de RBCs, clasificándose en intracorpusculares y extracorpusculares.[185]

Intracorpusculares: Incluyen hemoglobinopatías como la enfermedad de células falciformes, causada por una mutación que produce hemoglobina S (Hgb S), que al polimerizarse, da a los RBCs forma de hoz. Las talasemias, trastornos hereditarios que reducen la producción de cadenas de globina, afectan la síntesis de hemoglobina. Enzimopatías como la deficiencia de glucosa-6-fosfato deshidrogenasa (G6PD), que afecta la vía del pentoso fosfato y puede desencadenar hemólisis.[186]

Extracorpusculares: Caracterizadas por factores externos a los RBCs.[186]

Destructión mecánica como en la purpura trombótica trombocitopénica (TTP), caracterizada por trombos plaquetarios en pequeños vasos, causada por deficiencia de ADAMTS13.[187] El síndrome hemolítico urémico (HUS) familiar, causado por mutaciones genéticas que llevan a la disfunción del sistema del complemento, presenta anemia hemolítica microangiopática, trombocitopenia e insuficiencia renal, similar al TTP pero con lesiones limitadas al riñón.[187]

La trombocitopenia microangiopática mediada por complemento se caracteriza por una activación anormal del sistema de complemento, lo que lleva a la formación de pequeños coágulos sanguíneos en la microvasculatura, presente en trastornos como el síndrome hemolítico urémico (HUS). La púrpura trombocitopénica inmune (ITP) es una condición donde los autoanticuerpos IgG se unen a las plaquetas, marcándolas para su destrucción por el bazo, lo que conduce a una disminución en el conteo de plaquetas y un riesgo aumentado de sangrado. La coagulación intravascular diseminada (DIC) es una condición donde ocurre una activación sistémica del coagulado en respuesta a causas subyacentes variadas, llevando inicialmente a trombosis y, posteriormente, complicaciones hemorrágicas por consumo de factores de coagulación.[187,188,189]

La exposición a tóxicos y drogas, como oxígeno hiperbárico, ciertos medicamentos y compuestos químicos, puede resultar en destrucción de RBC y hemólisis.[190] Infecciones como la malaria, infección por E.coli O157:H7 productora de toxina Shiga, y sepsis por Clostridium perfringens en escenarios clínicos específicos pueden inducir hemólisis.[191] La anemia hemolítica autoinmune ocurre cuando los anticuerpos IgG se dirigen y se unen a los RBC, llevando a su destrucción y resultando en hemólisis; esta puede asociarse con enfermedades autoinmunes, ciertos tipos de linfomas y leucemias, o ser inducida por drogas.[188,189] El hipersplenismo, referido a la esplenomegalia que lleva a una destrucción incrementada de células sanguíneas, incluyendo RBCs, intensifica la pérdida de estas células en etiologías agudas como infecciones.[192]

3.9.1.2. Fisiopatología e Histopatología del shock anémico en pacientes pediátricos en la Unidad de Terapia Intensiva Pediátrica (UTIP).[192,194,195,196]

La anemia aguda puede tener dos causas comunes: hemólisis o hemorragia, ambas resultan en una reducción repentina de RBCs. Cuando la disminución de RBCs es rápida, un nivel de hemoglobina de 7 g/dL a 8 g/dL suele ser sintomático porque el cuerpo no tiene tiempo suficiente para compensar y reemplazar el volumen perdido. En individuos sanos, una pérdida del 20% del volumen sanguíneo puede tolerarse sin síntomas significativos gracias al vasoespasmo reflejo y la redistribución del flujo sanguíneo.

Sin embargo, a medida que la pérdida de sangre supera este umbral, los pacientes comienzan a mostrar signos y síntomas de hipovolemia. Los mecanismos compensatorios, como la redistribución del flujo sanguíneo, ya no son suficientes para mantener la presión arterial, llevando a signos clínicos como hipotensión postural, alteración del estado mental, piel fría y húmeda, taquicardia e hiperventilación.

En el caso de hemorragia aguda, los niveles de hemoglobina y hematocrito pueden ser inicialmente normales porque se pierden células rojas y plasma de manera concomitante. Esto se hace aparente después de que el volumen de plasma del paciente se restaura espontáneamente o con líquidos intravenosos.

Al examinar un frotis de sangre periférica bajo microscopio, ciertos hallazgos pueden proporcionar información valiosa sobre la condición subyacente. Las siguientes son algunas observaciones relacionadas con ciertos tipos de anemia:

Hemólisis Microangiopática (PTT, PTI, SHU, CID): En condiciones caracterizadas por hemólisis microangiopática, como la púrpura trombocitopénica trombótica (TTP), púrpura trombocitopénica inmune (PTI), síndrome hemolítico-urémico (SHU) y coagulación intravascular diseminada (CID), pueden observarse varias formas anormales de RBC. Estas incluyen células en casco (schistocytes), RBC fragmentados y otros fragmentos de RBC. Los esferocitos (RBC pequeños y redondos sin palidez central) también pueden verse en algunos casos.

Enfermedad de Células Falciformes (Sicklemia): En la enfermedad de células falciformes, las células en forma de hoz (también conocidas como células falciformes) son un hallazgo característico. Estas células tienen una forma de media luna o "hoz" debido a la hemoglobina S (Hgb S) anormal presente en individuos con este trastorno genético. Otro hallazgo que puede observarse en la enfermedad de células falciformes son los cuerpos de Howell-Jolly, que son pequeños restos nucleares dentro de los RBC. Los cuerpos de Howell-Jolly se ven típicamente en individuos con asplenia funcional o hipoesplenismo.

3.9.1.3. Epidemiología del Shock Anémico en Pacientes Pediátricos en la Unidad de Terapia Intensiva Pediátrica (UTIP).

El **shock anémico** es un tipo de shock hipovolémico secundario a una disminución crítica de la capacidad de transporte de oxígeno en la sangre, debido a anemia severa. Este tipo de shock tiene características epidemiológicas específicas que reflejan su asociación con factores como desnutrición, enfermedades infecciosas y hemorragias.

Prevalencia y frecuencia[190]

Representa una causa menos común de shock en UTIP comparado con el shock séptico o cardiogénico.

- Es más prevalente en países en desarrollo, donde las tasas de anemia severa son más altas, afectando hasta el **25-50% de los niños hospitalizados** por enfermedades crónicas o agudas graves.

- En países desarrollados, es menos frecuente y suele estar asociado a condiciones específicas como hemorragias agudas, enfermedad oncológica o procedimientos quirúrgicos.

Distribución por edad[191]

- **Lactantes y niños menores de 5 años**: Grupo más afectado debido a la mayor prevalencia de anemia nutricional (deficiencia de hierro, vitamina B12) y enfermedades infecciosas como malaria o septicemia.
- **Escolares y adolescentes**: Asociado más frecuentemente a hemorragias agudas, menorragias en adolescentes o trastornos hematológicos crónicos (talasemia, anemia falciforme).

Factores de riesgo[192]

Nutricionales

- Deficiencia de hierro (anemia ferropénica) es la causa más común de anemia en niños.

- Desnutrición severa (marasmo, kwashiorkor).

Infecciosos

- **Malaria**: Principal causa de anemia severa y shock anémico en regiones endémicas.

- **Sepsis**: Induce hemólisis y supresión medular.

- **Parasitismo intestinal**: Pérdidas crónicas de sangre por helmintiasis.

Hemorrágicos

- Hemorragias agudas traumáticas o quirúrgicas.

- Sangrado digestivo por úlceras o varices esofágicas en pacientes con hepatopatías.

Hematológicos

- Anemias hemolíticas (anemia falciforme, esferocitosis hereditaria).

- Alteraciones en la producción medular (aplasia medular, leucemias).

Iatrogénicos

- Pérdidas sanguíneas por procedimientos invasivos o quirúrgicos extensos.

- Dilución excesiva por reanimación con líquidos en shock hipovolémico.

Distribución geográfica[193]

- **Regiones en desarrollo**: Alta prevalencia asociada a anemia por deficiencia de hierro, malaria y desnutrición.

- **Regiones desarrolladas**: Menor incidencia, vinculada a trastornos hematológicos y complicaciones quirúrgicas o traumáticas.

Tendencias epidemiológicas[193]

- **Aumento en la supervivencia de enfermedades crónicas** ha incrementado la detección de shock anémico en niños con enfermedades hematológicas y oncológicas.

- **Mejores estrategias de diagnóstico y tratamiento** de la malaria y otras infecciones han reducido la mortalidad por shock anémico en regiones endémicas.

Mortalidad y morbilidad[194]

- La mortalidad depende de la rapidez en el diagnóstico y el tratamiento, con tasas que oscilan entre el **5-30%** en casos graves.

- Factores asociados a mayor mortalidad:

  - Retraso en la transfusión sanguínea

  - Hipoxia tisular prolongada.

  - Presencia de comorbilidades como desnutrición severa o infecciones sistémicas.

3.9.1.4. Manifestaciones clínicas del shock anémico en pacientes pediátricos en la Unidad de Terapia Intensiva Pediátrica (UTIP).

Al evaluar a un paciente con anemia, obtener una historia clínica detallada pero enfocada es esencial para guiar la evaluación y el manejo posteriores. Sin embargo, inicialmente se deben abordar prioridades específicas, como manejar la vía aérea del paciente, la respiración y la circulación (ABCs). Si es necesario, se deben iniciar medidas de reanimación inmediatas para estabilizar al paciente.[194]

En casos donde el paciente no puede comunicarse, es crucial recopilar tanta información como sea posible del personal de servicios médicos de emergencia (EMS) o de individuos presentes al lado de la cama. Los registros médicos anteriores, si están disponibles, también pueden proporcionar información valiosa sobre el historial médico del paciente y ayudar a comprender la causa subyacente de la anemia.[195]

También se debe obtener una historia clínica enfocada para identificar la fuente potencial de sangrado. Por ejemplo, si se sospecha de hemorragia gastrointestinal (GI), se debe obtener una historia GI más detallada, incluyendo episodios previos de sangrado GI, síntomas de trastornos gastrointestinales o condiciones GI conocidas. De manera similar, si se sospechan causas ginecológicas, se debe tomar una historia menstrual y de embarazo enfocada para evaluar cualquier fuente ginecológica potencial de sangrado.

En la evaluación de un paciente con anemia, es esencial el monitoreo frecuente de los signos vitales para evaluar la estabilidad del paciente y su respuesta a las intervenciones. Como se mencionó anteriormente, el examen físico inicial debe centrarse en el órgano o sistema sospechoso de ser la fuente de sangrado. Si se sospecha trauma, es necesario realizar un examen exhaustivo del tórax, abdomen, pelvis y extremidades. Este examen puede implicar la evaluación de signos de lesión. Además, se pueden realizar estudios de imágenes según lo clínicamente indicado para evaluar más a fondo las posibles lesiones o fuentes de sangrado.[196,197]

La presentación del shock hemorrágico puede categorizarse en diferentes etapas basadas en la cantidad de pérdida de sangre y los signos clínicos asociados. Las diversas etapas son las siguientes:[198]

Clase I (<15% pérdida de sangre): La taquicardia leve suele ser el primer signo. La presión arterial permanece dentro del rango normal. La piel puede comenzar a sentirse fría al tacto.

Clase II (15-30% pérdida de sangre): La taquicardia continúa, volviéndose más pronunciada. Comienza la taquipnea. La presión del pulso disminuye.

Clase III (30-40% pérdida de sangre: La taquicardia empeora, con un pulso rápido y débil. La disminución de la presión arterial se vuelve más significativa. La piel se vuelve fría y aparece pálida y moteada. La salida de orina disminuye significativamente.

Clase IV (>40% pérdida de sangre): Esta etapa es peligrosa y tiene una alta tasa de mortalidad. La taquicardia y la disminución de la presión arterial continúan empeorando y pueden llevar a la pérdida de conciencia. El pulso puede desaparecer si hay más del 50% de pérdida de sangre.

Los siguientes hallazgos adicionales pueden proporcionar información valiosa en la evaluación de un paciente con posibles trastornos de sangrado o hemorragia durante un examen de la piel.[199]

Equimosis en el flanco (signo de Grey-Turner): La aparición de moretones en el área del flanco puede indicar hemorragia retroperitoneal.

Equimosis umbilical (signo de Cullen): La aparición de moretones alrededor del ombligo puede sugerir sangrado intraperitoneal o retroperitoneal.

Piel amarillenta y ictericia: La ictericia puede indicar enfermedad hepática, ciertas hemoglobinopatías u otras formas de hemólisis.

Púrpura y petequias: La presencia de púrpura o petequias puede sugerir trastornos plaquetarios o anomalías en la coagulación sanguínea.

Hemartrosis: Su presencia puede indicar un trastorno de sangrado como la hemofilia.

Sangrado difuso de sitios intravenosos (IV) y membranas mucosas: Esto puede ser un signo de coagulación intravascular diseminada (CID).

3.9.1.5. Evaluación del shock anémico en pacientes pediátricos en la Unidad de Terapia Intensiva Pediátrica (UTIP).

Para determinar la etiología y la gravedad del sangrado, es crucial realizar una evaluación diagnóstica adicional, que se indica a continuación:[200,201]

- **Tipificación y compatibilidad sanguínea:** enviar una muestra de sangre inmediatamente al laboratorio para su tipificación y compatibilidad permite preparar productos sanguíneos si se requiere transfusión.

- **Hemograma completo (CBC):** Un CBC proporciona información esencial sobre el conteo de glóbulos rojos, niveles de hemoglobina y hematocrito del paciente. Esto ayuda a evaluar la extensión de la pérdida de sangre y la gravedad de la anemia. Es importante señalar que en un paciente con sangrado activo, el nivel inicial de hematocrito puede no reflejar con precisión la verdadera pérdida de sangre, ya que los efectos dilucionales pueden mantener temporalmente niveles normales.

- **CBC seriados:** Monitorear CBC seriados es esencial en casos de sangrado agudo. Esto ayuda a rastrear cambios en los niveles de hemoglobina y hematocrito con el tiempo.

- **Volumen corpuscular medio (VCM):** Un parámetro útil para clasificar la anemia en diferentes tipos.

Las anemias microcíticas (VCM <80 fL) se caracterizan por glóbulos rojos pequeños. El mnemotécnico "TAILS" puede ayudar a recordar las causas comunes:[198]

- Talasemia

- Anemia de enfermedad crónica

- Anemia por deficiencia de hierro'

- Anemia sideroblástica/enfermedad de células falciformes

Las anemias normocíticas (VCM 80 a 100 fL) se caracterizan por glóbulos rojos de tamaño normal. Las causas incluyen:[198]

- Sangrado activo

- Hemólisis

- Malignidad

Las anemias macrocíticas (VCM >100 fL) se caracterizan por glóbulos rojos grandes. Las causas incluyen:[198]

- Anemia relacionada con el alcohol

- Deficiencia de folato

- Deficiencia de vitamina B-12

- Algunas condiciones preleucémicas

- LDH, haptoglobina, bilirrubina: En la anemia hemolítica, los niveles de LDH y bilirrubina indirecta están elevados, mientras que los niveles de haptoglobina son bajos.

- Nitrógeno ureico en sangre (NU): Los niveles elevados de NU se ven comúnmente en pacientes con sangrados GI superiores debido a la sangre no digerida.

- Recuento de reticulocitos: Un recuento de reticulocitos aumentado indica una respuesta eritropoyética por parte de la médula ósea, sugiriendo producción activa de glóbulos rojos. Un recuento de reticulocitos bajo puede significar una respuesta inadecuada de la médula ósea en condiciones como la anemia aplásica, cánceres hematológicos, drogas o toxinas. La reticulocitosis correlaciona con un VCM aumentado en el conteo sanguíneo.

- Pruebas de laboratorio para la CID: Las pruebas de detección incluyen tiempo de protrombina (PT), tiempo parcial de tromboplastina activada (aPTT), fibrinógeno, productos de degradación de la fibrina y conteo de plaquetas. Los hallazgos asociados con la CID incluyen tiempos de coagulación aumentados, niveles disminuidos de plaquetas y fibrinógeno, y productos de degradación de la fibrina.

La CID debe ser una consideración diagnóstica en pacientes con sepsis severa, complicaciones durante el parto, quemaduras, malignidades o hemorragia incontrolada.

Además de las pruebas mencionadas anteriormente, las siguientes pruebas pueden considerarse para evaluar la anemia:

- **Estudios de hierro:** Estos incluyen la medición de la ferritina sérica, la saturación de transferrina, y el hierro sérico, proporcionando información sobre las reservas de hierro del cuerpo y ayudando a diagnosticar la anemia por deficiencia de hierro o la sobrecarga de hierro.

- **Niveles de folato y vitamina B-12:** Estos nutrientes son esenciales para la producción de glóbulos rojos. La deficiencia de cualquiera de ellos puede causar anemia megaloblástica, caracterizada por glóbulos rojos grandes e inmaduros.

- **Niveles de plomo:** La exposición al plomo, especialmente en niños, puede interferir con la producción de glóbulos rojos y llevar a una anemia microcítica.

- **Electroforesis de hemoglobina:** Esta prueba permite identificar variaciones en la estructura de la hemoglobina, como las que se encuentran en la enfermedad de células falciformes o las talasemias.

- **Pruebas de deficiencia de factores:** Se utilizan para identificar deficiencias específicas en los factores de coagulación, lo que puede ser relevante en pacientes con anemia y síntomas de sangrado.

- **Tiempo de sangrado:** Aunque menos utilizado hoy en día, el tiempo de sangrado puede ofrecer información sobre la función plaquetaria.

- **Aspiración de médula ósea:** Este procedimiento puede ser necesario para examinar directamente la producción de células sanguíneas en la médula ósea, ayudando a diagnosticar trastornos como la anemia aplásica o las malignidades hematológicas.

- **Prueba de Coombs:** También conocida como prueba directa de antiglobulina, se usa para detectar anticuerpos que el sistema inmunológico podría haber producido contra los propios glóbulos rojos del paciente, lo que es útil para diagnosticar las anemias hemolíticas autoinmunes.

Cada una de estas pruebas proporciona información valiosa que puede ayudar a identificar la causa subyacente de la anemia y orientar el tratamiento adecuado.

Los estudios de imagen juegan un papel crucial en la evaluación de la anemia e identificación de la fuente de sangrado. Algunas modalidades de imagen y procedimientos comunes utilizados en este contexto incluyen lo siguiente:[199,200]

- **Ultrasonido:** Es una herramienta rápida y no invasiva para diagnosticar el sangrado intraperitoneal. En contextos de trauma, se realiza a menudo una exploración por sonografía abdominal focalizada para trauma (FAST) para evaluar la hemorragia intra-abdominal, especialmente en pacientes inestables.

- **Radiografía de tórax:** Útil en pacientes de trauma para identificar fuentes potenciales de sangrado como hemotórax, contusiones pulmonares, ruptura aórtica o aire libre bajo el diafragma asociado con sangrado gastrointestinal.

- **Tomografía Computarizada (TC):** Beneficiosa en pacientes con trauma GI o sangrado GI sospechado.

- **Esophagogastroduodenoscopia (EGD):** Comúnmente empleada para fines diagnósticos y terapéuticos en casos de sangrado GI superior.

- **Sigmoidoscopia o colonoscopia:** Herramientas valiosas para diagnosticar y, a veces, tratar el sangrado GI inferior.

Cada uno de estos métodos puede proporcionar información valiosa para localizar la fuente de sangrado, lo cual es esencial para el manejo efectivo de la anemia causada por pérdida de sangre.

3.9.1.6. Diagnóstico diferencial del shock anémico en pacientes pediátricos en en la Unidad de Terapia Intensiva Pediátrica (UTIP).

Al evaluar a pacientes que presentan anemia, no se deben pasar por alto las siguientes condiciones:[201]

- Trauma: Historial de trauma o pérdida de sangre.

- Sangrado GI: Historial de sangrado gastrointestinal, uso de medicamentos antiinflamatorios no esteroideos (AINE) o corticosteroides, consumo de alcohol, cirrosis, uso de anticoagulantes.

- Ruptura de aneurisma vascular: Puede presentarse con dolor desgarrador de inicio súbito. También puede ocurrir pérdida de conciencia.

Además de las causas de anemia mencionadas anteriormente, es esencial considerar los siguientes factores subyacentes potenciales:

- Cirugía: Cirugía reciente que involucra pérdida de sangre moderada, historial de trastornos de sangrado o moretones excesivos, uso de antibióticos.

- Menorragia: Sangrado menstrual excesivo que dura más de 7 días.

- Deficiencias nutricionales/malnutrición: Deficiencia de hierro, vitamina B12 o deficiencia de folato.

- Síndrome mielodisplásico: Anemia macrocítica con leucopenia, macro-ovalocitos y especialmente citopenias bilíneas.

- Leucemia: Las leucemias agudas se presentan con pancitopenia y la presencia de 20% de blastos en el frotis periférico; las leucemias crónicas pueden causar anemia normocítica.

- Infiltración de la médula ósea por malignidad: Pérdida de peso, malestar, fiebres, fatiga.

- Toxicidad por drogas: Ingestión conocida o sospechosa de la droga causante antes del inicio.

- Anemia de enfermedad crónica: Historial de estados inflamatorios crónicos, autoinmunes o infecciosos conocidos.

- Enfermedad renal crónica o enfermedad hepática crónica.

- Embarazo: Más notable en las etapas posteriores, como el tercer trimestre.

Identificar y abordar estas condiciones subyacentes es crucial para el manejo efectivo de la anemia y la prevención de complicaciones.

3.9.1.7. Manejo y Tratamiento del shock anémico en pacientes pediátricos en la Unidad de Terapia Intensiva Pediátrica (UTIP).

El manejo inicial en situaciones de anemia aguda incluye varios pasos esenciales para estabilizar al paciente y abordar cualquier condición que amenace su vida:[202]

- **Evaluar las ABC (Vía Aérea, Respiración y Circulación):** Es prioritario asegurar una vía aérea permeable, una respiración adecuada y una circulación eficaz.

- **Tratar cualquier condición que amenace la vida de manera inmediata.**

- **Administrar oxígeno suplementario** si es necesario para mejorar la oxigenación.

- **Establecer 2 líneas intravenosas (IV)** de gran calibre para permitir la rápida administración de líquidos y transfusiones.

- **Resucitación con líquidos IV** (el cristaloide es el fluido inicial de elección) para tratar la hipovolemia.

- **Aplicar presión directa a cualquier hemorragia** si es posible, para controlar el sangrado externo.

El tratamiento primario para la anemia aguda es la administración de glóbulos rojos empaquetados (pRBCs) para reemplazar la sangre perdida. Se espera que cada unidad de pRBCs aumente el hematocrito en aproximadamente 3 puntos.[201,202]

Umbrales de transfusión

- Se sigue generalmente una estrategia de transfusión restrictiva para pacientes hospitalizados y estables hemodinámicamente, incluyendo pacientes críticamente enfermos. **No se recomienda la transfusión hasta que la concentración de Hgb sea de 7 g/dL o inferior.**[197,201,202]

- En pacientes con síndrome coronario agudo, se debe considerar la transfusión cuando el nivel de Hgb sea igual o inferior a 8 g/dL.

- Si el paciente está sangrando activamente, la transfusión debe ser guiada por la situación clínica y la gravedad del sangrado. En casos de hemorragia continua, puede ser necesario un enfoque de transfusión más liberal para mantener la estabilidad hemodinámica hasta que se controle la fuente de sangrado.

- Un protocolo de transfusión masiva puede iniciarse en hemorragias masivas, como en trauma o procedimientos quirúrgicos mayores. Este protocolo implica la administración rápida de productos sanguíneos, incluyendo pRBCs, plasma fresco congelado, plaquetas y, a veces, crioprecipitado, para mantener la estabilidad hemodinámica y reemplazar los factores de coagulación.

Además de los glóbulos rojos empaquetados (pRBCs), otros componentes sanguíneos pueden utilizarse para tratar condiciones específicas asociadas con la anemia aguda. Estos incluyen plaquetas, plasma fresco congelado (PFC) y crioprecipitado. Las opciones farmacológicas también pueden considerarse en algunas instancias.

Productos sanguíneos[189,200]

- Transfusión de plaquetas: Indicada en casos de trombocitopenia o disfunción plaquetaria. Cada unidad de plaquetas eleva el conteo plaquetario en aproximadamente 10,000/microlitros. La transfusión de plaquetas se administra típicamente para prevenir o controlar el sangrado en pacientes con deficiencias significativas de plaquetas.

- Plasma Fresco Congelado (FFP): Es un producto sanguíneo que contiene todos los factores de coagulación. Se utiliza para reponer los factores de coagulación agotados en pacientes con coagulopatías. El FFP está indicado en la gestión de sangrado asociado con deficiencias de múltiples factores de coagulación o en pacientes que requieren corrección rápida de anormalidades de coagulación.

- Crioprecipitado: Es un componente sanguíneo rico en fibrinógeno, factor VIII, factor de von Willebrand (vWF) y factor XIII. Se utiliza principalmente para tratar trastornos específicos de sangrado, como la hemofilia A, la enfermedad de von Willebrand o la deficiencia de fibrinógeno. El crioprecipitado se administra para reemplazar los factores de coagulación específicos que están deficientes o disfuncionales.

Opciones Farmacológicas[202]

- Medicamentos vasopresores, como la norepinefrina o la dopamina, aumentan la presión arterial y causan vasoconstricción. Se utilizan para manejar el shock hipovolémico y condiciones asociadas con pérdida significativa de sangre.

- Inhibidores del ácido gástrico (antagonistas de los receptores H2), como la ranitidina o la famotidina, se utilizan para reducir la secreción de ácido gástrico y ayudar en la curación de úlceras gástricas y duodenales, que pueden causar sangrado gastrointestinal superior.

- Medicamentos glucocorticoides, como la prednisona, tratan ciertas formas de anemias hemolíticas autoinmunes. Ayudan a suprimir la respuesta inmune y disminuir la destrucción de glóbulos rojos.

- Vitamina K se administra a pacientes con enfermedad hepática o en ciertos medicamentos (como anticoagulantes) para corregir anomalías de coagulación. Ayuda a reponer los factores de coagulación dependientes de la vitamina K, incluidos los factores VII, IX y X.

Cada una de estas intervenciones juega un papel crucial en el manejo de la anemia aguda y las condiciones asociadas, permitiendo un tratamiento dirigido y específico para abordar la etiología subyacente y las manifestaciones clínicas del paciente.

Las opciones de tratamiento para la anemia de células falciformes tienen como objetivo manejar los síntomas, prevenir complicaciones y mejorar la calidad de vida en general. La transfusión de sangre puede iniciarse en base a la tasa de disminución de la hemoglobina y la condición clínica del paciente. Es esencial durante las crisis aplásicas, caracterizadas por bajos conteos de reticulocitos. Una transfusión de intercambio puede realizarse en crisis vaso-oclusivas o complicaciones graves, como el síndrome torácico agudo o el accidente cerebrovascular. Este procedimiento implica retirar gradualmente y reemplazar la sangre del paciente con sangre de un donante o un sustituto. El objetivo es reducir el número de células falciformes y disminuir la viscosidad sanguínea, mejorando la circulación y reduciendo el riesgo de más complicaciones.

La hidroxiurea es un medicamento oral que se puede usar para manejar la anemia de células falciformes. Funciona estimulando la producción de hemoglobina fetal, inhibiendo la falciformación de los glóbulos rojos. La hidroxiurea puede ayudar a reducir la frecuencia y gravedad de las crisis de células falciformes, disminuir la necesidad de transfusiones y mejorar los síntomas generales y la calidad de vida.

Los trastornos de las plaquetas, como la trombocitopenia acompañada de evidencia clínica de sangrado, requieren una gestión cuidadosa para prevenir complicaciones graves. Aquí se detallan algunas pautas de tratamiento:[202]

- **Transfusión de Plaquetas:** Los pacientes con trombocitopenia y evidencia clínica de sangrado deben recibir una transfusión de plaquetas. Aquellos con un conteo plaquetario inferior a 10,000/µL corren riesgo de hemorragia cerebral espontánea, por lo que requieren una transfusión profiláctica.

- Plasmaféresis: La plasmaféresis de gran volumen con reemplazo de plasma fresco congelado (FFP) es el tratamiento preferido para el síndrome hemolítico urémico (HUS) y la púrpura trombocitopénica trombótica (TTP). Muchos pacientes necesitarán plasmaféresis diaria. Los objetivos del tratamiento incluyen aumentar el conteo de plaquetas, disminuir la lactato deshidrogenasa (LDH) y reducir los fragmentos de RBC, sirviendo estos como indicadores positivos de la respuesta al tratamiento.

- Tratamientos Complementarios: Para complementar la plasmaféresis, muchos pacientes también reciben glucocorticoides de alta dosis y agentes antiplaquetarios (por ejemplo, aspirina). Cuando los pacientes responden pobremente a la plasmaféresis, pueden considerarse intervenciones como la esplenectomía o la inmunosupresión.

- SHU Atípico (SHUa): El manejo inicial implica cuidados de apoyo, similar al enfoque utilizado para el SHU asociado a Escherichia coli productora de toxina Shiga (STEC-SHU). Sin embargo, para pacientes con SHU mediado por complemento severo, en riesgo de muerte o enfermedad renal terminal (ERT), se recomienda eculizumab, un anticuerpo monoclonal humanizado contra C5. La evidencia sugiere que la iniciación temprana puede mejorar la recuperación renal y no renal.[189]

- PTI (Púrpura Trombocitopénica Idiopática): El objetivo del tratamiento de la PTI es mantener un conteo de plaquetas seguro que prevenga el sangrado clínicamente significativo más que normalizar los conteos de plaquetas. El riesgo de sangrado es más alto cuando los conteos de plaquetas son menores de 10,000/microL. Se recomienda la transfusión inmediata de plaquetas para pacientes que experimentan sangrado severo, como sangrado intracraneal o gastrointestinal, y que tienen un conteo de plaquetas menor de 30,000/µL. Además de la transfusión de plaquetas, se recomiendan terapias específicas para la PTI, incluyendo globulina inmune intravenosa (IVIG), glucocorticoides y romiplostim.[202]

Cada uno de estos enfoques está diseñado para abordar las necesidades particulares de los pacientes con trastornos de las plaquetas, buscando prevenir complicaciones y mejorar la calidad de vida.

Los trastornos de la coagulación congénitos incluyen una variedad de condiciones que afectan la capacidad de la sangre para coagular correctamente. Aquí hay una breve descripción de los enfoques de tratamiento para algunos de estos trastornos:

Enfermedad de Von Willebrand

La enfermedad de Von Willebrand, un trastorno hemorrágico causado por el factor de Von Willebrand deficiente o defectuoso, se puede tratar mediante diferentes enfoques. Las opciones de tratamiento primarias incluyen desmopresina (DDAVP), factor de Von Willebrand recombinante (rVWF) y concentrados de factor de Von Willebrand/factor VIII (vWF/FVIII). La DDAVP aumenta la liberación del factor de Von Willebrand del almacenamiento de las células endoteliales, mejorando temporalmente los niveles y la función del factor.[2p2]

Hemofilia A y B

Para tratar la hemofilia A (deficiencia del factor VIII) y la hemofilia B (deficiencia del factor IX), se utilizan concentrados del factor VIII y IX, respectivamente. La dosis y administración de estos concentrados dependen del sitio y la severidad del sangrado en cada paciente. La terapia de reemplazo busca restaurar los niveles del factor coagulante a un rango que permita la coagulación normal y prevenga el sangrado.[201,202]

Coagulación Intravascular Diseminada (CID)

El manejo de la CID se centra principalmente en abordar la causa subyacente para eliminar el estímulo para la coagulación y trombosis continuas. Cuando el conteo de plaquetas se mantiene igual o superior a 10,000/µL, la transfusión profiláctica de plaquetas y factores de coagulación no se recomienda. El tratamiento está justificado en pacientes con sangrado severo, aquellos con alto riesgo de complicaciones por sangrado o aquellos que requieren procedimientos invasivos. Los agentes antifibrinolíticos, como el ácido tranexámico (TXA), ácido epsilon-aminocaproico (EACA) o aprotinina, están contraindicados en el manejo de la DIC debido al riesgo de exacerbación de la trombosis.[202]

En todos estos casos, es fundamental un enfoque personalizado del tratamiento, considerando las particularidades clínicas de cada paciente y la severidad de su trastorno para optimizar los resultados y minimizar los riesgos.

3.9.1.8. Pronóstico del shock anémico en pacientes pediátricos en la Unidad de Terapia Intensiva Pediátrica (UTIP).

El pronóstico de la anemia aguda es proporcional a su gravedad, la rapidez con la que se desarrolla y las enfermedades concurrentes. En general, la anemia empeora la condición general de un paciente. Cuando ocurre la anemia aguda, añade estrés adicional al cuerpo, lo cual puede empeorar enfermedades o condiciones preexistentes y potencialmente acelerar la progresión de la enfermedad subyacente.[183,187]

El tiempo juega un papel crítico en el manejo de la anemia aguda. El retraso o la falta de identificación y tratamiento oportuno de la causa subyacente pueden tener consecuencias graves y llevar a una rápida deterioración de la salud del paciente. Es esencial actuar de manera rápida y eficaz para minimizar el impacto negativo de la anemia en el paciente y mejorar su pronóstico.

3.9.1.9. Complicaciones del shock anémico en pacientes pediátricos en la Unidad de Terapia Intensiva Pediátrica (UTIP).

La complicación más grave de la anemia aguda surge del shock hipovolémico causado por una hemorragia significativa. Debido a la disminución del volumen sanguíneo, puede ocurrir hipoxia tisular, lo que resulta en daño a órganos finales. Esto puede manifestarse como un ataque cardíaco, insuficiencia cardíaca, insuficiencia renal, insuficiencia respiratoria hipóxica aguda u otras formas de daño a órganos finales.[186]

El shock hipovolémico requiere intervención médica inmediata para reponer el volumen sanguíneo perdido y para estabilizar la circulación y la oxigenación de los tejidos. El manejo adecuado y oportuno es esencial para prevenir el daño a órganos finales y mejorar el pronóstico del paciente.

Consejos y otros temas relevantes:

Al evaluar y tratar la anemia aguda, los puntos clave a resumir son los siguientes:

- La anemia aguda ocurre cuando hay una disminución abrupta en los glóbulos rojos (RBCs), y es causada comúnmente por hemólisis o hemorragia aguda.

- Priorizar las ABC (Vía Aérea, Respiración, Circulación) e iniciar la resucitación.

- Obtener inmediatamente una muestra de sangre para tipificación y compatibilidad cruzada, y realizar CBCs seriados para monitorear los niveles de hemoglobina y hematocrito con el tiempo.

- El manejo inicial incluye proporcionar oxígeno suplementario, establecer acceso IV de gran calibre, iniciar la resucitación con líquidos intravenosos (el cristaloide es el líquido inicial de elección) y aplicar presión directa sobre una hemorragia.

- La transfusión de glóbulos rojos empaquetados (pRBCs) debe considerarse cuando los niveles de Hgb son menores de 7 g/dL o según las indicaciones clínicas. Se espera que cada unidad de pRBCs aumente el hematocrito en aproximadamente 3 puntos porcentuales y el nivel de Hgb en 1 g/dL.

Estos pasos son esenciales para el manejo eficaz de la anemia aguda, minimizando el riesgo de complicaciones y mejorando el pronóstico del paciente.

En el manejo de anemias difíciles de tratar, pacientes con leucemia, o casos severos de púrpura trombocitopénica inmune (PTI), púrpura trombocitopénica trombótica (PTT) o síndrome hemolítico urémico (SHU), la pericia de un especialista en Hematología Oncología es esencial. Esta consulta especializada permite un enfoque integral y personalizado, crucial para abordar la complejidad y la gravedad de estas condiciones.

La consulta con un gastroenterólogo es indispensable en casos de sangrado gastrointestinal (GI). Pueden emplear técnicas como la endoscopia para visualizar y tratar lesiones o úlceras sangrantes en el tracto GI, contribuyendo al manejo efectivo del sangrado GI.

En instancias de trauma o ruptura de un aneurisma vascular, la participación de un cirujano es crucial. Pueden realizar intervenciones quirúrgicas necesarias para controlar el sangrado, reparar vasos sanguíneos dañados y proporcionar el cuidado quirúrgico apropiado a pacientes en condiciones críticas.

Este enfoque multidisciplinario en el manejo de casos complejos asegura que los pacientes reciban la evaluación más completa y el tratamiento más efectivo, minimizando el riesgo de complicaciones y mejorando los resultados.

3.9.1.10. Consultas de especialidades para el manejo del shock anémico en pacientes pediátricos en la Unidad de Terapia Intensiva Pediátrica (UTIP).

El manejo del **shock anémico** en pacientes pediátricos en la Unidad de Terapia Intensiva Pediátrica (UTIP) requiere un enfoque multidisciplinario para abordar tanto la causa subyacente de la anemia como el tratamiento del estado de choque. A continuación, se presentan las consultas especializadas necesarias para optimizar el manejo:

1. Hematología Pediátrica

- **Evaluación de la causa de la anemia:** Es esencial que un hematólogo pediátrico evalúe la etiología de la anemia, ya sea por hemólisis, pérdida aguda de sangre, anemia aplásica, o trastornos de la médula ósea. El hematólogo también puede guiar el tratamiento con transfusiones, la elección de productos sanguíneos y la monitorización de la respuesta del paciente.

- **Transfusiones y manejo de productos sanguíneos:** La decisión de administrar concentrados de glóbulos rojos, plasma o plaquetas debe realizarse en consulta con el hematólogo, asegurando que se siga un protocolo adecuado para optimizar la oxigenación tisular y minimizar complicaciones.

2. Cardiología Pediátrica

- Monitoreo hemodinámico avanzado: En pacientes con shock anémico, la función cardíaca puede estar comprometida debido a la hipoxia tisular. La consulta con cardiología pediátrica es esencial para evaluar la función ventricular y monitorear signos de insuficiencia cardíaca, especialmente si la anemia es severa o de larga duración.

- Ecocardiograma: En casos graves, un ecocardiograma puede ser necesario para evaluar la función del ventrículo izquierdo y detectar signos de sobrecarga o insuficiencia cardíaca secundaria al shock.

3. Cuidados Críticos Pediátricos

- Soporte ventilatorio y hemodinámico: Los intensivistas pediátricos son clave para la gestión de la ventilación mecánica en pacientes con hipoxia severa o fallo respiratorio secundario al shock anémico. También deben manejar la estabilización hemodinámica con la administración de líquidos, inotrópicos o vasopresores según sea necesario.

- Monitoreo continuo: Los cuidados intensivos incluyen la monitorización constante de signos vitales, gases arteriales y lactato, ajustando el soporte en función de la evolución clínica del paciente.

4. Cirugía Pediátrica o Trauma

- Manejo de la fuente de sangrado: Si la anemia es el resultado de una hemorragia aguda, como en el caso de trauma o cirugía, la consulta con un cirujano pediátrico es fundamental para identificar y controlar la fuente del sangrado. Esto puede incluir intervenciones quirúrgicas de emergencia o el manejo de hemorragias internas no controladas.

- Evaluación posquirúrgica: En pacientes que han sido sometidos a una intervención quirúrgica, el cirujano debe evaluar continuamente la hemostasia y la estabilidad postoperatoria.

5. Nefrología Pediátrica

- Manejo de la función renal: Los pacientes con shock anémico están en riesgo de insuficiencia renal aguda debido a la hipoperfusión renal. La consulta con nefrología pediátrica puede ser necesaria para manejar las complicaciones renales, particularmente si el paciente presenta oliguria o alteraciones electrolíticas.

- Evaluación y manejo de la terapia de reemplazo renal: En casos de insuficiencia renal aguda, nefrología puede ser consultada para iniciar terapias de reemplazo renal (diálisis) si es necesario.

6. Nutrición Pediátrica

- Soporte nutricional en la recuperación: Un dietista pediátrico debe estar involucrado en el manejo nutricional del paciente, particularmente en aquellos con anemia crónica o desnutrición asociada. El soporte nutricional adecuado es esencial para la recuperación y la regeneración de los glóbulos rojos.

- Supletorios de hierro o vitaminas: Dependiendo de la etiología de la anemia, el equipo de nutrición puede coordinar la administración de suplementos de hierro, ácido fólico o vitamina B12 si la anemia está relacionada con deficiencias nutricionales.

7. Infectología Pediátrica

- **Evaluación de infecciones asociadas:** En pacientes con anemia asociada a infecciones o sepsis, la consulta con infectología pediátrica es crucial para guiar el tratamiento con antibióticos, antivirales o antifúngicos según sea necesario. La anemia puede ser secundaria a infecciones graves que también pueden contribuir al estado de shock.

8. Psicología Pediátrica y Apoyo Familiar

- **Apoyo emocional:** El shock anémico puede ser una experiencia muy angustiante para los pacientes y sus familias. El equipo de psicología pediátrica puede ofrecer apoyo emocional tanto al paciente como a los familiares, ayudándolos a afrontar la situación crítica.

9. Transfusión y Banco de Sangre

- **Gestión de productos sanguíneos:** La coordinación con el banco de sangre es crucial para garantizar la disponibilidad oportuna de los productos sanguíneos adecuados, especialmente en situaciones de emergencia. Esto incluye la selección de glóbulos rojos compatibles, así como la planificación para transfusiones masivas si es necesario.

Estas consultas especializadas permiten un enfoque integral en el manejo del shock anémico en pediatría, abordando tanto la estabilización inicial del paciente como el tratamiento de las causas subyacentes y las posibles complicaciones asociadas.

3.9.1.11. Educación a pacientes y familiares sobre el Shock Anémico en pacientes pediátricos en la Unidad de Terapia Intensiva Pediátrica (UTIP).

La **educación a pacientes y familiares** sobre el **shock anémico** en pacientes pediátricos en la Unidad de Terapia Intensiva Pediátrica (UTIP)** es esencial para que comprendan la gravedad de la situación, el tratamiento que se está realizando y qué esperar durante la recuperación del niño. A continuación se presentan los puntos clave que deben abordarse en la educación a pacientes y familiares:

1. Explicación del Shock Anémico

- **¿Qué es el shock anémico?** Explicar que el shock anémico ocurre cuando los niveles de glóbulos rojos y hemoglobina en la sangre son extremadamente bajos, lo que provoca una disminución en la capacidad del cuerpo para transportar oxígeno a los tejidos. Como resultado, los órganos no reciben suficiente oxígeno, lo que puede llevar a un colapso circulatorio y afectar múltiples sistemas del cuerpo.

- **Causas comunes:** Es importante que los familiares entiendan las causas subyacentes del shock anémico, que pueden incluir pérdida significativa de sangre (debido a una hemorragia interna o externa), destrucción acelerada de glóbulos rojos (hemólisis), o la incapacidad del cuerpo para producir suficientes glóbulos rojos (anemia aplásica).

2. Síntomas del Shock Anémico

- **Signos y síntomas:** Los familiares deben aprender a reconocer los síntomas del shock anémico, que incluyen palidez extrema, fatiga severa, taquicardia (latido cardíaco rápido), respiración acelerada, sudoración, confusión o letargo, hipotensión (presión arterial baja) y extremidades frías.

- **Impacto en los órganos:** Explicar que la falta de oxígeno puede afectar al corazón, los riñones, el cerebro y otros órganos importantes, y que el tratamiento en la UTIP se centra en restaurar el suministro adecuado de oxígeno para prevenir daño irreversible.

3. Tratamiento en UTIP

- **Monitoreo constante:** Explicar a los familiares que el paciente será monitoreado de manera continua en la UTIP, incluyendo el control de los signos vitales (frecuencia cardíaca, presión arterial, saturación de oxígeno), y que se realizarán análisis de sangre frecuentes para evaluar el nivel de hemoglobina y otros parámetros críticos.

- **Transfusiones de sangre:** Es probable que el tratamiento incluya transfusiones de sangre para aumentar el nivel de hemoglobina y restaurar la capacidad del cuerpo para transportar oxígeno. Asegurar a los familiares que se están utilizando productos sanguíneos seguros y controlados.

- **Soporte ventilatorio y hemodinámico:** En casos graves, el niño puede necesitar ventilación mecánica para ayudar en la respiración y medicamentos (inotrópicos o vasopresores) para estabilizar la presión arterial y mejorar el flujo sanguíneo a los órganos.

4. Posibles Complicaciones

- **Complicaciones asociadas:** Explicar que el shock anémico puede llevar a complications graves, como insuficiencia renal, daño cerebral, fallo cardíaco o daño en otros órganos debido a la falta de oxígeno. Sin embargo, el tratamiento intensivo en la UTIP está diseñado para prevenir y tratar estas complicaciones.

- **Infecciones:** Informar a los familiares sobre el riesgo de infecciones, especialmente si se realizan transfusiones o si el paciente tiene catéteres intravenosos a largo plazo.

5. Causas Subyacentes y Manejo a Largo Plazo

- **Detección de la causa:** Es importante que los familiares comprendan que el equipo médico está trabajando para identificar y tratar la causa subyacente de la anemia. Esto puede implicar pruebas adicionales, como análisis de médula ósea, estudios de coagulación, o evaluación de sangrados internos.

- **Tratamiento adicional:** Dependiendo de la causa subyacente, el niño puede necessitate tratamientos a largo plazo, como medicamentos para estimular la producción de glóbulos rojos, suplementos de hierro, ácido fólico o vitamina B12, o incluso tratamiento para infecciones o trastornos hematológicos.

6. Pronóstico y Recuperación

- **Pronóstico variable:** Explicar que el pronóstico del shock anémico varía según la causa subyacente y la respuesta al tratamiento. En algunos casos, el paciente puede recuperarse completamente después de las transfusiones y la estabilización inicial, mientras que en otros casos puede requerirse un tratamiento prolongado o el manejo de complicaciones a largo plazo.

- **Seguimiento necesario:** Asegurar a los familiares que una vez que el niño esté estabilizado, se llevará a cabo un seguimiento cercano para asegurarse de que los niveles de hemoglobina se mantengan dentro de un rango adecuado y que los órganos no hayan sufrido daño a largo plazo.

7. Apoyo Emocional

- **Impacto emocional:** El shock anémico es una situación crítica que puede ser angustiante tanto para los pacientes como para sus familias. Ofrecer recursos de apoyo emocional o psicológico a los padres, ayudándolos a manejar el estrés y la incertidumbre.

- **Participación de los familiares:** Los familiares pueden participar en el proceso de recuperación, ayudando a calmar y apoyar emocionalmente al niño, y manteniéndose informados sobre su estado y el progreso del tratamiento.

8. Educación Continua

- **Información adicional:** Proporcionar a los familiares materiales educativos sobre la anemia, las transfusiones de sangre y las posibles complicaciones del shock anémico. También puede ser útil compartir información sobre las pruebas y tratamientos que el niño esté recibiendo, para que los familiares se sientan más seguros y comprendan mejor el proceso.

- **Instrucciones específicas:** A medida que el niño se recupere, los padres deben recibir instrucciones claras sobre el cuidado en el hogar, incluyendo signos de advertencia que deben monitorear, como fatiga extrema, dificultad para respirar o cualquier síntoma de recurrencia del shock anémico.

Esta educación integral empoderará a las familias para que comprendan el estado de salud de su hijo, participen activamente en su atención y estén preparadas para colaborar con el equipo médico en la UTIP.

3.9.1.12. Mejorando el equipo de Salud en el manejo del Shock Anémico en pacientes pediátricos en la Unidad de Terapia Intensiva Pediátrica (UTIP).

Para mejorar el manejo del **shock anémico** en pacientes pediátricos en la **Unidad de Terapia Intensiva Pediátrica (UTIP)**, es crucial implementar estrategias que optimicen la capacidad del equipo de salud. Esto asegura un enfoque coordinado, basado en protocolos clínicos actualizados y una rápida respuesta ante las emergencias. A continuación, se presentan estrategias clave para mejorar el rendimiento del equipo de salud en el manejo del shock anémico:

1. Capacitación y Formación Continua

- **Entrenamiento especializado:** Implementar programas de capacitación continua en el manejo de urgencias relacionadas con el shock anémico, incluyendo el reconocimiento temprano de los síntomas y la implementación de intervenciones inmediatas, como la estabilización hemodinámica y la administración de transfusiones.

- **Simulaciones clínicas:** Realizar simulaciones regulares de situaciones de shock anémico, enfocándose en la identificación de los síntomas, la estabilización del paciente y el manejo avanzado. Estas simulaciones mejoran la capacidad del equipo para responder de manera rápida y efectiva a las situaciones críticas.

- **Actualización en transfusiones:** Capacitar al personal en el manejo adecuado de las transfusiones sanguíneas, tanto en la selección de productos sanguíneos como en la administración segura y el monitoreo post-transfusional.

2. Protocolos Estandarizados

- **Guías basadas en evidencia:** Desarrollar y aplicar protocolos estandarizados para el manejo del shock anémico, desde la evaluación inicial hasta las decisiones terapéuticas, como la administración de líquidos, inotrópicos y transfusiones. Estos protocolos deben ser actualizados periódicamente según las guías más recientes.

- **Algoritmos de manejo:** Crear y difundir algoritmos de manejo para guiar al equipo en cada etapa del tratamiento del shock anémico, asegurando un enfoque sistemático y basado en evidencia, tanto en el diagnóstico como en la intervención.

3. Monitoreo Avanzado y Equipos de Soporte

- **Optimización del monitoreo hemodinámico:** Asegurar que el equipo de salud tenga acceso a monitoreo hemodinámico avanzado, incluyendo la vigilancia continua de la presión arterial, saturación de oxígeno y gases arteriales. Esto es fundamental para detectar signos de hipoperfusión tisular y ajustar el tratamiento en tiempo real.

- **Tecnología avanzada de monitoreo:** Equipar la UTIP con dispositivos de monitoreo como ecocardiogramas portátiles, capnografía y medición continua del lactato para evaluar el estado circulatorio del paciente y ajustar el manejo rápidamente.

4. Mejora en la Comunicación y Coordinación Interdisciplinaria

- **Reuniones interdisciplinarias regulares:** Fomentar reuniones periódicas entre los diferentes equipos involucrados (cuidados intensivos, hematología, cardiología, cirugía, etc.) para discutir casos complejos y coordinar estrategias de tratamiento.

- **Comunicación clara y efectiva:** Implementar el uso de herramientas de comunicación como el formato SBAR (Situation, Background, Assessment, Recommendation) para asegurar que la información se transmita de manera efectiva entre los miembros del equipo, minimizando los errores en la toma de decisiones.

5. Optimización del Proceso de Transfusión

- Gestión de productos sanguíneos: Trabajar estrechamente con el banco de sangre para asegurar que los productos sanguíneos adecuados estén disponibles de manera oportuna. Implementar protocolos rápidos para el manejo de transfusiones masivas en situaciones de emergencia.

- Monitoreo post-transfusional: Asegurar que los profesionales de la salud sigan estrictamente las pautas de monitoreo post-transfusional, evaluando signos de sobrecarga de volumen, reacciones transfusionales o insuficiencia cardíaca asociada a la transfusión.

6. Trabajo en Equipo Multidisciplinario

- Colaboración con hematología y cardiología pediátrica: Establecer una colaboración fluida con hematólogos y cardiólogos pediátricos para manejar complicaciones asociadas con el shock anémico, como insuficiencia cardíaca, sobrecarga de hierro o trastornos de la coagulación.

- Intervenciones quirúrgicas en hemorragias: Si el shock anémico es secundario a una hemorragia masiva, la intervención rápida del equipo quirúrgico es crucial. Asegurar una comunicación directa con los cirujanos pediátricos para intervenir en casos de sangrado no controlado.

7. Manejo de Comorbilidades y Prevención de Complicaciones

- Identificación temprana de complicaciones: Capacitar al equipo de salud para la identificación temprana de complicaciones asociadas, como la insuficiencia renal aguda, síndrome de distrés respiratorio agudo (SDRA), o infecciones secundarias.

- Manejo de la insuficiencia multiorgánica: Asegurar que los miembros del equipo estén capacitados en el manejo de la disfunción orgánica múltiple (MODS) que puede desarrollarse como resultado del shock anémico, con un enfoque en la protección de órganos vitales.

8. Apoyo Familiar y Educación

- Información clara y comprensible: Proporcionar a los familiares información detallada sobre el estado del paciente, las intervenciones que se están realizando y las posibles complicaciones. Asegurar que los familiares comprendan el plan de tratamiento y la gravedad de la situación.

- Apoyo emocional: Ofrecer apoyo emocional y psicológico tanto para el paciente como para sus familiares, incluyendo recursos de asesoramiento y apoyo en la toma de decisiones.

9. Evaluación y Retroalimentación Continua

- Auditorías clínicas: Implementar auditorías regulares del manejo del shock anémico para identificar áreas de mejora. Revisar los tiempos de respuesta, la efectividad del tratamiento y los resultados clínicos del paciente para ajustar los protocolos y estrategias de tratamiento.

- Indicadores de calidad: Establecer indicadores de calidad específicos, como la tasa de éxito de las intervenciones iniciales, el tiempo de recuperación y la reducción de complicaciones post-shock, que ayuden a medir el rendimiento del equipo de salud en la UTIP.

10. Simulaciones de Crisis y Entrenamiento en Respuesta Rápida

- Simulaciones de eventos críticos: Organizar simulaciones que involucren casos de shock anémico, donde el equipo practique su respuesta rápida en situaciones críticas. Estas simulaciones ayudan a fortalecer el trabajo en equipo, la comunicación y la toma de decisiones bajo presión.

- Plan de respuesta rápida: Implementar un plan de respuesta rápida ante casos de shock anémico, que incluya la activación de un equipo de respuesta que se encargue de estabilizar al paciente lo antes posible.

Estas estrategias permiten mejorar la eficiencia, coordinación y capacidad del equipo de salud en el manejo del shock anémico en pacientes pediátricos, lo que resulta en una reducción de complicaciones, una recuperación más rápida y un mejor pronóstico para los pacientes.

3.9.2. Shock anóxico en pacientes pediátricos en la Unidad de Terapia Intensiva Pediátrica (UTIP).[203-244]

A diferencia de las lesiones cerebrales traumáticas, en las cuales el daño cerebral es inducido por un trauma físico directo, las lesiones cerebrales anóxicas e hipóxicas se caracterizan por daño cerebral debido a la falta de oxígeno en el cerebro.[203] Estas lesiones cerebrales están comúnmente asociadas con accidentes cerebrovasculares, aunque los accidentes cerebrovasculares no son la única causa de este tipo de daño cerebral.

La encefalopatía anóxica o lesión cerebral hipóxico-isquémica es un proceso que comienza con la interrupción del flujo sanguíneo cerebral hacia el tejido cerebral, lo cual resulta más comúnmente de envenenamiento, como es el caso, por ejemplo, con la intoxicación por monóxido de carbono o sobredosis de drogas, lesión vascular o insulto, o paro cardíaco.[204] Muchos pacientes que sufren lesiones cerebrales anóxicas fallecen sin recuperar la plena conciencia, y muchos tienen resultados neurológicos muy pobres. Sin embargo, se están realizando algunos avances en este área, y hay un enfoque en identificar a los pacientes con perspectivas de mejora en la morbilidad y mortalidad neurológica. Esta acápite examina los factores que contribuyen a los resultados positivos y negativos en individuos que sufren de encefalopatía anóxica.

3.9.2.1. Causas del shock anóxico en pacientes pediátricos en la Unidad de Terapia Intensiva Pediátrica (UTIP).

Los pacientes experimentan lesiones cerebrales anóxicas debido a la disminución en la entrega de oxígeno a las diversas regiones del cerebro; esto puede deberse a un paro cardíaco, donde la hipoxia global es una observación común, o a una lesión o insulto vascular, donde puede verse afectada una zona más localizada. En el caso de pacientes post-paro, un aumento en la temperatura corporal, que puede ser mediado neurológicamente, más allá de 37 grados Celsius se asocia con resultados neurológicos menos favorables y parece empeorar con cada grado más allá de 37 grados Celsius.[204]

Las causas de la lesión cerebral anóxica pediátrica incluyen accidentes, lesiones y ciertas enfermedades que pueden provocar una lesión cerebral anóxica. Estas incluyen:[204,205,206]

- Accidente de bicicleta o automóvil.

- Trauma en el cerebro o cráneo.

- Intoxicación por monóxido de carbono u otros gases tóxicos.

- Paro cardíaco o accidente cerebrovascular.

- Ahogamiento.

- Caídas desde grandes alturas.

- Infecciones, como meningitis o sepsis.

- Paro respiratorio (dejar de respirar).

- Pérdida severa de sangre debido a trauma.

- Enfermedades cardíacas o pulmonares, como la enfermedad de la arteria coronaria o neumonía severa.

La epidemiología, en lo que concierne al género, la edad o la raza, no ha demostrado tener una predominancia debido al resultado variable de la causación primaria que conduce a la lesión anóxica. La causa más común de lesión anóxica es debido a un paro cardíaco e incluye tanto el paro cardíaco intrahospitalario (IHCA) como el paro cardíaco extrahospitalario (OHCA).[205] Aunque la vigilancia de estadísticas sobre el paro cardíaco y el resultado neurológico es variada, se necesitan más estudios para determinar las diferencias entre IHCA y OHCA. La lesión anóxica post-paro por todas las causas es la etiología más investigada en este momento.

3.9.2.2. Fisiopatología del shock anóxico en pacientes pediátricos en la Unidad de Terapia Intensiva Pediátrica (UTIP).[207,208]

Cuando el suministro de sangre al cerebro se reduce, la entrega de oxígeno y glucosa se verá afectada. Esto estimula un tipo de respiración anaeróbica y reduce la producción de adenosina trifosfato (ATP). La bomba de sodio-potasio fallará y habrá una producción aumentada de lactato. Un influjo de sodio en la célula resulta en una masiva despolarización, que a su vez conduce a un aumento de la concentración de calcio intracelular. El último conduce a la muerte celular por los siguientes mecanismos:

- Lesión mitocondrial que conduce a la generación de especies reactivas de oxígeno.

- Activación de óxido nítrico, caspasas y calpaínas.

- Disrupción de la síntesis de proteínas.

3.9.2.3. Epidemiología del Shock Anóxico en Pacientes Pediátricos en la Unidad de Terapia Intensiva Pediátrica (UTIP).

El **shock anóxico** en pediatría es una condición crítica que resulta de la disminución severa o cese completo de la oxigenación de los tejidos, generalmente debido a eventos de hipoxia-isquemia sistémica. Este tipo de shock es menos frecuente que otros tipos de shock en la UTIP, pero tiene un impacto significativo en la morbimortalidad.[205]

Prevalencia y frecuencia[204,205]

El shock anóxico es menos común que el shock séptico o cardiogénico, representando alrededor del 5-10% de los ingresos por shock en la UTIP.

Está asociado con eventos hipóxicos agudos, como el paro cardiorrespiratorio, asfixia perinatal o lesiones por inmersión.

En regiones con recursos limitados, su incidencia puede ser mayor debido a retrasos en el acceso a servicios de emergencia.

Distribución por edad[205]

Neonatos y lactantes: Más vulnerables debido a asfixia perinatal, aspiración de meconio o apnea prolongada no tratada.

Niños pequeños y escolares: Mayor incidencia relacionada con traumatismos graves, lesiones por inmersión y anafilaxia.

Adolescentes: Asociado con intentos de autolesión, consumo de sustancias tóxicas y eventos traumáticos.

Factores de riesgo[206]

Eventos hipóxicos agudos: Paro cardiorrespiratorio, lesiones por inmersión, sofocación o asfixia traumática, estrangulamiento accidental o no accidental.

Enfermedades congénitas o adquiridas: Enfermedad cardíaca congénita con cianosis, trastornos respiratorios severos como neumonía o síndrome de aspiración.

Complicaciones iatrogénicas: Retardo en la intubación o manejo inadecuado de la vía aérea, fallos en dispositivos de ventilación mecánica.

Distribución geográfica[205]

Países en desarrollo: Mayor incidencia asociada a asfixia perinatal, traumas por accidentes domésticos y acceso limitado a cuidados médicos de emergencia.

Países desarrollados: Frecuentemente asociado a lesiones por inmersión, eventos traumáticos y errores iatrogénicos en pacientes con enfermedades complejas.

Tendencias epidemiológicas[206]

Mejora en la atención neonatal y pediátrica: Programas de reanimación neonatal y pediátrica han reducido los casos de shock anóxico, especialmente en regiones con acceso a servicios especializados.

Incremento de accidentes en el hogar: Lesiones por inmersión o sofocación accidental son causas emergentes en edades pediátricas.

Mortalidad y morbilidad[205]

La mortalidad es alta, con tasas entre el 30-70% dependiendo de la gravedad del evento hipóxico inicial y la prontitud del manejo.

La morbimortalidad se relaciona con daño cerebral hipóxico-isquémico, disfunción multiorgánica (MODS) y secuelas neurológicas a largo plazo, como parálisis cerebral o discapacidad cognitiva.

Importancia del manejo en UTIP

Prevención secundaria: Monitoreo intensivo y reanimación avanzada tras el evento hipóxico.

Intervenciones críticas: Oxigenación inmediata y adecuada ventilación mecánica, soporte circulatorio con inotrópicos y vasopresores.

Evaluación neurológica temprana: Uso de hipotermia terapéutica en pacientes seleccionados para minimizar el daño cerebral.

El shock anóxico en pediatría refleja la importancia de intervenciones rápidas y efectivas para mitigar los daños secundarios de la hipoxia. Su epidemiología está influenciada por factores sociales, geográficos y de acceso a cuidados especializados, destacando la necesidad de programas de prevención y protocolos avanzados de manejo en la UTIP.

3.9.2.4. Manifestaciones clínicas, historia y examen físico del shock anóxico en pacientes pediátricos en la Unidad de Terapia Intensiva Pediátrica (UTIP).[207-214]

Obtener una historia clínica detallada es el aspecto inicial más útil, pero usualmente debe ser recabada de varias fuentes. Dado que los pacientes con lesión cerebral anóxica suelen estar irresponsivos en la presentación inicial, fuentes como familiares, individuos que participaron en la reanimación inicial del paciente o proveedores de atención ambulatoria pueden proporcionar información sobre la historia médica del paciente y eventos presenciados o intervenciones realizadas. Es esencial un entendimiento completo del estado neurológico basal, utilizando los recursos que hayan conocido al paciente antes del evento. Si es posible, también se debe determinar información como síntomas prodrómicos, uso de medicamentos, abuso de sustancias, tiempo de inicio y, si aplica, duración de la resucitación Cardio-Pulmonar (RCP).

La eliminación de factores confusos también es necesaria para un examen neurológico confiable. Estos factores incluyen, pero no se limitan a, medicamentos sedantes, medicamentos anticolinérgicos, fármacos paralizantes, anomalías metabólicas como insuficiencia hepática o renal aguda, shock o estado de hipoperfusión irreversible continuo, hipotermia terapéutica por manejo de temperatura dirigido y hipotermia patológica. Estas condiciones pueden impactar en la conciencia cerebral y reflejos del tronco cerebral y posiblemente mostrar hallazgos falsos en el examen neurológico detallado. Particularmente en la evaluación inicial del paciente, estas consideraciones son primordiales y deben ser activamente perseguidas al considerar el examen neurológico de un paciente obtundido.

La severidad de los síntomas dependerá de cuánto tiempo el niño esté sin oxígeno y la cantidad de daño cerebral. Las deficiencias intelectuales, físicas o emocionales pueden hacerse evidentes más adelante, a medida que el niño continúa desarrollándose. Los síntomas incluyen:

- Problemas para entender y responder a las emociones.

- Retrasos en el desarrollo (emocional, de crecimiento o intelectual).

- Dificultad con las palabras, incluyendo el uso de la palabra correcta o confundiendo términos similares.

- Apraxia (incapacidad para completar una secuencia de movimientos, como cepillarse los dientes).

- Comportamiento impulsivo o habilidades deficientes para tomar decisiones.

- Problemas para entender el razonamiento.

- Problemas de equilibrio (bamboleo o tejido).

- Cuadriparesia (debilidad en las cuatro extremidades).

- Trastornos del movimiento (como espasticidad o mioclonía) que causan movimientos bruscos o temblores.

- Problemas visuales, incluyendo dificultad para reconocer colores, objetos o formas.

- Pérdida de memoria a corto plazo.

Puede haber hallazgos físicos de actividad mioclónica o estado epiléptico mioclónico en el contexto de encefalopatía anóxica. Aunque esto puede producir hallazgos de examen confusos, esto no excluye la lesión anóxica. Los hallazgos de mioclonus post-hipóxico pueden observarse dentro de las 24 horas después de ocurrido el insulto hipóxico. Sin embargo, hay reportes de casos que describen mioclonus retrasado incluso 48 horas después del insulto hipóxico debido al uso de medicación sedante o paralizante. Un factor a considerar es que el mioclonus post-hipóxico es típicamente generalizado y no demuestra foco particular.

3.9.2.5. Evaluación del shock anóxico en pacientes pediátricos en la Unidad de Terapia Intensiva Pediátrica (UTIP).

Al evaluar una sospecha de lesión anóxica, siempre debe realizarse una exhaustiva investigación de anomalías metabólicas confusas. Las pruebas deben incluir un análisis metabólico completo, incluyendo electrolitos séricos, estudios hepáticos incluyendo amoníaco, análisis de gases en sangre para trastornos ácido-base, y medición de hemoglobina para asegurar una capacidad de entrega adecuada para el oxígeno.[210] También se deben considerar causas potenciales como infección o sobredosis de drogas mediante cultivos y pantallas de drogas y toxicología, respectivamente. Si el evento precipitante fue un paro cardíaco, se podría considerar una evaluación cardíaca, incluyendo un ecocardiograma y biomarcadores cardíacos.[211] Es esencial discutir una evaluación toxicológica o cardiológica adicional con el equipo.

La tomografía computarizada (TC) del cerebro se realiza típicamente, lo cual puede demostrar hallazgos agudos de hemorragia subaracnoidea o intracraneal como la fuente del nivel de conciencia disminuido del paciente.[210] En casos sin hemorragia intracerebral donde hay lesión hipóxica relacionada con paro cardíaco, la imagen inicial de TC del cerebro frecuentemente es normal. Sin embargo, se recomienda repetir la imagen de TC para el tercer día post-paro, ya que esto a menudo mostrará manifestaciones de lesión anóxica como edema cerebral y/o inversión de la densidad de la materia gris-blanca.[210] La resonancia magnética (MRI) también ha demostrado jugar un papel en el diagnóstico de lesiones anóxicas utilizando MRI ponderada por difusión.[210] Para la preocupación de lesión anóxica global resultante en muerte cerebral, se puede considerar un estudio de difusión cerebral de medicina nuclear para evaluar el flujo sanguíneo cerebral.[211]

La utilidad del electroencefalograma (EEG) es algo incierta en el diagnóstico rutinario de encefalopatía anóxica debido al potencial de variabilidad en la interpretación debido a la sedación o uso de drogas, anomalías metabólicas o sepsis. Hay hallazgos específicos que pueden sugerir la presencia de lesión anóxica. Sin embargo, su extensión sigue siendo incierta. Estos hallazgos incluyen patrón alfa-teta, convulsiones intermitentes o continuas, supresión en ráfagas, complejos periódicos generalizados, supresión completa o casi completa, así como salida de bajo voltaje generalizada o focal.[211]

Conociendo las limitaciones, se han propuesto sistemas de clasificación de EEG para la encefalopatía anóxica. **Un sistema clasifica la encefalopatía en cuatro grados** diferentes utilizando patrones de ondas globales en EEG.[212]

- **La encefalopatía anóxica de grado I** tiene el pronóstico más favorable y consiste en actividad de onda alfa.
- **La encefalopatía anóxica de grado II** consiste predominantemente en actividad de onda teta en EEG.
- **La encefalopatía de grado III,** un patrón predominante de onda delta es típico, y esto se extiende al grado IV.
- **La encefalopatía de Grado IV**, donde las ondas delta de baja amplitud se acercan a un EEG isoeléctrico. Un patrón de onda delta se asocia con un peor pronóstico, y el EEG isoeléctrico sugiere un mal resultado.

Para evaluar completamente estos hallazgos, se prefiere el monitoreo utilizando EEG continuo a un EEG estático único. También se puede realizar EEG continuo con hipotermia terapéutica, y los cambios malignos observados durante el recalentamiento están asociados con un mal pronóstico.

El examen físico tras una lesión cerebral anóxica puede variar según la severida: [212]

- **En lesiones severas (incluyendo niños sin conciencia)**, el niño puede ser evaluado por reflejos del tronco cerebral, mioclonías generalizadas y respuestas motoras a estímulos. En cualquier niño, es importante evaluar los movimientos motores, rango de movimiento, integridad de la piel y tono muscular.
- **En un niño consciente**, es importante evaluar el deterioro cognitivo. Las áreas de evaluación deben incluir atención, velocidad de procesamiento, memoria, función ejecutiva, lenguaje, cálculo, apraxia, agnosia e impedimentos visoespaciales.

El deterioro motor específico debe ser identificado durante el examen musculoesquelético (MSK) así como el examen neurológico. Estos pueden incluir parkinsonismo, distonía, espasticidad, corea, temblor, tics, atetosis, convulsiones o síndromes mioclónicos.

Aspecto General: - Nivel de excitación / conciencia, - Estado circulatorio, - Signos vitales: - Relleno capilar, - Estado respiratorio: - Respiración espontánea regular vs. irregular. - Intubación: ¿Respiración sobre el ventilador, a la tasa del ventilador o apnea?. - Para infantes: examen de la fontanela anterior por plenitud, evaluar las suturas por separación.

Examen Neurológico

Historia, examen físico e imágenes deben interpretarse juntos para guiar más el manejo. Por esta razón, es importante que el examen neurológico no sea alterado por medicamentos, fluctuaciones en temperatura o anomalías metabólicas que podrían contribuir a un examen neurológico alterado. Sedantes, analgésicos y paralíticos pueden alterar la capacidad de un paciente en la evaluación de la capacidad neurológica.

Los reflejos pupilares y corneales, la respuesta motora al dolor y el estado epiléptico mioclónico tienen potencial pronóstico. Por ejemplo, una ausencia bilateral del reflejo pupilar a la luz, así como un reflejo corneal bilateralmente ausente en el día 3, es un fuerte predictor de mal pronóstico.[212]

- **Examen fundoscópico:** hemorragia retiniana multicapa sugestiva de lesión craneal no accidentally[210,212]

- **Evaluación extraocular** incluyendo función del tronco cerebral: - Movimientos oculares, - Mirada sostenida hacia abajo/arriba, nistagmo ascendente irregular, mirada de ping-pong, mirada lateral periódica asociada con mal pronóstico< - Reflejos corneales - Reflejo luminoso pupilar, - Pupila dilatada fija unilateral sugestiva de herniación transtentorial - Pupilas fijas dilatadas bilaterales agudas (preocupación por herniación central)< - Reflejos oculocefálicos.[211,212]

Examen Motor: - Tono Muscular, - Respuesta motora al dolor, - Posturas decorticadas y decerebradas, - Capacidad para seguir comandos motores, Examen Sensorial, Examen de Reflejos, Examen de Coordinación, Movimiento Anormal< - Rigidez, distonía, corea, mioclonía de acción más comunes en ABI.[211,212]

Examen Musculoesquelético: - Masa Muscular, - Tono Muscular, - Espasticidad, rigidez y distonía a menudo más severas y generalizadas en niños con ABI comparado con TBI, - Rango de Movimiento, - Contracturas comunes incluyen deformidad equina, contractura de flexión de cadera y contractura de flexión de rodilla. - Subluxación/desplazamiento de cadera, - Escoliosis, - Marcha.[211,212]

Nota: El examen neurológico es a menudo limitado en la fase aguda de lesión cerebral anóxica debido al compromiso cognitivo severo. La evaluación clínica en la UCI pediátrica a menudo se ve comprometida por sedación, bloqueo neuromuscular, ventilación, hipotermia, manejo inotrópico, etc.

Indicadores pronósticos tempranos:[212]

Circunstancias del evento y factores del paciente:

No modificables: Edad, género, condiciones preexistentes

Modificables: Tiempo hasta la reanimación, administración de medicamentos

Las condiciones comórbidas y las circunstancias de la reanimación inicial (duración de la RCP, tiempo sin flujo, ritmo inicial, niveles de lactato) son fuertes predictores de la supervivencia a corto plazo. Un buen estado funcional previo al evento, así como la ausencia de ventilación mecánica, están asociados con un resultado neurológico positivo.

Escalas pronósticas comunes

Escala de Coma de Glasgow Pediátrica Modificada: (Ver tabla 3.1).

Respuesta ocular: 4 = ojos abiertos espontáneamente, 3 = apertura ocular al comando verbal, 2 = apertura ocular al dolor, 1 = sin apertura ocular

Respuesta motora: 6 = obedece órdenes, 5 = localización del dolor, 4 = retirada del dolor, 3 = respuesta de flexión al dolor, 2 = respuesta de extensión al dolor, 1 = sin respuesta motora

Respuesta verbal: 5 = orientado, 4 = confuso, 3 = palabras inapropiadas, 2 = sonidos incomprensibles, 1 = sin respuesta verbal

Tabla 3.1. Escala del Coma de Glasgow modificada para lactantes y niños.

Área evaluada	Lactantes	Niños	Puntuación
Apertura de los ojos	Abre espontáneamente	Abre espontáneamente	4
	Los abre en respuesta a los estímulos verbales	Los abre en respuesta a los estímulos verbales	3
	Los abre solo en respuesta al dolor	Los abre solo en respuesta al dolor	2
	Ausencia de respuesta	Ausencia de respuesta	1

Respuesta verbal	Arrullos y balbuceos	Orientada y apropiada	5
	Llanto irritable	Confusa	4
	Llora en respuesta al dolor	Palabras inadecuadas	3
	Se queja en respuesta al dolor	Palabras incomprensibles o sonidos inespecíficos	2
	Ausencia de respuesta	Ausencia de respuesta	1

Respuesta motora	Se mueve espontánea e intencionalmente	Obedece las indicaciones	6
	Se retira al tocarlo	Localiza el estímulo doloroso	5
	Se retira en respuesta al dolor	Se retira en respuesta al dolor	4
	Responde al dolor con una postura de decorticación	Responde al dolor con una postura de decorticación	3
	Responde al dolor con una postura de descerebración	Responde al dolor con una postura de descerebración	2

	Ausencia de respuesta	Ausencia de respuesta	1

Una puntuación ≤ 12 sugiere un traumatismo encefálico grave. Una puntuación < 8 sugiere la posible necesidad de intubación y ventilación. Una puntuación ≤ 6 indica la necesidad de controlar la presión intracraneal. †Si el paciente está intubado, inconsciente o no habla, la parte más importante de la escala es la respuesta motora. Esta sección debe valorarse con mucho cuidado. Fuentes: Adapted from Davis RJ et al: Head and spinal cord injury. En Textbook of Pediatric Intensive Care, editado por MC Rogers. Baltimore, Williams & Wilkins, 1987; James H, Anas N, Perkin RM: Brain Insults in Infants and Children. New York, Grune & Stratton, 1985; and Morray JP, Tyler DC, Jones TK, et al: Coma scale for use in brain-injured children. *Critical Care Medicine* 12:1018–1020, 1984. doi: 10.1097/00003246-198412000-00002

Puntuaciones del Outline Completo de No Respuesta (FOUR)

Respuesta ocular: 4 = párpados abiertos o abiertos, rastreo o parpadeo al comando, 3 = párpados abiertos pero sin rastreo, 2 = párpados cerrados pero abiertos a una voz alta, 1 = párpados cerrados pero abiertos al dolor, 0 = párpados permanecen cerrados con dolor

Respuesta motora: 4 = pulgares arriba, puño o señal de paz, 3 = localización del dolor, 2 = respuesta de flexión al dolor, 1 = respuesta de extensión al dolor, 0 = sin respuesta al dolor o estado mioclónico generalizado

Reflejos del tronco encefálico: 4 = reflejos pupilares y corneales presentes, 3 = una pupila amplia y fija, 2 = reflejos pupilares o corneales ausentes, 1 = reflejos pupilares y corneales ausentes< 0 = ausencia de reflejos pupilares, corneales y de tos

Respiración: 4 = no intubado, patrón respiratorio regular, 3 = no intubado, patrón de respiración de Cheyne-Stokes, 2 = no intubado, respiración irregular, 1 = respiraciones por encima de la frecuencia del ventilador< 0 = respiraciones a la frecuencia del ventilador o por debajo.

Monitoreo de la Presión Intracraneal (PIC)

La colocación de un catéter ventricular proporciona la evaluación más precisa de la PIC, así como permite el drenaje terapéutico del LCR. Una PIC > 20mmHg en pacientes en coma se asocia con malos resultados. Prestar atención al aumento de la PIC / síndromes de herniación: - Patrón de decerebración, - Cambio pupilar abrupto, - Mirada hacia arriba deteriorada, - Deterioro súbito de la respiración y apnea

La hipertensión intracraneal sostenida tardía es más probablemente un signo de daño cerebral irreversible.

Monitoreo Electroencefalográfico (EEG)

El EEG es uno de los exámenes más utilizados para la pronosticación temprana después de una Lesión Cerebral Hipóxico Isquémica (HIBI). El EEG proporciona información sobre la actividad cerebral en tiempo real. Evalúa las funciones eferentes de las células piramidales en la corteza.

Las formas de onda del EEG se asocian con el grado de lesión. Tres características juegan un papel en la evaluación: actividad de fondo, reactividad, cambios epileptiformes. La actividad de fondo representa la función general así como el resultado asociado.

El monitoreo continuo o repetitivo de EEG es más útil para la evaluación de encefalopatía (fondo EEG) y detección de convulsiones (HIBI resulta en disminución de amplitud y enlentecimiento de la actividad de fondo)

Predictores de buen resultado: - Actividad de fondo moderada, patrones de sueño, respuesta a estímulos auditivos y dolorosos, numerosos ritmos beta, - Recuperación temprana de fondo continuo, - Aparición tardía de actividad epileptiforme

Predictores de mal resultado: EEG de baja tensión o isoeléctrico, ondas delta rítmicas de alta tensión, ondas agudas bifásicas, patrón de "supresión-brote" (usar con precaución ya que la supresión-brote puede ser inducida por midazolam o propofol), ausencia de ritmos beta, supresión generalizada, estado epiléptico, no reactividad. Un EEG anormalmente persistente a las 48 horas o más se asocia con un resultado neurodesarrollo adverso. Características Epileptiformes (ondas agudas, polipuntas, puntas, patrones de onda)

Monitoreo de Potenciales Evocados Somatosensoriales (PES)[212]

Los Potenciales Evocados Somatosensoriales (PES) evalúan la integridad talamocortical aferente. El PES se utiliza como una prueba neurofisiológica para evaluar la integridad de las vías neuronales desde los nervios periféricos, la médula espinal, el tronco cerebral y la corteza cerebral. La forma de onda evocada más fiable es el componente N20 mediano de PES. N20 mediano de PES: primera respuesta cortical de PES con estimulación del nervio mediano. La ausencia bilateral de la respuesta N20 mediana en los días 1 y 3 o posteriormente después de la RCP predice con precisión un mal resultado (refleja necrosis cortical generalizada) La ausencia bilateral de potenciales N20 es un predictor confiable/fuerte de mal resultado después de un paro cardíaco, aunque puede verse afectado por la hipotermia.

Ventaja: menos susceptible a los efectos de los fármacos sedantes, cambios metabólicos e interferencia de artefactos en comparación con el monitoreo EEG.

Desventaja: requiere formación neurológica avanzada, interpretación limitada a centros especializados, baja sensibilidad.

Biomarcadores Séricos para la Pronosticación de la Lesión Cerebral Adquirida[209,210,212]

Serum NSE (enolasa específica de neuronas) - Isómero de la enzima glucolítica intracitoplasmática enolasa encontrada en cuerpos neuronales, axones, células neuroendocrinas y tumores. - El NSE alcanza su pico en suero y LCR a las horas posteriores a la lesión. - Un NSE sérico > 33 microgramos/L en los días 1 y 3 se asocia con un mal resultado. - Su uso está limitado por la falta de estandarización de laboratorio y largos tiempos de respuesta. - El biomarcador sérico más investigado de daño neuronal.

Proteína S100: - Proteína ligadora de calcio altamente concentrada en células gliales y de Schwann. - Nivel más alto en las primeras 24 horas después de la lesión anóxica; declina en las siguientes 48 horas. - Liberada por células gliales lesionadas.

CKBB (isozima cerebral de la creatina cinasa) - Presente en neuronas y astrocitos; se filtra desde el citoplasma de las células destruidas. - Alcanza su pico alrededor de 48-72 horas después de la lesión.

Proteína Tau - Marcador de lesión axonal. - Liberada al suero y LCR. - Predice un mal resultado.

Cadena Ligera de Neurofilamento: - Biomarcador de lesión axonal. - Actualmente en investigación para la pronosticación de la Lesión Cerebral Isquémica Traumática (LCIT). - El marcador más preciso con un resultado predictivo pobre en las primeras 24 horas posteriores al evento.

Imagen cerebral[205,210,212]

Ecografía craneal: - Ideal para recién nacidos/infantes. - Adecuada para exámenes de detección y seguimiento. - Generalmente se realiza utilizando la fontanela anterior como ventana acústica. - Las fontanelas posterior y mastoidea pueden utilizarse como ventanas acústicas para estudiar la fosa posterior y el tronco cerebral. - No invasiva y de bajo costo, se puede realizar al lado de la cama. - Contras: no muestra anomalías en la señal de la materia blanca, no proporciona información detallada sobre la mielinización y no detecta lesiones en el brazo posterior de la cápsula interna.

Tomografía Computarizada (TC) de Cabeza: - Muy limitado en infantes jóvenes debido a la alta radiación ionizante. - Excelente para detectar hemorragias. - No es excelente para detectar edema/infarto en recién nacidos con lesión cerebral hipóxico-isquémica debido al alto contenido de agua en el cerebro del recién nacido.

Resonancia Magnética (RM) Cerebral: - Excelente diferenciación de contraste de tejidos blandos. - Imágenes por difusión (DWI) - utiliza la propiedad física de difusión de las moléculas de hidrógeno: sensible para detectar edema citotóxico; lesiones de materia blanca; aumento ventricular vs pérdida de giros y surcos causando un ex vacuo.

3.9.2.6. Diagnóstico diferencial del shock anóxico en pacientes pediátricos en la Unidad de Terapia Intensiva Pediátrica (UTIP).

Al considerar un diagnóstico de encefalopatía anóxica, se requiere un examen y observación para asegurar que no hay factores confusos que contribuyan a la presentación neurológica actual. Por lo tanto, las anomalías metabólicas como la hipernatremia, la hiponatremia y la hipoglucemia, entre otras, deben considerarse y corregirse antes del diagnóstico de encefalopatía anóxica. La sepsis también merece consideración. La sobredosis de drogas o la intoxicación por alcohol también pueden presentarse con hallazgos neurológicos que pueden imitar la lesión anóxica. La medicación sedante o los agentes bloqueadores neuromusculares también demostrarán hallazgos y déficits neurológicos que pueden ser confundidos con lesión anóxica.[189,190,209]

La encefalopatía anóxica y la lesión neurológica también pueden tener diversas presentaciones. La lesión anóxica puede presentarse como un estado comatoso inicial, donde la autoconciencia y los ciclos de sueño-vigilia están ausentes. Típicamente, en dos a cuatro semanas, un paciente en coma mostrará alguna recuperación o puede progresar a un estado vegetativo persistente o muerte cerebral. El estado vegetativo persistente (PVS) carece de autoconciencia pero mantiene el ciclo de sueño-vigilia. El PVS requiere cumplir con un conjunto de criterios diagnósticos para su diagnóstico formal a partir de numerosos exámenes neurológicos repetidos. Si los requisitos no se satisfacen completamente, el término estado mínimamente consciente se usa para describir la condición neurológica actual.[208,209]

El síndrome de enclaustramiento es un estado donde es probable que se presente la autoconciencia además de preservar el ciclo de sueño-vigilia. Típicamente esto resultará en cuadriplejia persistente, aunque tiene el potencial de una supervivencia prolongada. El mutismo acinético, una condición donde el daño al lóbulo frontal del cerebro resulta en una falta de iniciación de movimiento o habla, también es una condición potencial que puede ser el resultado de una lesión anóxica, entre otras causas. La demencia, particularmente la demencia avanzada, también debe considerarse, especialmente con un historial conocido.

Una característica física que puede estar presente es el mioclonus post-hipóxico.[210] Aunque esto sugiere un insulto hipóxico probablemente de una lesión anóxica, se justifica la consideración de estatus epiléptico u otra actividad convulsiva. La evaluación con EEG continuo es ideal si está disponible. Un índice bispectral también puede utilizarse; es más limitado en términos de vigilancia de múltiples regiones del cerebro. Además de los trastornos convulsivos, el síndrome de Lance-Adams también se correlaciona con mioclonus pero tiene un resultado neurológico favorable. La consulta de neurología puede ayudar a distinguir el mioclonus post-hipóxico del síndrome de Lance-Adams.

Made in the USA
Las Vegas, NV
03 November 2026

57422779R00328